최신

패혈증 예방과 치료
"아셀렌산나트륨의 의학적 기전과 임상효과"

공동 편저자

최옥병
- 독일 Hohenheim 대학교 Dept. of Biology & Biotechnology 학부 졸업
- 독일 Tuebingen 대학교 Dept. of Biology & Biotechnology 석사, 박사 졸업
- 독일 Heidelberg 의과대학교 국립 암 연구센터 학술연구과정 수료
- 독일 Freiburg 의과대학교 종양면역학 연구소 전문연구과정 수료
- 독일 Deutsche Krebs Hilfe(암재단) & Orthomolekular Medizin 학회 학술 회원
- 독일 Bio-Med 암 전문병원 암 면역학 연구과정 수료
- 독일 생물학적 암 치료재단(Gesellschaft fuer Biologische Krebs Abwehr e. V) 학술회원
- 現 한·독생의학회 총괄 학술 이사
- 現 호서대학교 생명보건과학대학 교수, 생의학연구소 소장
- 암의 재발과 전이를 억제시키는 통합의학적 암치료 프로그램(건강신문사)
- 셀레늄의 의학적 기전과 임상효과(건강신문사)
- 종양학의 통합적인 개념(건강신문사)등 다수

조영열
- 아산병원, 건국대병원, 한림의대병원 외래교수
- 서울대학병원 시험관 아기 임상 연수
- 하버드의대(브리검 여성병원) 연수
- 영국 켐브리지대학 번홀클리닉 연수
- 독일 뤼백대학병원 연수
- 독일 킬대학병원(복강경수술) 연수
- 독일 뒤셀도르프 대학병원(유방암, 난소암) 수술 연수
- 독일 비오메드 클리닉 온열 암치료 연수
- 독일 튀빙겐 의과대학, 유니폰티스클리닉 연수
- 現 대한 통합 암학회 정회원
- 現 대한 암재활 연구회장
- 現 한·독생의학회 학술이사/임상 학술 위원
- 現 조은여성암클리닉 원장
[대표 논문 및 출간물]
- 원발성 난소암 유전적 연구
- 종양학의 통합적인 개념(건강신문사)

한세준
- 조선대 의과대학 졸업
- 조선대 산부인과 과장 역임
- 독일 프랑크푸르트 대학병원 연수
- 독일 뒤셀도르프 대학병원 연수
- 일본 삿뽀로 홋카이도 대학병원 연수
- 독일 루드빅스버그 종합병원 연수
- 독일 에힝겐 시립병원 연수
- 독일 바드 트리슬 클리닉 암센터 연수
- 영호남 산부인과학 회장 역임
- 대한부인종양 콜포스코피학회 부회장
- 전 조선대 의과대학 산부인과 주임 교수
- 現 대한광역학회 회장
- Emergency Medicine(응급질환의 진단 및 치료)(한우리)
- 셀레늄의 의학적 기전과 임상효과(건강신문사)
- 종양학의 통합적인 개념(건강신문사)등 다수

김성환
- 조선대학교 의과대학 졸업
- 조선대 의과대학원 석사, 박사 졸업
- 일본 암연구소 병원 연수(소화기 암 수술)
- 미국 위스콘신 대학 연수(복강경수술)
- 미국 피츠버그 대학 연수(장기이식 및 인공 간)
- 독일 바드 트리슬클리닉 암센터 연수
- 독일 튀빙겐 의과대학, 유니폰티스클리닉 연수
- 조선대학교 병원 외과 과장 역임
- 대한이식학회 상임이사
- 現 한·독생의학회 임상 학술 위원
- 現 조선대 의과대학 외과 주임 교수
- 대장암세포와 위암세포에서 약물내성 관련 유전자의 발현과 항암제의 내성 비교 등 다수 논문
- 셀레늄의 의학적 기전과 임상효과(건강신문사)
- 종양학의 통합적인 개념(건강신문사)

문성표
- 조선대학교 의과대학 졸업
- 現 조선대학교의과대학 부교수
- 現 대한외상학회 회원
- 現 대한 외상, 중환자 외과 학회 회원
- 現 대한 중환자의학회 회원
- 現 외상외과 세부 전문의
[대표 논문]
- Clinical significance of Loss of Heterozygosity on Chromosome 14q in Sporadic colorectal carcinoma
- Induction of Metallothionein and Manganese-containing Superoxide Dismutase by Paraquat in Peripheral White Blood Cells of Patients with Gastric Cancer
- Expression and Function of ABC Transporters as Multidrug Resistance Mechansims in Gastric Cancer Cells
- Senescence-Dependent MutSA Dysfunction Attenuates Mismatch Repair
- The advantages of early trauma team activation in the management of major trauma patients who underwent exploratory laparotomy외 다수

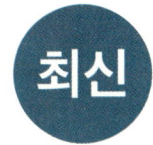

패혈증 예방과 치료
"아셀렌산나트륨의 의학적 기전과 임상효과"

최옥병, 조영열, 한세준, 김성환, 문성표 편저

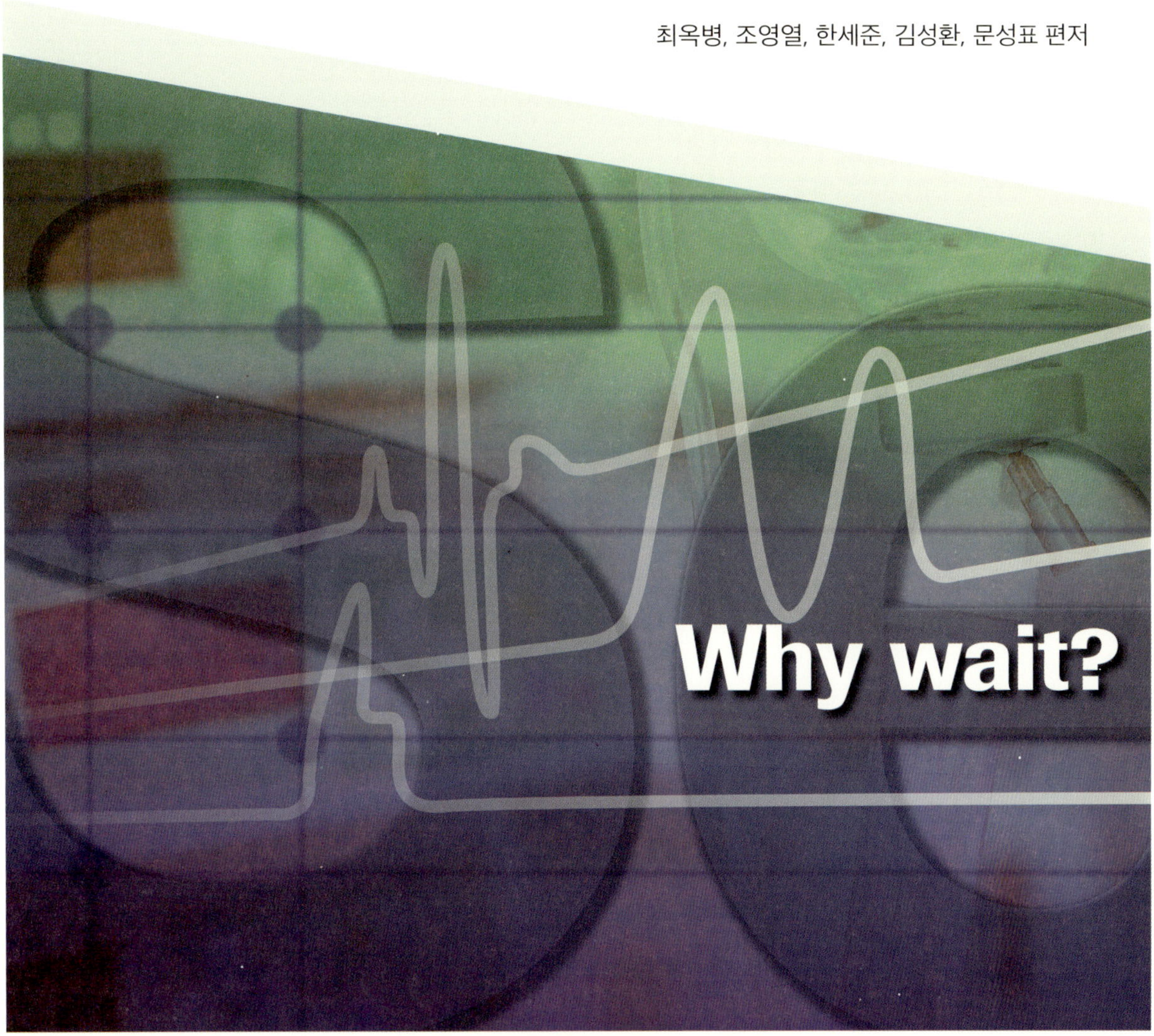

Why wait?

건강신문사
www.kksm.co.kr

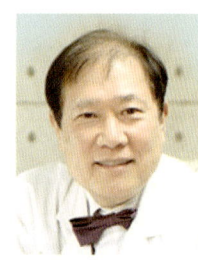

머리말

패혈증 예방이 최선이다!

    금년 6월 대한민국은 메르스 사태로 인한 불안의 시절이 있었다. 7월말이 되어서 다행스럽게도 메르스 사태는 진정되었고, 병원, 국민들도 정상을 되찾았다. 메르스 감염은 패혈증으로 이어져 사망에 이르는 급성 감염병이기 때문에 더욱 공포스러웠다. 패혈증의 조기진단, 예방법 등을 알면 조금은 불안감을 줄일 수 있지 않을까?

    패혈증은 세균, 바이러스 등의 미생물에 의한 감염으로 통제 불가능한 염증이 전신에 발생한 상태이다. 감염은 신체 어디서나 발생할 수 있고 보통 인체의 면역계는 감염을 국소에 국한 시킬 수 있으나 면역계가 약해져 있거나 감염이 매우 심한 경우 면역계가 감염에 과도하게 반응하여 병원체를 없애기 위한 많은 매개물질을 혈액 내로 방출하여 결국 전신염증으로 확대되는 것이 패혈증이다. 패혈증이 심해지면 혈관 누수, 혈관응고 장애가 발생하여 조직으로의 산소 공급이 감소하고 이는 장기의 기능을 동시에 망가뜨려 다발성 장기부전으로 환자는 사망하게 된다. 패혈증으로 인한 사망은 중환자 대부분을 차지하며 평균 치사율이 40%를 넘는 것으로 알려져 있다. 우리나라에서는 매년 7만명, 30일 이내 사망률은 30~40%이상으로 나와있다. 미국, 영국, 독일과 같은 의료 선진국에서도 년간 백만명 이상이 패혈증으로 고통 받는 것으로 파악되고 있다.

    최근 매스컴에서 신바람박사 황수관씨와 가수 신해철 씨가 급성 패혈증으로 사망했다는 안타까운 뉴스가 있었다. 이제 패혈증은 더 이상 특별한 질병이 아니다. 누구에게나 발생할 수 있고 특히 외부로부터 침입한 감염균에 대처할 능력이 떨어지는 면역력이 저하된 65세 이상 고령자, 항암제나 면역억제제를 투여 하는 환자, 간질환자, 위/비장 절제술을 받은 환자, 만성 질환자뿐만 아니라 세균 감염에 위험이 있는 폐렴, 신우신염, 요로감염, 복막염 등 각종 감염성 질환자 등이 패혈증 고위험군으로 분류된다. 또한 면역력이 약한 미숙아와 신생아들은 주로 병원 내 감염으로 패혈증에 걸릴 가능성이 매우 높다.

패혈증에 대한 대중의 인식은 여전히 부족하지만 다행히 이 질병의 위험성을 알리려는 움직임이 전문가들을 중심으로 활발하게 전개되고 있다. 특히 독일의 패혈증 학회는 의료진의 패혈증에 대한 이해를 증진시키기 위하여 2010년 "패혈증 예방과 진단, 치료를 위한 가이드라인" 1차 개정판을 발표하였고, 2006년에는 패혈증에 대한 대중의 인식도를 높이기 위하여 의료진뿐 아니라 패혈증 생존자 및 가족으로 구성된 패혈증 자조모임을 전 세계 최초로 출범시키고 패혈증을 알리기 위한 노력을 다각화 해오고 있다.

또한 세계 패혈증 연맹은 2012년 9월 13일을 제 1회 '세계 패혈증의 날'로 제정하여 매해 9월 13일에 전 세계에서 다양한 행사를 진행해오고 있다.

패혈증은 조기 진단이 어렵고 진행이 빠르기 때문에 현재로서는 '예방이 최선의 방법'이다. 따라서 각종 수술이나 집중 치료 시 예방적 차원의 보조적 치료로써 고용량의 아셀렌산나트륨을 투여하는 것이 패혈증의 새로운 치료적 접근법으로 주목을 받고 있다.

특히 외과적 수술 시 보조적 요법으로 아셀렌산나트륨이 수술 전, 중, 후에 투여될 때 수술 후 회복 속도가 빨라지고, 염증이 감소하며 더 나아가 패혈증이 예방됨으로써 사망률이 감소하는지 알아보기 위한 다양한 임상 시험이 진행되고 있고 이미 여러 연구소에서 아셀렌산나트륨 투여가 패혈증 환자에게 유익하다는 것이 보고되었다.

우리나라의 패혈증에 대한 인식이 선진국 수준으로 향상되고 매년 9월 13일 '세계 패혈증의 날'에 적극적으로 동참하여 고귀한 생명이 초기에 적극인 치료로 회생하는 날을 기대한다.

이 책이 나오기까지 물심 양면으로 도와주신 최옥병교수님과 비오신코리아 강종옥 대표를 비롯한 관계되시는 분들의 헌신적인 도움을 감사하게 생각 합니다.

2015.10
한독생의학학회 학술이사 조영열

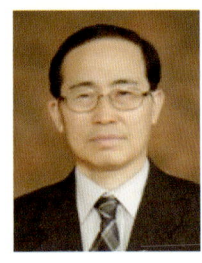

추천사

고용량의 셀레늄 투여는
중환자의 회복 속도를 높인다

패혈증은 중환자실 환자의 주된 사망원인으로 항생제 및 수액 요법의 발전에도 불구하고 이환율과 사망률이 크게 감소하지 않고 있다. 따라서 패혈증 치료에 관한 연구가 활발히 진행되고 있는 가운데 최근 고용량 셀레늄을 이용한 보조요법이 학계의 주목을 받고 있다.

패혈증이 발생하면 염증 반응 활성화로 반응성 산소족(ROS: Reactive Oxygen Species)이 대량으로 합성, 분비되어 조직 손상이 유발되므로 ROS 스캐빈저인 셀레늄을 투여하는 것이 패혈증 환자에 도움이 된다는 이론이 힘을 얻고 있는 것이다.

패혈증이 발생하면 혈중 셀레늄이 급격히 고갈되고 이는 환자의 예후와 관련되므로 생체 이용률이 우수한 아셀렌산나트륨 형태의 셀레늄을 고용량으로 투여시 28일째 사망률이 감소하고(Angstwurm, 2007) SIRS 환자의 병원성 폐렴 발생이 감소한다는 보고가 있었다(Manzanares, 2010).

독일 등 유럽 국가에서는 기본적인 항생제 치료에 고용량 셀레늄 보조요법을 병행하여 패혈증 치료에 효과를 거두고 있는데 이는 2014년 해외 연수 차 독일을 방문했을 때 실제로 확인 가능했다. 연수 일정 중 독일 남서부 지역에 위치한 루드빅스부르크 종합병원(Klinikum Ludwigsburg)의 중환자실을 견학할 기회가 있었는데 그곳에서는 중환자실에 입실한 패혈증 환자에게 매일 아셀렌산나트륨 형태의 셀레늄 1000㎍이 일시 주사로 투여되고 있었다.

고용량 셀레늄 투여의 효과는 문헌을 통해 알고 있었으나 진료에 적용해 본적은 없었는데 연수를 다녀온 후 확신이 생겨 업무에 복귀한 후 중환자 및 신장이식을 받는 환자를 대상으로 셀레늄을 사용해 보기 시작했다.

선택된 셀레늄 제제는 독일에서 개발된 의약품으로 한국에서도 허가된 아셀렌산나트륨 오수화물을 주성분으로 한 셀레나제 주사제였다.

우선 중환자실에 입실한 환자 중 고농도의 산소 치료를 받는 환자에게 첫 날 셀레늄 1000㎍을 투여 한 후 그 다음 날부터 매일 500㎍을 투여했다. 신장이식 환자에게는 이식 전 셀레늄 1000㎍을 섞은 장기보존액(organ preservation solution)으로 이식 받을 신장을 관류시킨 후 신장이식을 시행했다.

그 결과 전체 환자에서 고농도 셀레늄 투여에 의한 합병증은 없었고 중환자실 환자의 경우 인공호흡기 탈착(ventilator weaning), 중환자실 퇴실이 빨라졌으며 패혈증 환자의 회복률도 상승하였다. 신장이식 경우 혈청 크레아티닌 수치에 근거한 신장기능 회복 시간이 더 빨라졌다.

이러한 결과에 고무되어 현재는 광범위한 염증성 반응이 나타나는 다발성외상(multiple trauma), 화상 환자에게도 중환자와 동일한 용량의 셀레늄을 투여하고 있다.

전신성염증반응증후군, 패혈증, 장기이식, 중증외상(severe trauma), 화상, 항암치료, 고농도 산소 투여 환자 등 반응성 산소족이 많이 생성되는 환자에서 고농도 셀레늄 투여가 사망률 개선, 합병증 감소, 회복기간 및 퇴원일 단축 등 임상적인 효과가 있을 것으로 판단된다.

셀레늄 요법은 시행이 용이하고 안전하면서도 효과적인 방법이므로 중환자에서의 사용을 적극 추천하는 바이며 점점 더 많은 의사들에게 고용량 아셀렌산나트륨의 효과가 알려져 특히 중환자의 사망률을 높이는 가장 큰 원인인 패혈증을 주제로 한 국내 임상연구가 활발히 진행되었으면 하는 바람이다.

2015.11
조선대학교병원 간담췌외과 김성환

차례

머리말 | 패혈증 예방이 최선이다! 4

추천사 | 고용량의 셀레늄 투여는 중환자의 회복 속도를 높인다 6

제1부 | 중환자 치료에 있어 아셀렌산나트륨 투여의 중요성

2010년 독일 브레멘 "집중 치료 의학+집중 치료" 심포지엄 ·········· 14
1. 심정지와 각종 수술 시 혈액 공급이 원활하지 못하다 ·········· 14
2. 중환자의 낮은 셀레늄 수치는 예후와 관련이 있다 ·········· 15
3. 아셀렌산나트륨은 심정지 후 발생되는 증후를 완화시킨다 ·········· 16
4. 아셀렌산나트륨은 혈관 수술 시 발생하는 조직 손상을 보호한다 ·········· 16
5. 아셀렌산나트륨은 ROS를 중화시키고 라디칼을 무력화시킨다 ·········· 17

2010년 벨기에 브뤼셀 국제 집중 치료 및 응급의학회 심포지엄 ·········· 18
1. 중환자에서 아셀렌산나트륨 투여의 중요성 ·········· 18
2. 위중할수록 혈장 내 셀레늄 농도가 낮다 ·········· 19
3. 아셀렌산나트륨은 미토콘드리아 기능을 회복시킨다 ·········· 19
4. 아셀렌산나트륨은 신경계를 회복시킨다 ·········· 20
5. 중환자에게 고용량 아셀렌산나트륨 투여가 필요하다 ·········· 21
6. 결론 ·········· 21

2011년 독일 브레멘 "집중 치료 의학+집중 치료" 심포지엄 ·········· 22
1. 아셀렌산나트륨은 심폐소생술 이후의 신경학적 예후를 개선시킨다 ·········· 22
2. 아셀렌산나트륨은 내피의 활성 및 염증의 활성을 최소화하여 패혈증을 예방한다(SIGNET 연구와 SISPCT 연구) ·········· 23
3. 아셀렌산나트륨은 심장수술 후 SIRS(전신성염증반응증후군) 발생을 감소시킨다 ·········· 24
4. 아셀렌산나트륨은 간 이식술 후 SIRS(전신성염증반응증후군) 발생을 감소시킨다 ·········· 25
5. 결론 ·········· 25

2011년 벨기에 브뤼셀 국제 집중 치료 및 응급의학회 심포지엄 ········· 26
  1 중환자에게 아셀렌산나트륨 투여는 필수적이다 ········· 27
  2 중증 패혈증과 패혈성 쇼크 환자에게 아셀렌산나트륨을 투여하면 사망률이 감소한다 ········· 27
  3 아셀렌산나트륨 투여는 감염 발생을 줄여준다 ········· 28

제2부 | 패혈증 치료에 있어 생물학적 치료의 중요성과 시대적 요구

패혈증 치료의 시대적 요구 ········· 30
  1 세계 패혈증의 날 ········· 30
  2 세계패혈증학회 전문가 network ········· 32

패혈증의 개요 ········· 34
  1 패혈증 : 발생률 ········· 34
  2 패혈증의 일반적인 진단기준 ········· 37
  3 패혈증의 치료 비용 ········· 38

패혈증의 진단과 치료 및 사후관리 ········· 39
  1 패혈증의 진행 및 발병원인 ········· 39
  2 사망률에 영향을 미치는 주요한 요인 - 장기부전 ········· 40
  3 ICU 사망률은 패혈증 환자에서 현저히 더 높다 ········· 41
  4 수술 후 패혈증 ········· 42
  5 패혈증의 치료 ········· 44
  6 패혈증의 사후관리와 재활 ········· 47

제3부 | 패혈증 메커니즘 및 임상연구

개요 ········· 52
중환자 치료에 있어서 아셀렌산나트륨의 중요성 ········· 54
  1 SIRS(전신성염증반응증후군) 병태생리학 ········· 54
  2 항산화제 투여와 사망률 연구 : N-아세틸시스테인 vs. 아셀렌산나트륨 ········· 55

3 아셀렌산나트륨 투여방법(볼루스 투여)에 따라 생존율 차이가 존재한다. ……………………… 58
4 중환자의 치료에 있어서 아셀렌산나트륨을 포함한 항산화제 투여는 희망적인 결과를 나타냈다. ……… 59

심장수술에 있어서 아셀렌산나트륨의 중요성 …………………………………… 61
1 심장수술 후 SIRS(전신성염증반응증후군)의 병태생리학 ……………………………………… 62
2 심장수술 후 아셀렌산나트륨 투여와 사망률 연구 ………………………………………………… 63
3 셀레늄 농도 감소는 SIRS(전신성염증반응증후군)발생 위험을 증가시킨다 ……………………… 65
4 심장 수술 시 고농도의 아셀렌산나트륨 투여가 필요하다. ……………………………………… 68

심폐소생술에 있어서 아셀렌산나트륨의 중요성 …………………………………… 71
1 심정지 후 SIRS(전신성염증반응증후군) 병태생리학 ……………………………………………… 71
2 심정지 후 저체온요법과 약물적 중재 치료의 사망률 연구 ……………………………………… 72
3 조기 아셀렌산나트륨 투여는 심정지 후 신경학적 예후를 개선시킨다. ………………………… 73

중환자 치료에 있어서 아셀렌산나트륨 연구 ………………………………………… 79
1 중환자에게 항산화제를 투여하는 근거 …………………………………………………………… 80
2 항산화제 투여는 미토콘드리아의 기능을 회복시킨다. …………………………………………… 83
3 패혈증과 아셀렌산나트륨 투여에 관한 무작위 연구 ……………………………………………… 85
4 패혈증에서의 고용량 아셀렌산나트륨 투여 임상시험 …………………………………………… 87
5 중환자에게 아셀렌산나트륨 투여는 최적의 치료 전략이 될 것이다. …………………………… 91

제4부 | 패혈증 치료에 있어서 아셀렌산나트륨의 의학적 기전과 임상효과

셀레늄: 인체 필수 미량영양소 …………………………………………………………… 94
1 셀레늄 : 인체의 필수 미량영양소 …………………………………………………………………… 94
2 셀레늄 : 참고범위와 결핍 …………………………………………………………………………… 94
3 한국인의 셀레늄 결핍? ……………………………………………………………………………… 95
4 셀레늄의 생물학적 작용 및 작용기전 ……………………………………………………………… 96

아셀렌산나트륨과 패혈증 ………………………………………………………………… 98
1 패혈증 중증도와 관련되어 셀레늄 수치가 하락한다 ……………………………………………… 98

② 셀레늄 수치와 APACHE II, SAPS II 점수는 역의 상관관계에 있다. ·· 98
③ 최소 셀레늄 농도는 ICU 사망률의 독립적 예측인자이다 ·· 99
④ 패혈증의 진행과정 중 어디에서 아셀렌산나트륨이 개입하는가? ·· 100
⑤ ROS 생성이 생존에 어떤 영향을 미치는가? ··· 101
⑥ 왜 패혈증 환자의 셀레늄 수치가 감소하는가? ·· 102
⑦ 왜 아셀렌산나트륨(셀레나제) 조기 투여가 중요한가? ·· 103
⑧ 왜 아셀렌산나트륨을 볼루스(bolus)로 투여하는가? ··· 105

아셀렌산나트륨과 연관된 패혈증 연구 ··· 106
① 아셀렌산나트륨 보충은 셀레늄 수치를 정상범위 내로 높인다 ··· 106
② 아셀렌산나트륨 보충은 SIRS(전신성염증반응증후군) 환자의 임상적 예후를 개선한다 ········· 107
③ SIC 연구(집중치료에서의 아셀렌산나트륨) : 임상3상 ·· 108
④ SIC와 SÉRÉNITÉ 연구비교 ··· 113
⑤ Valenta외 2011 : 아셀렌산나트륨 보충과 PCT 사이의 연관성 증거 ··· 114
⑥ Manzanares외 2010: 고용량아셀렌산나트륨 보충은 병원성 폐렴 발생을 감소시키고 패혈증의 중증도를 낮춘다 ········· 118
⑦ SIGNET 연구 : 아셀렌산나트륨을 5일 이상 투여 받는 환자에서 새로운 감염 감소 ······················ 121
⑧ REDOXS 연구 : 환자들의 셀레늄 결핍 정도가 심하지 않아 셀레늄 보충의 효과가 두드러지지 않았지만 글루타민에 비교하면 셀레늄은 사망률에 어떠한 부정적 영향도 주지 않았다. ··· 121
⑨ Sakr외 2014 : 의사들이 아셀렌산나트륨(셀레나제)를 현저히 더 위중한 환자에 투여했다. ·········· 123
⑩ 아셀렌산나트륨 보충군의 현저히 더 높은 질환 중증도가 중증 패혈증 환자에서의 아셀렌산나트륨 보충에 관한 후향적 연구 분석을 왜곡시켰다. ··· 124

아셀렌산나트륨의 고농도 투여는 안전한가? ··· 126
① 고용량 투여가 항상 효과가 좋은 것은 아니다(SÉRÉNITÉ 연구의 교훈.) ·· 126
② 아셀렌산나트륨은 화상환자의 병원 내 폐렴을 감소시켰다. (Berger 외 2006) ································ 127
③ 중환자의 아셀렌산나트륨 투여용량 ··· 129

아셀렌산나트륨의 가이드라인 ··· 131
① 패혈증 관련 국제적 아셀렌산나트륨 가이드라인 ·· 131
② 미국 패혈증 관련 아셀렌산나트륨 가이드라인 ··· 132
③ 독일 패혈증 관련 아셀렌산나트륨 가이드 라인 ·· 132

아셀렌산나트륨 관련 패혈증 연구 개관 ···································· 134

전신성 염증반응 증후군 (SIRS)과 패혈증 환자에게 있어 아셀렌산나트륨 ········ 136
1. 메커니즘 ··· 136
2. 용법 및 용량 ····································· 137

[부록1] 세계 패혈증의 날 ························· 140
1. 세계 패혈증의 날 ································· 140
2. 세계패혈증학회 전문가 network ················· 142
3. 세계 패혈증의 날 후원: 비오신 프리젠테이션 ····· 144
4. 집중치료 전문 클리닉 사례 ······················· 153

[부록2] SIC연구(패혈증 환자 대상 아셀렌산나트륨 임상시험) ··········· 155
[부록3] 수술에 있어서 아셀렌산나트륨의 중요성 ······················· 164
1. 허혈/재관류에 의한 조직 손상 ··················· 164
2. 아셀렌산나트륨은 ROS로부터 혈관/조직/장기를 보호한다 ········ 164
3. 심근경색 환자의 높은 혈중 셀레늄 수치는 심근 손상을 감소시킨다 ······ 165
4. 아셀렌산나트륨은 허혈/재관류 손상을 예방한다 ········ 166
5. 심장수술(Heart Surgery)에 있어서 아셀렌산나트륨 ······ 167
6. 혈관수술(Vascular Surgery)에 있어서 아셀렌산나트륨 ···· 169
7. 소생술(Resuscitation)에 있어서 아셀렌산나트륨 ·········· 171

아셀렌산나트륨 관련 허혈/재관류 연구 개관 ········· 175
참고문헌 ··· 177

제 I 부
중환자 치료에 있어 아셀렌산나트륨 투여의 중요성

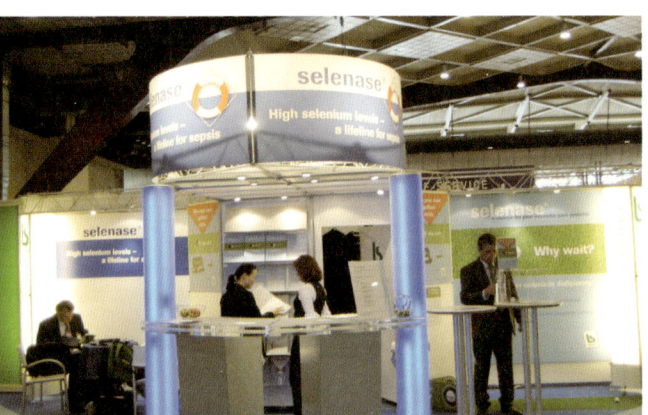
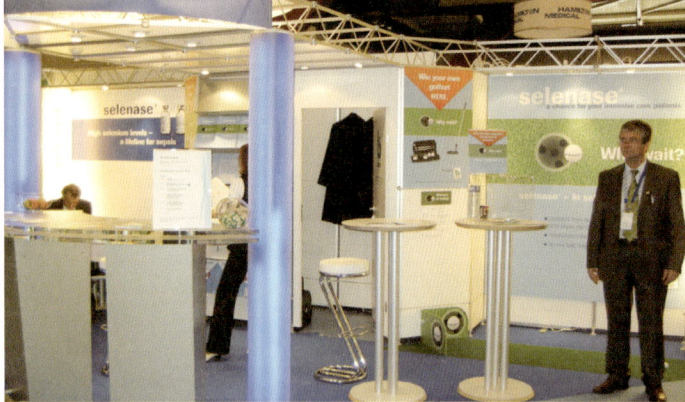
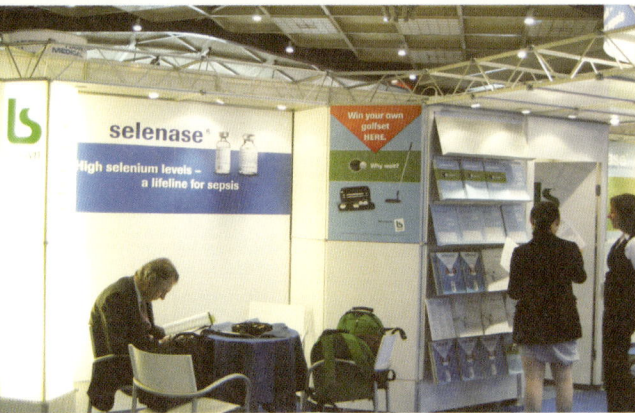
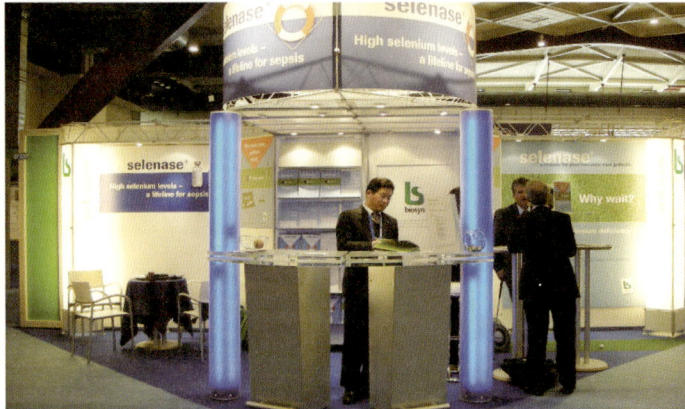

한독생의학학회 2009년 국제 집중 치료 및 응급의학회 심포지엄
(The International Symposium on Intensive Care and Emergency Medicine) 행사 참석

2010년 독일 브레멘
"집중 치료 의학+집중 치료" 심포지엄

중환자 치료의 획기적 방법 제시! :
아셀렌산나트륨 생존율 증가 효과

> 브레멘(Bremen)[1]—중증 환자를 대상으로 아셀렌산나트륨(셀레나제)을 보조치료제로서 고용량 투여한 결과 증상이 많이 호전되었다는 임상 결과를 2010년 2월 독일 브레멘[2]에서 개최된 중환자 집중 치료 학회에서 여러 분야의 전문가들이 발표했다. 이로써 아셀렌산나트륨이 집중 치료시 반드시 병행되어야 한다는 이론이 힘을 얻게 되었다.

아셀렌산나트륨 치료법에 관한 연구가 90년대부터 시작된 이후, 아셀렌산나트륨이 허혈성 뇌졸중 또는 SIRS(전신성염증반응증후군) 환자들의 병을 호전시키는데 매우 중요한 과정임을 보여주는 임상 연구가 진행되었다.[1][2] 최근 중증 환자들이 가진 고질적인 악순환을 아셀렌산나트륨이 어떻게 막아주는지 임상결과가 발표되었다.

1 심정지와 각종 수술 시 혈액 공급이 원활하지 못하다

독일 헤르네의 에카르트 뮐러 박사(Eckard Müller)에 따르면, 고농도로 아셀렌산나트륨을 최대한

---

1) **집중 치료 의학+집중 치료 심포지엄(Symposium Intensivmedizin+Intensivpflege) 소개**
집중 치료 의학+집중 치료 심포지엄(http://www.intensivmed.de/de/Home)은 매년 2월 독일 브레멘에서 개최되며 1990년에 시작되어 2015년 현재 25회까지 진행되었고 집중 치료 관련 독일 내 최대 규모의 심포지엄으로 4600명 이상이 참석한다. 2015년에는 TED 강연회를 개최하는 새로운 시도를 했으며 그 외에도 쌍방향 소통 워크숍, 부스 전시회, 소규모 세미나 등이 총 3일간의 심포지엄 기간에 진행된다. 심포지엄의 목적은 집중 치료와 관련된 병원경영, 마취학, 수술, 패혈증, 완화의료 등에 관한 입증되고 실용적인 정보를 참석자들에게 제공하는 것이다.

2) **"셀레늄-재관류 손상 감소에 대한 새로운 치료 옵션?"**
2010년 2월 17일 독일 브레멘 제 20회 "집중 치료 의학+집중 치료" 심포지엄 강연 내용.

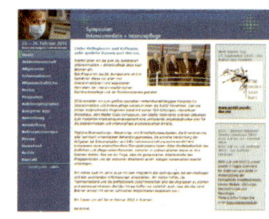

빨리 투여할 경우 심정지, 심근경색, 허혈성 뇌졸중, 혈액량 감소 쇼크, 중증 패혈증, 장기이식, 재건 수술 및 성형수술 시 발생되는 재관류 손상을 최소화 해주거나 방지할 수 있다고 한다. 심근 경색, 뇌졸중, 수술과 같은 상황 하에서는 한 가지 공통점이 발견된다. 그것은 바로 혈액 공급이 원활하지 못하다는 것이다.

수 시간 동안 장기에 혈액 공급이 차단되는 장기 이식의 경우에서도 마찬가지이다. 허혈은 혈관이 막혀있는 경우에 당연히 발생할 수 밖에 없는 질환이다. 허혈과 재관류 이후의 조직 손상의 범위는 불충분한 관류의 정도와 지속시간에 따라 달라진다. 병태생리학적으로 허혈은 산소와 ATP 결핍, 즉 독성대사산물의 축적과 잔틴탈수소효소(xanthine dehydrogenase)의 잔틴산화효소(xanthine oxidase)로의 전환을 초래한다.

이것은 다시 ROS의 생성을 촉진한다. 이런 이유로 프라이부르크의 부쉬 박사(Hans-Jörg Busch)는 재관류 손상과 심폐소생술 이후의 단계가 초기 허혈성 무산소 단계보다 신경손상과 임상경과에 더 결정적인 영향을 준다고 주장했다.

2 중환자의 낮은 셀레늄 수치는 예후와 관련이 있다

성공적 심폐소생술 이후 집중 치료실에서 마주하게 되는 문제에 대해 언급했던 부쉬(Busch) 박사는 유럽인들이 전반적으로 셀레늄 수치가 매우 낮을 뿐 아니라 중환자일 경우 특히 셀레늄이 병을 이겨내는데 중요한 변수인데 시간이 갈수록 셀레늄 결핍증상이 심각하다고 강조했다. 박사는 또한 집중 치료시 낮은 셀레늄 수치는 현저한 조직 손상, 감염, 장기부전 뿐 아니라 더 높은 사망률과도 관련되어 있다는 것을 슬라이드를 통해 설명했다.[4]

부쉬 박사는 성공적인 심폐소생술 후 환자들의 셀레늄 상태를 통해 병의 상태를 전망해 본 결과를 발표했다(n=70). 건강한 사람들과 관상동맥 심장질환 환자를 비교한 연구 결과 심폐소생술이 성공적으로 이루

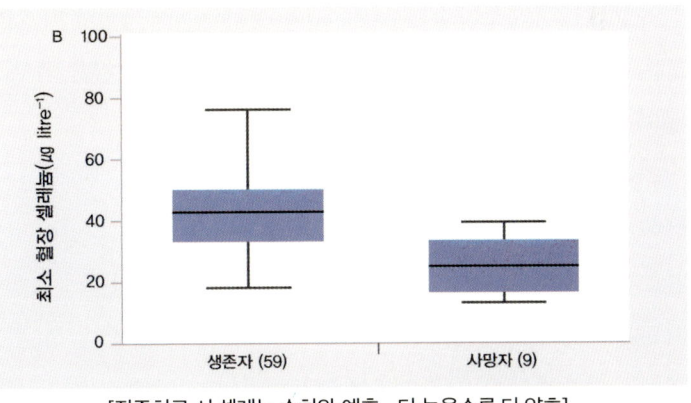

[집중치료 시 셀레늄 수치와 예후 - 더 높을수록 더 양호]

어진 후에도 셀레늄 수치가 확연히 낮았고 1차 치료를 어떻게 했느냐에 따라 이런 부족 현상이 달라졌으며 향후 치료 과정에도 중요한 변수로 작용했다. 박사의 결론은 심폐소생술이 성공적으로 이루어진 후 아셀렌산나트륨을 빨리 투여해 줌으로써 환자들의 병은 호전 될 확률이 높아진다고 설명하고 있다.

3 아셀렌산나트륨은 심정지 후 발생되는 증후를 완화시킨다

오스트리아 린츠의 다니엘 키블뷔크(Daniel Kiblböck) 박사는 심폐소생술 후 의식불명 상태에 있는 환자 124명에게 아셀렌산나트륨을 투여한 결과 아셀렌산나트륨 공급이 환자들의 의식회복과 밀접한 관련이 있다고 발표했다(Adjusted odds ratio 2.38, Cl 1.19-4.76, p=0.014).

아셀렌산나트륨 그룹 환자의 경우 67%가 의식이 회복된 반면 대조군에서는 48%만이 의식 회복을 보였다.

더욱이 퇴원 환자들을 대상으로 생존율을 비교해봤을 때 아셀렌산나트륨 그룹의 경우 56%였고, 아셀렌산나트륨 보조치료를 하지 않은 대조군의 경우 45%에 불가했다. 아셀렌산나트륨 치료의 긍정적인 효과는 6개월째 생존율에도 영향을 미쳐 아셀렌산나트륨 그룹(46%)과 대조군(35%)간에 차이를 보였다. 키블뷔크 박사는 이 연구 결과에 확신을 더하기 위해서는 저체온 요법을 받고 있는 환자에 추가적 요법으로서의 아셀렌산나트륨의 효과를 시험하는 새로운 전향적, 무작위 임상시험이 필요하다고 덧붙였다.

4 아셀렌산나트륨은 혈관 수술 시 발생하는 조직 손상을 보호한다

독일 베를린의 토마스 짐머맨(Thomas Zimmermann) 박사에 따르면, 혈관수술 또한 여러 가지 좋지 않은 변화를 초래하며 허혈/재관류 동안 산소 라디칼, 칼슘 과부하 및 근섬유막(sarcolemma)의 인지질 파괴가 병증에 끼치는 영향이 매우 크다.

최근 이론인 재관류시 투과성이 있는 미토콘드리아 변이 시 구멍이 열리지만, 허혈 동안에는 닫혀 있을 것이라는 가정이 이를 뒷받침 해주고 있다. 그래서 유기체들은 허혈기 동안 산소라디칼들의 손상을 방지한다고 한다. 더 나아가 그는 사지에서 허혈이 발생한 이후 아셀렌산나트륨 치료가 혈역학, 반응성 산소족(ROS)의 생성과 산화질소 합성, 백혈구와 내피세포간 상호 작용에 끼치는 영향에 대한 연구 결과를 발표했다. 이 자료들은 허혈/재관류 상태에서 ROS 생성이 증가함을 보여줬다. 또한 이용 가능한 셀레늄이 충분하면 백혈구와 내피세포의 상호작용이 잘 통제된다는 것을 추가적으로 밝혔다.

무엇보다 셀레늄 존재 자체가 혈관의 흐름을 개선시켜주었고 ROS 생성을 방지해주었으며 산화질소 결핍을 줄여 주었다고 한다. 결론적으로 아셀렌산나트륨과 같은 강력한 항산화제는 연속적인 산화적 스트레스를 제거하는 데 중요한 역할을 한다는 것이다. ROS를 비활성화시켜 악순환의 고리를 끊어버리는 아셀렌산나트륨은 초과산화물 음이온을 비활성화시켜 미세혈관 순환을 개선시키고 페록시나이트리트(Peroxy nitrite) 형성을 막아준다.

5 아셀렌산나트륨은 ROS를 중화시키고 라디칼을 무력화시킨다

독일 아헨의 스테픈 렉스(Steffen Rex) 박사는 아셀렌산나트륨이 산화적 스트레스를 없애는데 중요한 요소로 작용해 ROS를 중화시키고 궁극적으로 라디칼들을 무력화하는데 지대한 공로를 한다는 점을 강조했다. 렉스 박사가 심장개복 수술환자 60명을 대상으로 추적 관찰했을 때, 60명 중 50명이 예측했던 대로 수술 전 셀레늄 결핍을 보였다.

셀레늄 결핍 예측이 가능했던 이유로 독일이 셀레늄 부족 국가라는 점을 들었다. 50명 환자 대부분이 셀레늄 기준치보다 훨씬 낮은 양의 셀레늄을 가진 것으로 나타났다. 수술 자체로 한번 더 셀레늄 수치가 감소하므로 결국 모든 환자들은 셀레늄 결핍을 겪게된다. 환자들을 위중도에 따라 후향적으로 계층화했을 때, 입원 당시에 가장 셀레늄 수치가 낮은 환자군이 가장 위중했던 것으로 밝혀졌다. 수술로 인해 감소하는 미량원소(구리, 아연, 셀레늄)중 특히 셀레늄이 질병의 진행상태에 대한 명백한 예측인자였다.

2010년 벨기에 브뤼셀 국제 집중 치료 및 응급의학회 심포지엄

부족함을 채워라! 중증 환자들 아셀렌산나트륨 투여 :
"소 잃고 외양간 고치기 전에.."

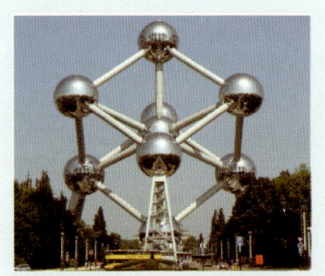

"유감스럽게도 국제 집중 치료 및 응급의학회 심포지엄[3] 개최 장소에 세워져 있는 브뤼셀 오토미움의 구조는 잘못되었다. 철 이온이 아닌 셀레늄 이온 구조여야 했다." 독일 아헨의 렉스(Rex) 박사는 브뤼셀 심포지엄[4]에서 이 말과 함께 심장 수술 환자들의 SIRS(전신성염증반응증후군)의 위험성을 줄일 수 있는 아셀렌산나트륨의 탁월한 효과에 대해 발표했다. 다른 강연자들 역시 소생술 후 발생하는 신경계 이상 반응에 아셀렌산나트륨이 지대한 공헌을 한다고 발표했다(Steffen Rex). 연구 결과들을 종합해보면 고농도의 아셀렌산나트륨(셀레나제)이 중환자 집중 치료에 반드시 필요하다는 것이다.

1 중환자에서 아셀렌산나트륨 투여의 중요성

렉스(Rex) 박사에 따르면 항산화 방어체계에서 아셀렌산나트륨의 역할은 매우 중요하다. 다른 필수 미량원소와 함께 라디칼 물질들을 비활성화시키기 위한 아셀렌산나트륨의 산화적 스트레스

---

3) 국제 집중 치료 및 응급의학회 심포지엄(The International Symposium on Intensive Care and Emergency Medicine) 소개

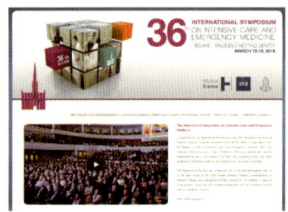

국제 집중치료 및 응급의학회 심포지엄(http://www.intensive.org)은 브뤼셀 자유대학교 부설병원인 에라스메 대학병원과 벨기에 집중 치료 및 응급의학 학회(SIZ)가 공동으로 주최한다. 1980년에 시작되어 매년 3월에 열리며, 집중 치료 및 응급의학 부문에 있어 가장 규모가 큰 심포지엄으로 자리잡아 이제 전 세계 92개국에서 6300명이 참석하고 있다. 4일간 진행되는 심포지엄의 목적은 중환자의 연구, 치료, 관리에 있어서 임상적으로 적용 가능한 가장 최신의 정보를 참석자들에게 제공하는 것이다. 집중 치료나 응급의학에 관심 있는 의사, 간호사, 그 외 전문 의료진이라면 누구나 참석 가능하다.

4) "셀레늄 치료의 새로운 방향 제시"
2010년 3월 10일 벨기에 브뤼셀 국제 집중 치료 및 응급의학회 심포지엄 강연 내용.

와의 전쟁은 산화적 균형을 유지하기 위해 없어서는 안될 아주 중요한 과정이다. 그렇기 때문에 아셀렌산나트륨의 산화적 스트레스를 무기력화시키는 과정은 반응성 산소족(ROS)들의 중성화, 면역조절, 내피와 심장기능을 조절 할 수 있게 하는데 기여하는 바가 크다는 것이다.[5]

2 위중할수록 혈장 내 셀레늄 농도가 낮다

렉스(Rex) 박사는 감염, 염증, 허혈이 ROS 생성을 촉발한다고 덧붙이고 염증의 병리생리학과 ROS 생성과의 관계를 가정에서 사용하는 청소용 과산화수소 또는 클로록스(Clorox)와 비교 했는데 ROS가 이들 화장실 소독제와 같이 우리 몸에서 비슷하게 작용한다는 것이다.

ROS의 경우 우리 몸에서 중성화되려면 항산화제가 반드시 필요하다는 점을 강조했다. 이는 특히 심장수술 동안의 허혈/재관류 시 중요한데 그 이유는 인공심폐기(CPB) 도움 하에 진행되는 심장 수술이 SIRS(전신성염증반응증후군)를 촉발할 수 있다고 알려져 있기 때문이다.

그는 심장개복 수술 환자의 미량원소 고갈 정도에 따라 그들의 위험도를 3개의 사전 정의된 하위그룹으로 계층화하는 관찰 연구를 실시했다(SIRS 없는 상태, SIRS 발생, 장기부전이 동반된 중증 SIRS). 대부분의 환자가 수술 전 셀레늄 결핍을 보였고 이는 CPB(cardiopulmonary bypass) 사용 심장 개복 수술로 인해 더 악화됐다.

수술 중에도 구리, 아연, 셀레늄의 미량원소들의 양이 감소했지만 무엇보다 셀레늄이 질병 진행에 대한 가장 가능성 있는 예측인자로 보였다. 특히 수술 중 셀레늄 손실은 항산화 방어기제와 관련된 것으로 수술이 끝난 직후 SIRS(전신성염증반응증후군)로 진행이 되느냐 않느냐에 영향을 미쳤다. 병원에 입원 당시 위중한 환자들에서 셀레늄 수치가 가장 낮았던 것으로 드러났다. 이제 이 연구 결과를 토대로 아셀렌산나트륨을 투여하고 그 결과를 지켜보는 연구를 시작해야 할 것이다.

캐나다 온타리오 킹스톤의 대런 헤일랜드(Daren Heyland) 박사 또한 중증 상태 환자들의 셀레늄 결핍과 낮은 셀레늄 수치와 병의 중증도가 상호 밀접한 관련이 있음을 말했다.[6] "중증도가 심할수록, 혈장내 셀레늄 농도는 낮다."는 점을 강조했다.

3 아셀렌산나트륨은 미토콘드리아 기능을 회복시킨다

헤일랜드(Heyland) 박사는 더 나아가 항산화제가 미토콘드리아 기능에 미치는 영향에 대해 연구했다. 그는 미토콘드리아 손상이 아주 빨리 일어나기 때문에 타이밍이 관건이라고 설명했다.

헤일랜드 박사는 "보통 세포 내 글루타치온이 산화적 스트레스를 조절할 수 있지만 글루타치온은 24~48시간 내에 고갈되고 미토콘드리아 손상은 이 48시간 내 잠재적으로 되돌이킬 수 없게 된다"고 강조하며 아셀렌산나트륨이 미토콘드리아 기능을 회복시키지만 초기에 투여해줘야 한다는 점을 지적하면서 "소 잃고 외양간 고쳐봤자 소용없다!"는 속담을 인용했다.

4 아셀렌산나트륨은 신경계를 회복시킨다

지금까지 심정지 후 뇌 손상 개선에 있어 임상적으로 유효성을 인정받은 유일한 방법은 즉각적인 경도 저체온 요법뿐 이었으므로 추가적으로 적용 가능한 치료 옵션을 찾기 위한 연구가 지속되었고 여기에는 대뇌 재관류 이후 산소로 유도된 프리라디칼(Free radical)의 부정적 영향을 상쇄하기 위한 전략들이 포함된다.

오스트리아 린츠의 조핸 라이징거(Johann Reisinger) 박사의 현재 임상 데이터에 의하면 비록 제한적이긴 하지만 아셀렌산나트륨 공급이 중증 환자들에게 도움이 될 것으로 전망되고, 쇼크 환자들의 허혈성 뇌 손상을 미연에 방지 할 수 있다고 한다. CPR(cardiopulmonary resuscitation), ROSC(return of spontaneous circulation) 후에 아셀렌산나트륨을 초기에 투여했을 때 신경계에 미치는 영향이 그의 주된 관심사이다.[7] 그는 초기에 성공적으로 심폐소생술을 끝난 후에도 뇌 재관류와 다른 손상이 발생할 수 있음을 청중에게 상기시켰다.

또한 그는 CPR(cardiopulmonary resuscitation) 이후의 신경학적 예후에 대한 조기 아셀렌산나트륨 투여의 영향을 탐구한 전향적 연구 결과를 발표했다.(평균 5일간 아셀렌산나트륨으로써 셀레늄 200-1000㎍) 그는 의식불명의 124명 환자에서 CPR 이후 24시간 이내에 정맥 내 투여된 필수 미량원소가 의식 회복과 관련이 있었음을 보여줬다. 아셀렌산나트륨 투여는 CPR(cardiopulmonary resuscitation) 이후 의식회복에 대한 독립적 예측인자였다(67% 대 48%). 6개월 추적 관찰 시점에서의 생존율은 아셀렌산나트륨 투여 환자에서 더 좋았지만(46% 대 35%) 통계적 유의성은 없었다.

라이징거 박사는 이 후향적 분석으로 조기 아셀렌산나트륨이 심정지 후 신경학적 예후를 개선시킬 수 있다는 가설이 성립된다고 결론지었다. 그러나 이 가설을 입증하기 위해서는 CPR(cardiopulmonary resuscitation) 이후 저체온 요법을 받고 있는 환자에 추가적 요법으로서의 아셀렌산나트륨을 시험하는 새로운 전향적, 무작위 임상시험 연구 결과가 필요하다.(만약 연구에 참가하고 싶다면 : johann.resinger@bhs.at 연락하면 된다.)

5 중환자에게 고용량 아셀렌산나트륨 투여가 필요하다

헝가리 세게드의 솔트 몰나르(Zsolt Molnár) 박사는 최근 SIC 내용을 발표했다. 그는 중증 SIRS(전신성염증반응증후군), 패혈증과 패혈성 쇼크 상태환자 249명을 대상으로 연구된 SIC 연구(Selenium in Intensive Care)[1]의 결과를 통해 고용량의 아셀렌산나트륨 투여로 생존율 향상을 강조했을 뿐만 아니라 현재 임상 연구 중에 있는 식도암 환자들에게 아셀렌산나트륨의 투여로 긍정적인 결과가 나올 것이라 확신했다. 또한 아셀렌산나트륨(예. 셀레나제) 치료가 다른 치료법에 비해 상대적으로 저렴할 뿐만 아니라 부작용이 없다는 점을 강조했다.

6 결론

"우리 모두 잘 알고 있듯이 중증 환자들에게 셀레늄 결핍이 발생할 수 밖에 없다는 점은 상식에 가까운 사실이다"라고 몰나르 박사는 언급했다. 무엇보다 임상적으로 아셀렌산나트륨을 투여해 줌으로써 부작용 없이 중증 패혈증과 패혈성 쇼크의 상태를 개선시킬 수 있다는 것이 증명되었다는 것이다.

그는 마지막으로 "아셀렌산나트륨을 꼭 사용해야 하는가?" 반문했다. 그리고 곧 "나는 사용할 것이다. 물론 당신들도 반드시 사용하는게 좋을 것이다" 라며 발표를 마쳤다.

2011년 독일 브레멘
"집중 치료 의학+집중 치료" 심포지엄

<u>적시에 고용량으로 :</u>

<u>집중치료실-아셀렌산나트륨은 곤경에 처했을 때 구조자 역할을 한다.</u>

> 브레멘: 2011년에 개최된 제21회 집중치료의학 및 집중치료 심포지엄에서 전문가들은 흉부외과 수술과 간이식을 하는 중에 또 심폐소생술로 인하여 심박이 재개된 후 심각한 상태의 환자에서 셀레늄[5]이라는 필수 미량원소가 유익하다고 설명했다. 이 필수 미량원소 보충으로 얻는 유익함은 명백하다.

아셀렌산나트륨은 셀레늄 단백질 합성에 필요한 "원료"를 제공하고 라디칼을 불활성화 하며 항염증 및 면역 조정능력이 있어서 전신 염증반응을 억제하고 허혈/재관류에 의한 손상을 줄이는 데 중요한 역할을 한다. 그래서 셀레늄 수치가 질병의 심한 정도와 반비례한다는 사실이 연구결과에서 반복하여 나타나는 것은 놀라운 일이 아니다.

1 아셀렌산나트륨은 심폐소생술 이후의 신경학적 예후를 개선시킨다

유럽에서는 해마다 약 350,000명이 병원 밖에서 심정지를 겪고 임상 전 심폐소생술의 시도 건수가 독일에서만도 32,000~72,000건이다. 그렇지만 일차적인 성공률은 단지 약 30%이다. 집중의학 및 응급의학에서 엄청난 발전이 있었음에도 불구하고 소생술에서 잘 깨어난 환자들의 장기적인 생존율은 여전히 낮은 편이다.

프라이부르크에서 활동하는 부쉬(Busch) 박사는 "10명 중 9명은 1년 이내에 사망하고 그 이유는 주로 신경학적인 손상이다"라고 안타깝게 말한다.[8] 그래서 "소생 후 시기(Post-resuscitation phase)"-이

---

5) "셀레늄-재관류 손상 감소에 대한 새로운 치료 옵션?"
2011년 2월 17일 독일 브레멘 제 21회 "집중 치료 의학 +집중 치료" 심포지엄 강연 내용.

시기는 소생이 잘 된 후에 환자의 신경학적인 생존에 현저한 영향을 준다는 새로운 집중의학적인 치료 전략의 초점이 되고 있다.

소생 후 질병 상태에서는 허혈/재관류 손상이 발생하고 이는 결국 독성대사물질, 반응성 산소족(ROS)이 쌓여서 세포를 죽게 한다. 이때 혈액내의 셀레늄 농도는 "결과"와 반응례하게 나타난다. 부쉬 박사에 의하면 생존자뿐만 아니라 더 좋은 신경학적인 결과를 보인 환자들에서 더 높은 셀레늄 수치가 나타난다고 하며, 덧붙여서 전체적으로 88명을 대상으로 하여 프라이부르크에서 전향적인 연구를 시행하여 발표하였는데 소생이 잘된 직후에 집중의학적인 관리를 하면서 셀레늄 수치를 측정할 수 있었다. 이 경우 아셀렌산나트륨 공급이 분명히 중요한 역할을 했다고 한다.

2 아셀렌산나트륨은 내피의 활성 및 염증의 활성을 최소화하여 패혈증을 예방한다 (SIGNET 연구와 SISPCT 연구)

부쉬(Busch) 박사는 흐름-방-실험(Flow-chamber test)을 했는데, 아셀렌산나트륨을 첨가하면 단핵구가 내피세포에 덜 부착하게 되고 따라서 패혈증에서 이런 현상이 급증하는 것을 줄일 수 있음을 입증 할 수 있었다. 잘 소생된 후에는 염증 과정과 응고 과정이 걷잡을 수 없이 진행하는 것을 억제할 수 있도록 가능한 한 조기에 충분한 순환관계가 다시 이루어져야만 한다. 이 경우 아셀렌산나트륨을 조기에 투여하면 심정지 이후의 신경학적인 결과가 개선된다고 발표하였다.

(1) SIGNET 연구

에든버러의 피터 앤드류스 교수(Peter Andrews)는 무작위 위약대조군 연구인 SIGNET 연구를 통해 환자 502명을 대상으로 '아셀렌산나트륨+글루타민', '아셀렌산나트륨' 또는 '글루타민'만 투여하거나 이 두 가지를 모두 투여하지 않는 세 집단으로 나누어 실험한 결과 "위중한 환자들에게 규칙적으로 아셀렌산나트륨을 공급하면 도움이 된다"라는 사실을 밝혀냈다. 매일 최소한 5일 동안 아셀렌산나트륨을 주사로 투여 받은 환자들에서만 두 가지를 모두 보충하지 않는 환자들보다 감염이 현저하게(-13.4%) 줄어들었다. 이 연구에서 아셀렌산나트륨 투여 집단의 사망률이 줄어드는 것은 통계적인 유의성은 없었다. 그러므로 후속 연구에서는 어떤 경우에도 일일 $500\mu g$ 보다 높은 용량의 아셀렌산나트륨이 투여되어야 한다.

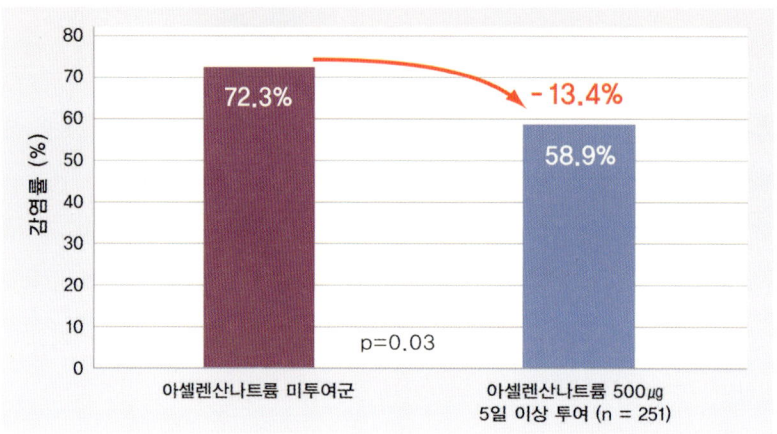

(2) SISPCT 연구

이미 2007년 SIC 연구(Selenium in Intensive Care)에서 "패혈증 환자에서 매일 아셀렌산나트륨을 2000 μg 또는 1000μg씩 투여하면 28일째 사망률이 감소한다"라는 사실이 잘 입증되었다.[9] 이 경우 질병이 심할수록 이득이 컸다고 예나에 있는 프랑크 M. 브룸크호트스트 교수(Frank M. Brunkhorst)는 설명했다. 이러한 사실이 패혈증과 패혈성 쇼크 환자를 대상으로 하는 훨씬 더 규모가 큰 전향적 무작위 위약대조군 연구인 SISPCT 연구에서 조사될 것이다.

정맥 내 투여된 아셀렌산나트륨이 사망률에 미치는 영향을 알아보기 위해 계획된 이 연구는 2009년말에 시작되었고 그 결과에 귀추가 주목된다.

3 아셀렌산나트륨은 심장수술 후 SIRS(전신성염증반응증후군)발생을 감소시킨다

아헨에서 활동하는 스테픈 렉스(Steffen Rex) 박사는 심장 수술을 하는 경우 수술 중 셀레늄 손실량은 수술 후 장기의 손상 정도와 밀접한 관계를 나타낸다고 확인했다. 그는 심장 개복수술을 받은 환자 60명의 상태를 조사했는데, 환자들 중 90%는 수술 전에 이미 셀레늄 결핍을 보였으며 이 셀레늄 결핍은 수술 후에 훨씬 심해졌다. 수술 중 셀레늄 감소는 수술 후 첫날에 심한 SIRS(전신성염증반응증후군) 발생의 한 예측인자였다.

혈액 내 셀레늄 수치가 감소하는 것은 수술 중에 셀레늄 의존형 효소가 감소하는 것과 관련이 있고 이것은 수술 후 첫날의 SOFA-점수(연속성 장기 부전 평가 점수)와 관련이 있었다. 그는 이로써 심장 수술 중에 고용량의 아셀렌산나트륨을 투여하면 허혈/재관류에 의한 손상, 전신적인 염증 반응이 줄어든다는 일련의 연구 결과를 처음으로 보여주었다.

4 아셀렌산나트륨은 간 이식술 후 SIRS(전신성염증반응증후군) 발생을 감소시킨다

모스크바 세르게이 쭈라텔(Sergey Zhuravel) 박사는 간 이식을 받은 환자들에서 셀레늄 수치를 보고했다. 이 경우에도 셀레늄 수치가 감소 했는데 정상적인 경우보다 두 배나 셀레늄 수치가 감소했다. 수술 처음 5일 동안 아셀렌산나트륨을 $2000\mu g$씩 투여하면 재관류 후 간 손상 및 전신염증반응이 감소했다.

그는 이런 사실을 또한 아미노 전달효소를 가지고 명확히 입증했다. GOT(=AST)와 GPT(=ALT)라는 간 특이 효소를 측정하여 간 세포의 내구성에 대한 매개변수로 삼았는데 수술 후 첫날에는 아셀렌산나트륨을 투여한 집단보다도 대조군에서 이들 효소가 명백하게 높게 측정되었다.

5 결론

앤드류스(Peter Andrews) 교수는 강연 말미에 "SIGNET 연구가 끝나고 나서 임상진료 시 하루에 $1000\mu g$ 용량을 처방하고 있다"고 말했다.

2011년 벨기에 브뤼셀 국제 집중 치료 및 응급의학회 심포지엄

아셀렌산나트륨 투여의 적기

> 벨기에 수도 브뤼셀에서 열린 국제 집중치료 및 응급의학회 심포지엄(International Symposium on Intensive Care and Emergency Medicine) 기간에 개최된 "셀레늄 치료의 새로운 방향 제시" 심포지엄[6]에서, 독일 하노버 토비아스 벨트(Tobias Welte) 박사는 중환자들에게 있어 아셀렌산나트륨 투여의 중요성과 실용성을 강조했다. 특히 혈중 셀레늄 감소를 통해 다발성장기부전 증후군의 위험성을 알 수 있는 염증 상태 예측이 가능하다는 것이다. 적정 시간과 용량에 대해서는 아직 연구 중에 있다.

벨트(Welte) 박사에 따르면 "셀레늄은 항산화와 면역기능에 필수적인 미량원소로써 인체에서 셀레늄 단백질의 필수 효소기능을 하는 셀레노시스테인에 결합된 형태로 존재한다"고 말했으며, 특히 "최적의 셀레늄 효소 합성은 100% 셀레늄 공급에 따라 달라진다"는 점을 강조했다.

서유럽의 경우 토양 내 셀레늄 함량이 낮은 것으로 악명이 높아 일반 인구의 셀레늄 수치가 낮다. 더욱이, 중환자들에서 셀레늄 농도는 병의 중증도가 심해질수록 더 낮아진다. 그는 여러 연구 결과들(Angstwurm. Gärtner, Forceville, Berger)을 토대로 일반적인 혈장 내 셀레늄 수치는 1.0-3.0 umol/l 인 반면 중환자에서 이 수치는 0.40-0.62 umol/l로 낮아진다는 것을 보여주었다.

다행히 셀레늄 결핍시 아셀렌산나트륨 형태의 셀레늄 투여를 통해 손쉽게 보충이 가능하며 아셀렌산나트륨 투여는 심각한 부작용이 없을 뿐만 아니라 효율성이 좋고, 안전하며 유용하다고 한다.

1 중환자에게 아셀렌산나트륨 투여는 필수적이다

---

[6] "셀레늄 치료의 새로운 방향 제시"
2011년 3월 23일 벨기에 브뤼셀 제 31회 국제 집중 치료 및 응급의학회 심포지엄 강연 내용

독일 아헨의 스테픈 렉스(Steffen Rex) 박사는 셀레늄은 필수 미량 원소로 산화적 스트레스와 반응성 산소족(ROS)을 비활성화시키는데 아주 중요한 역할을 한다고 발표했다. 최근 그의 연구에서, 심장개복 수술 환자 60명을 대상으로 구리, 아연, 셀레늄 수치를 모니터링해 본 결과 심장 수술중 셀레늄 손실과 다발성장기부전 발생간의 관련성을 찾아냈다.[10] 수술전 대부분의 환자들(n=50)은 혈청 내 셀레늄 수치가 최소 권장 수치보다 훨씬 낮은 상태였다.

병원 입원 시에 가장 위중한 환자들이 셀레늄 수치가 가장 낮은 것으로 나타났다. 인공심폐기를 사용하는 수술로 모든 미량원소는 한번 더 감소했고 장기부전 발생여부에 따라 환자들은 3개의 하위 그룹으로 구분되었다(장기부전 없음: 17명, 다발성장기부전: 12명, 단일 장기 부전: 31명).

셀레늄 상태를 통해 환자들의 예후를 판명할 수가 있었으며, 이 필수 미량 원소는 심장 수술 시 발생할 수 있는 전신 염증과 허혈/재관류 손상을 예방하는데 매우 중요한 역할을 했다. 혈청 셀레늄 수치와 수술 후 염증도, ICU 치료 기간이 관련되어 있었다. 렉스 박사는 수술이 끝난 시점에서 낮은 셀레늄 수치는 수술 후 발병할 수 있는 다발성장기부전을 알 수 있는 좋은 지표라고 주장했다. 그는 수술 전후의 최적의 아셀렌산나트륨 투여 시점과 용법을 규명하기 위한 무작위 위약대조군 임상시험이 시급하다고 발표했다.

스위스 취리히 스토버(Stover) 박사는 "최적의 아셀렌산나트륨 투여용량을 찾기 위해 최선을 다하고 있다"고 했다. 이와 더불어 염증 이 셀레늄 결핍에 미치는 영향이 매우 크기 때문에 중환자에서 고용량의 아셀렌산나트륨은 필수적이라고 말했다. 그는 혈장 셀레늄 수치가 감소할 수록 다발성장기부전 발생과 사망률이 증가함을 보여준 사크르(Sakr) 박사의 연구 결과를 제시했다.[4]

2 중증 패혈증과 패혈성 쇼크 환자에게 아셀렌산나트륨을 투여하면 사망률이 감소한다

스토버(Stover) 박사는 SIRS(전신성염증반응증후군), 패혈증과 패혈증 쇼크, APACHE(Acute Physiology and Chronic Health Evaluation) III score >70인 환자 249명을 대상으로 한 무작위, 위약대조군, 다기관 3상 임상시험[9]에서 고용량의 아셀렌산나트륨의 보조치료가 중증 패혈증과 패혈증 쇼크 환자들의 사망률을 14.3%줄이는 효과가 있었다고 발표했다.

아셀렌산나트륨 1000μg 을 30분에 걸쳐 볼루스(bolus)로 주입 후 이후4 일간 1일 아셀렌산나트륨 1000μg을 지속 정맥 주입 받은 중증 패혈증 환자와 패혈성 쇼크 환자에서 생존 이득이 뚜렷했다.

3 아셀렌산나트륨 투여는 감염 발생을 줄여준다

스코틀랜드 에든버러 피터 앤드류스(Peter JD Andrews) 박사 연구진은 무작위, 위약대조군 연구인 SIGNET 연구에서 중환자들의 경우 계속 규칙적으로 아셀렌산나트륨을 공급받을 때 효과가 있음을 입증했다. 이 연구에서 스코틀랜드 전역에 걸쳐 502명의 환자들을 모집했는데 이들 환자군들은 적어도 48시간 동안 집중치료가 필요한 경우로 아셀렌산나트륨(500㎍ /d)와 글루타민(20g/d)을 별개 또는 함께 투여했다. 결과적으로 최소 5일 이상 아셀렌산나트륨을 투여 받은 환자에서 감염이 덜 발생했다(-13.4%).

적어도 5일 이상 아셀렌산나트륨의 투여한 환자들은 염증이 크게 줄어들었다(-13.4%). 이에 반해 글루타민은 아무 영향을 주지 않았다. 적어도 5일간 아셀렌산나트륨을 공급하는 동안 사망률이 감소하는 경향이 있었다.

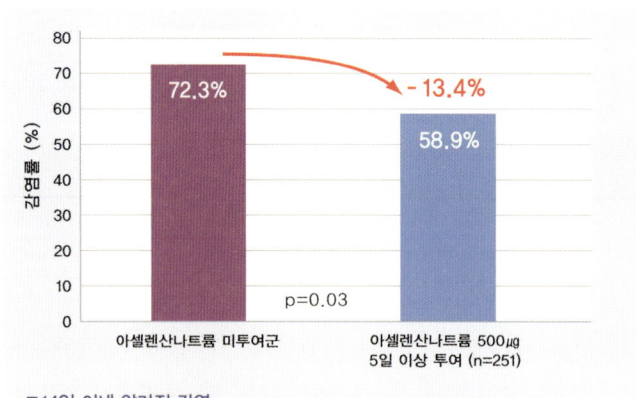

■ 14일 이내 알려진 감염

	글루타민		셀레늄	
	투여	미투여	투여	미투여
무작위 된 환자 수	250	252	251	251
5일이상 투여 받은 환자 수	124	107	112	119
감염	80	72	66	86
감염률 (%)	64.5	67.3	58.9	72.3
	0.98		0.53	
	(0.55, 1.73)		(0.30, 0.94)	
	0.95		0.03	

제II부
패혈증 치료에 있어 생물학적 치료의 중요성과 시대적 요구

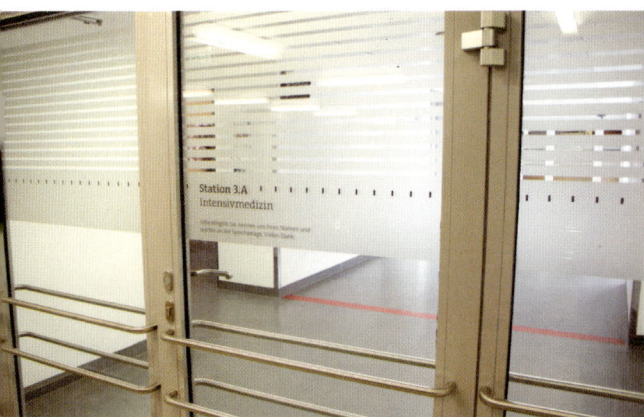
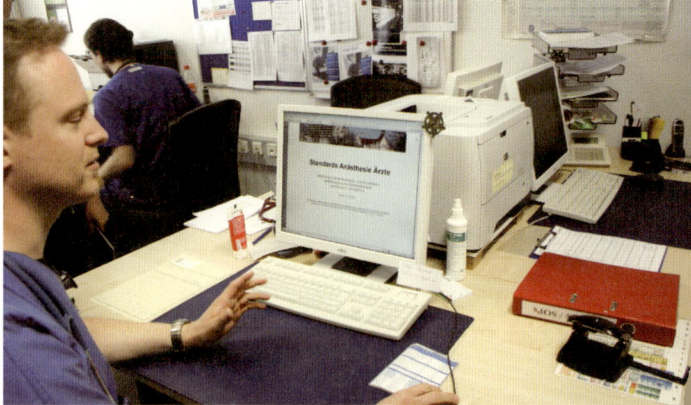
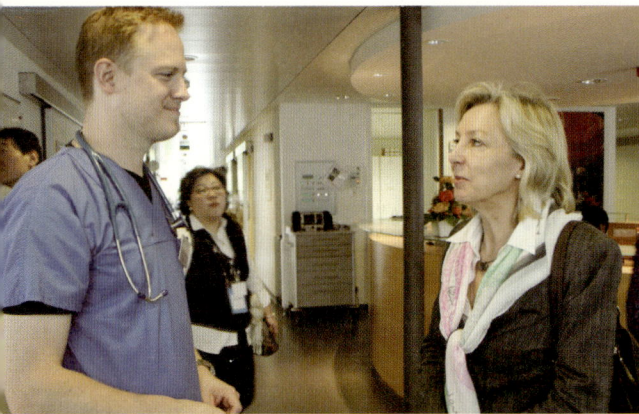
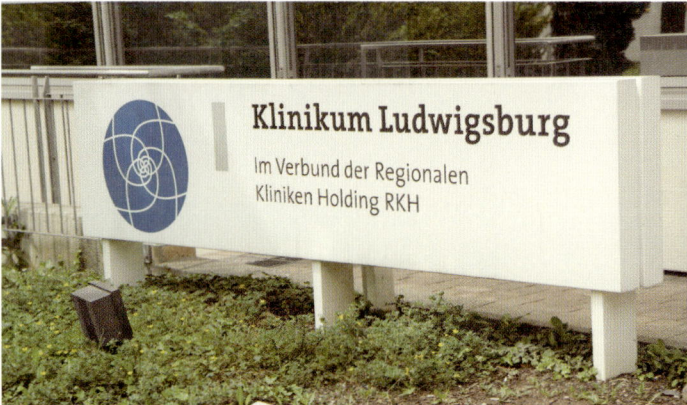

한독생의학학회 2014년 루드빅스부르크 병원 집중치료실 방문

패혈증 치료의 시대적 요구

1 세계 패혈증의 날

2012년 9월 13일에 처음으로 "세계 패혈증의 날"이 제정되었다.

"세계 패혈증의 날" 제정 취지는 패혈증의 예방, 조기진단, 적절한 치료를 통해서 패혈증의 희생자를 줄이는 것이다. 글로벌패혈증연합(GSA : Global Sepsis Alliance)에서는 이날 전세계적으로 패혈증 희생자들을 기리는 뜻에서 사망자 100명당 한 개의 촛불을 밝히는 캠페인을 권유하였는데 이를 통하여, 일반인들에게 패혈증의 심각성을 알리고, 보건 정책 당국의 보다 적극적인 패혈증 대책을 촉구하고, 패혈증에 대한 연구가 활발이 이루어 질 수 있는 환경을 갖추고자 함이었다.

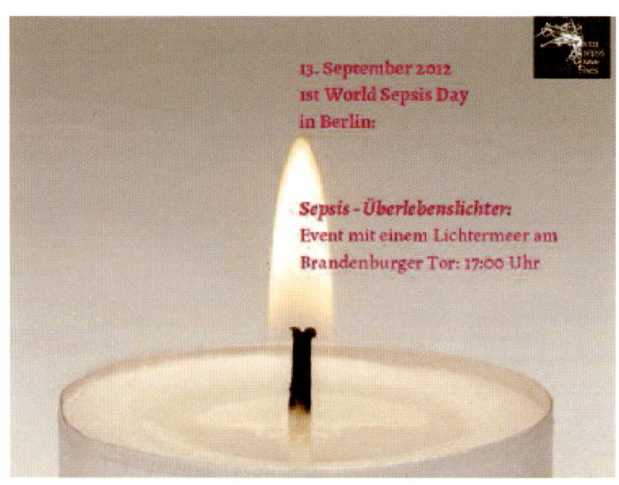

개발 도상국의 경우, 매해 사망하는 신생아와 어린이의 60~80%는 패혈증으로 목숨을 잃고 연간 약 6백만 이상이 패혈증으로 죽음을 맞이 하고 있다. 또한 산모로부터 감염되는 경우도 10만건 이상이다. 미국의 경우 116만 명 이상이 매 해 패혈증으로 고통을 받고 있으며 영국과 독일에서는 연간 백 만 명 이상인 것으로 파악되고 있다.

(1) 유명 인사들 또한 인간이기에 병에 걸릴 수 밖에 없다.

2011년 3월, 가수인 릴리 앨른은 임신 6개월 만에 아들을 낳은 후 패혈증이 발병했다. 그녀의 상태는 일시적으로 매우 위험한 상태였다. 앨른은 회복되었고 이후 건강에 대한 뉴스는 더 이상 없었다. 선진국의 경우 임산부 패혈증은 거의 없는 편이지만 앨른의 경우처럼 여전히 누구에게나 일어날 수도 있다. (www.ranker.com)

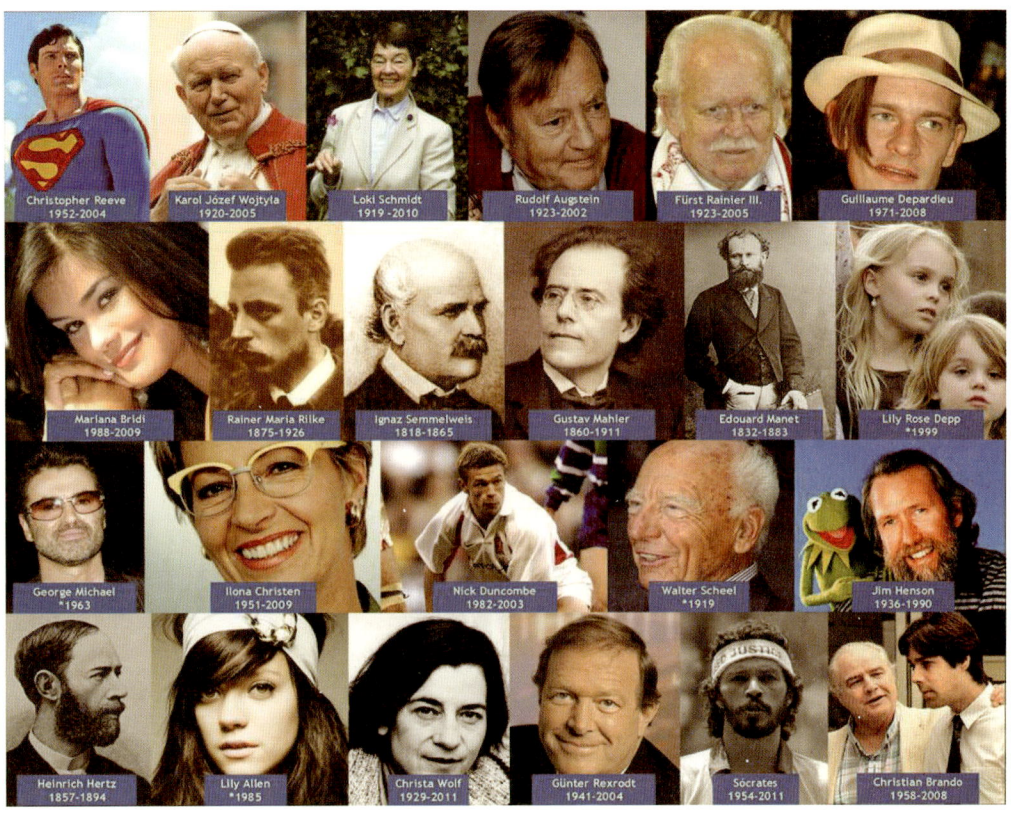

이미지 참조 : sepsis-hilfe.org

>>패혈증으로 사망한 다른 유명인들
- 짐 헨센 : 폐렴 발병 후 패혈증으로 사망
- 요한-폴 2세 교황 : 요로감염증(UTI) 발병 후 패혈증으로 사망
- 배우 크리스터퍼 리브(슈퍼맨) : 욕창으로 감염된 이후 패혈증으로 사망

2 세계패혈증학회 전문가 network

(1) 글로벌패혈증연합(GSA: Global Sepsis Alliance)

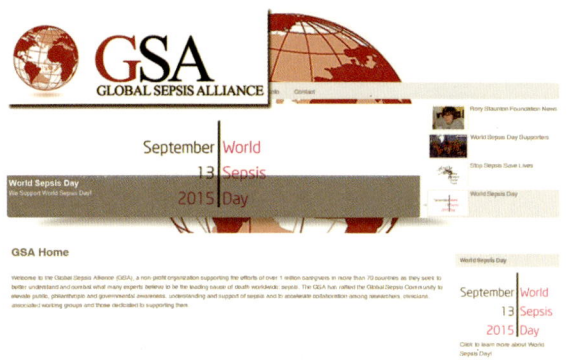

글로벌패혈증연합회(GSA) 홈페이지
http://www.european-hospital.com

글로벌 패혈증 연합(GSA)은 비영리 단체로써 70개국이상에서 모인 약 60만명의 후원자들의 지원을 받고 있다.

GSA는 전세계 주 사망 원인 중 하나가 패혈증임을 많은 전문가들이 인식할 수 있도록 좀더 나은 이해와 방안을 찾기 위해 노력하고 있다. GSA는 공적, 박애적, 정부차원의 인식과 패혈증에 관한 이해와 지원을 고취시키고, 연구원, 임상의, 관련 그룹의 협력을 강화하기 위해 글로벌 패혈증 커뮤니티에 합류 했다.

(2) 독일패혈증학회(DSG: German Sepsis Society)

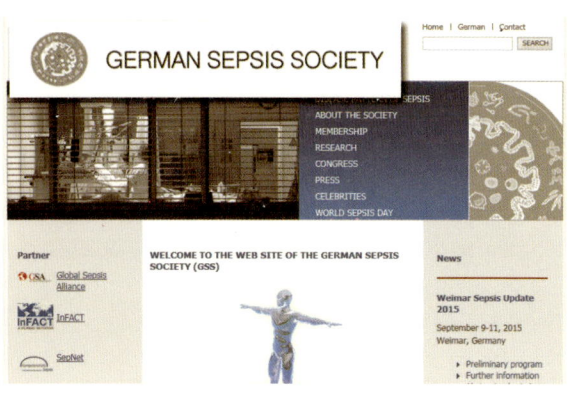

독일패혈증학회 홈페이지
http://www.sepsis-gesellschaft.de

독일 패혈증 학회는 일반인과 의료인들 모두가 패혈증이라는 질병에 대한 이해를 좀 더 강화하기 위해 조직된 의료인 전문 기관이다 목표에 도달 하기 위해 2010년 패혈증에 대한 예방, 진단, 치료에 관한 S-2k 가이드라인을 수정, 발표했다. 이 뿐만 아니라, DSG는 환자와 가족들을 도와야 한다는 주된 사명감을 가지고 국제 학회와 기존 연구 플랫폼을 포함한 트레이닝 이벤트를 조직했다.

(3) 패혈증 가이드 모바일 APP

패혈증 앱은 어른과 소아 환자의 진단과 관리 정보를 담고 있다. 가이드라인은 리딩 기관들, 유

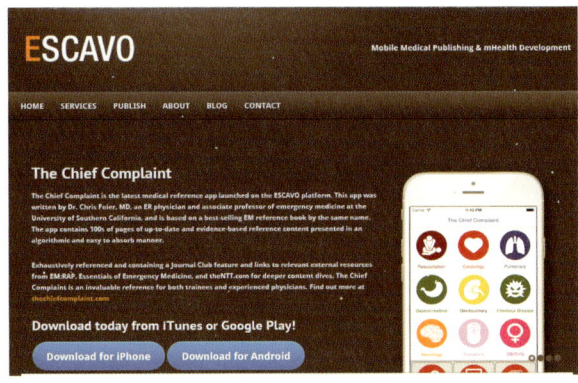

[패혈증 가이드 모바일 앱(www.escavo.com)]

용한 알고리즘과 설명을 포함하고 있고, 약품 정보 외에도 여러 진단과 예후 계산법을 알려준다. 모든 정보는 참고 문헌들을 바탕으로 철저히 준비되어 있고, 이 분야의 수정된 내용들이 자동적으로 반영되며 정규적으로 업데이트 된다. 앱은 무료로 제공되고 있다.

패혈증 임상 가이드 앱은 iOS(iPhone/iPod/iPad와 안드로이드 2.3 Gingerbread)이 장착된 안드로이드 장비 또는 새로운 장치에서 이용 가능하다. 앱은 www.escavo.com 또는 iTunes, App store를 통해서 바로 다운로드 할 수 있다.

(4) 독일 biosyn社(biosyn Arzneimittel GmbH)

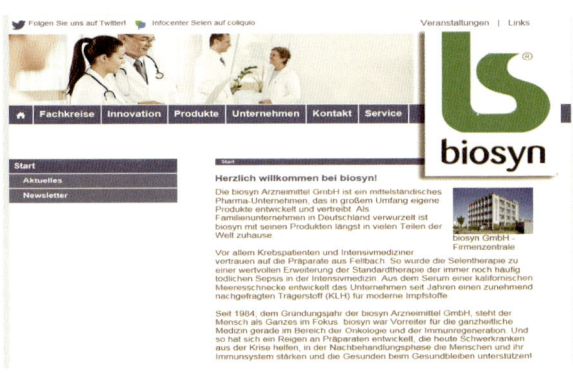

독일 비오신社 홈페이지(www.biosyn.de)

비오신은 20년간 패혈증에 관해 연구하고 독일 패혈증 학회의 전문가 네트워크 그룹(the Competence Network Sepsis: SepNet Study Group)과 긴밀한 협조를 하고 있다.

비오신은 독자적 원천 연구 외에 패혈증 임상 연구에 백만 달러 이상을 투자했다. 그리고 현재 중환자실에서 사용할 수 있는 아셀렌산나트륨 주사(셀레나제 티프로 주사)의 세계 리더로 자리매김하고 있다. 비오신은 셀레늄 단백질(Selenoprotein)에 의한 면역 시스템을 향상 시켜야 한다는 사명감을 가지고 있다.

패혈증의 개요

1 패혈증 : 발생률

패혈증은 전신의 조직, 장기에 영향을 미침으로써 모든 생체 기능을 손상시키는 복잡한 전신성 염증반응을 수반한다. 만약 패혈증이 적시에 진단되고 치료 되지 않는다면, 패혈증은 예외 없이 패혈성 쇼크, 다발성 장기부전, 사망으로 이어진다. 패혈증 환자의 3분의 1에서 2분의 1은 사망한다. 패혈증은 감염 관련 사망의 가장 흔한 원인이다. 과거 전 세계적으로 매년 150만명의 패혈증 환자가 발생 한다는 보고가 있었고[12], 독일에서만 연간 154,000건의 패혈증이 발생한다.[13]

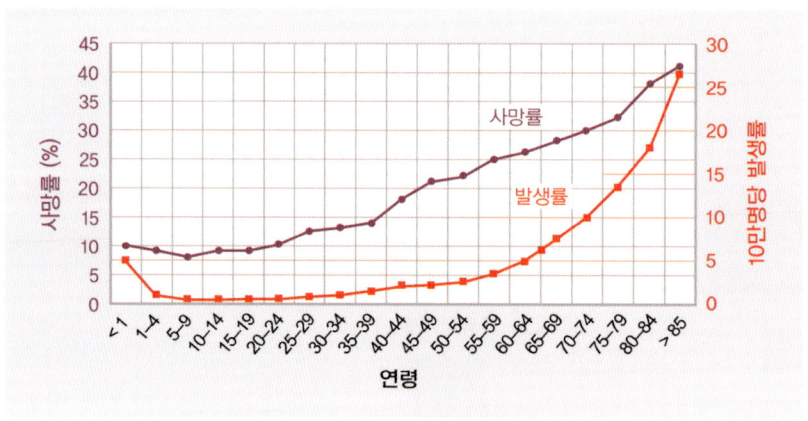

[독일의 연령에 따른 패혈증 발생률 및 사망률[21]]

최근 자료에서 이 수치는 175,000건으로 상향 조정되었다.[22] 그러나 전문가들은 HIV/AIDS, 말라리아, 폐렴, 그 밖에 다른 감염성 질환으로 인한 사망자의 다수가 패혈증으로 사망한다는 것을 감안하면 매년 약 1천 800만명이 패혈증으로 고통 받을 것으로 추정한다.[14] 의학의 전반적 진보에도 불구하고, 이 숫자는 크게 증가하고 있다. 병원 내 패혈증 치료 건수는 지난 10년간 2배 증가했고[15] 그 사이 심장 마비로 인한 병원 입원 건수를 추월한다.[16, 17]

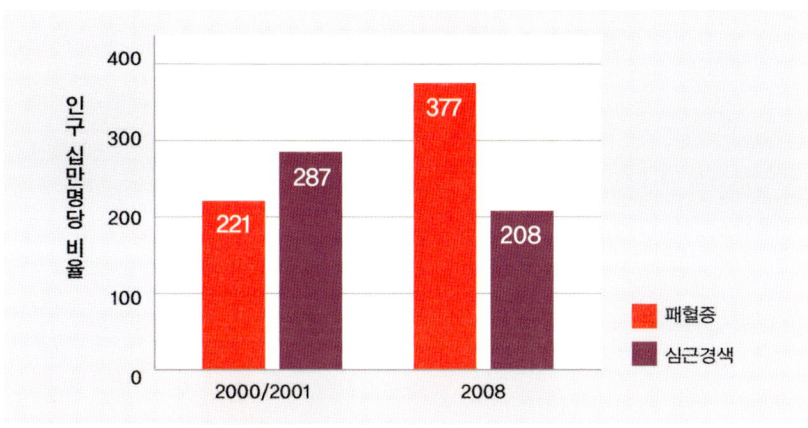

[패혈증과 심근경색의 병원 내 치료 건 수 비교[16, 17]]

    병원 밖에서 패혈증에 걸린 환자는 전체 환자의 20~40%에 불과하다. 미국 내 수술 후 패혈증 발생은 1997년부터 2006년 사이에 3배 증가했다.

    유럽 내 패혈증을 주제로 한 가장 정확한 수치 자료는 2006년 SOPA 연구에서 확인 가능하다.[20] 유럽 전체적으로 ICU입원 환자의 37%가 패혈증에 걸린다. 이 수치는 패혈증의 높은 유병률을 나타낸다. 유럽 내 ICU 입원 동안의 패혈증 사망률이 27%로 높고 이것이 중증 패혈증 환자에서 50%까지 치솟는 점을 감안하면, 의료서비스가 뛰어난 선진국에서 조차 패혈증이 매우 중요한 주제라는 것은 명확해진다.

    패혈증 환자의 상당수에서 중증의 패혈증이 발견되고(79%) 심지어 환자의 39%는 패혈성 쇼크를 겪는다. 이는 ICU 입원 환자의 15%가 패혈성 쇼크를 경험한다는 의미이다. 패혈증 환자의 ICU 사망률은 스위스 10%에서 이탈리아 35%까지 다양하다. 독일의 패혈증 사망률은 16%로 유럽 내에서 두 번째로 낮다.

    패혈증 환자의 병원 내 사망률(in-hospital mortality)은 네덜란드에서 47%로 가장 높게 등록된 가운데 독일과 스위스에서 20%로 가장 낮다. 전체 ICU 사망률과 패혈증 발생률과의 관련성은 다양한 국가에서 명백히 드러난다.

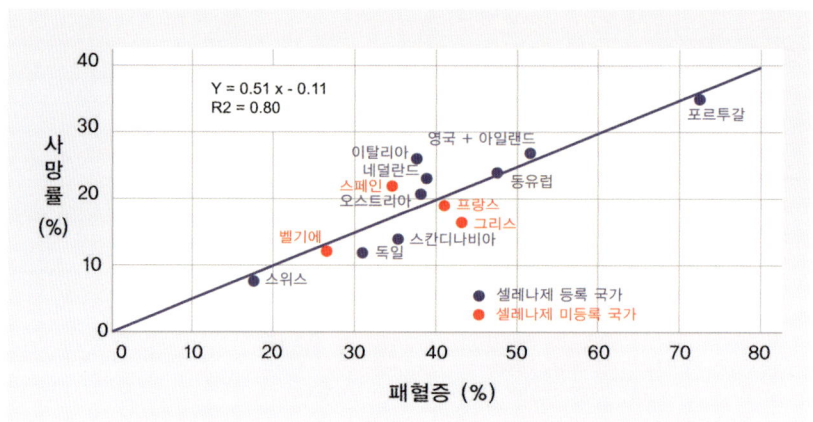

[유럽 내 모든 환자 ICU 사망률과 패혈증 발생률의 상관관계[20]]

대체로, 패혈증 환자의 ICU 사망률은 패혈증에 걸리지 않은 환자들의 사망률보다 현저히 더 높았다(27% vs. 14%; p<0.001). 중증 패혈증, 패혈성 쇼크 환자에서 ICU 사망률은 평균 각각 32.2%와 54.1% 증가했다.

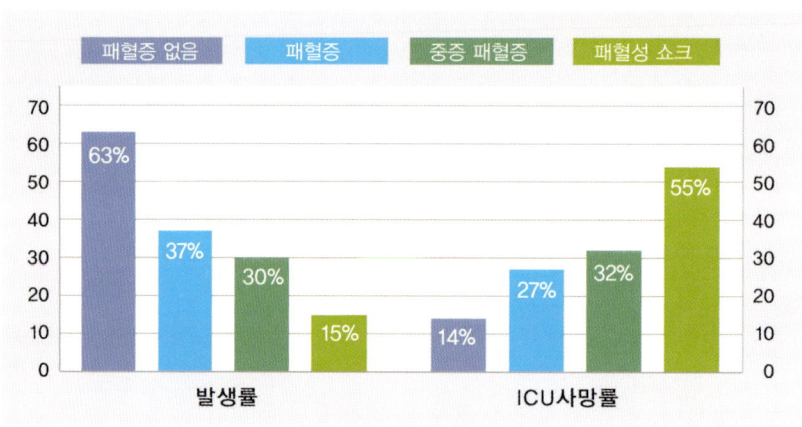

[유럽 내 ICU 환자의 패혈증 발생률과 ICU 사망률 비교[20]]

독일의 ICU 내 중증 패혈증 사망률은 24% 이다.

2 패혈증의 일반적인 진단기준

- 고열(≥ 38℃ · ≥100℉) 또는 저체온(≤36℃ · ≤ 96.8 ℉)
- 갑작스런 인지력 상실
- 맥박수 증가
- 낮은 혈압
- 호흡수 증가
- 창백하고 잿빛을 띠는 피부

[패혈증의 진단기준[23]]

패혈증	중증 패혈증	패혈 쇼크
감염의 증거	감염의 증거	감염의 증거
SIRS	SIRS	SIRS
	급성 장기부전	심혈관계 불안정

감염의 증거
감염의 진단은 미생물학적 검사 또는 임상적 기준에 근거함

전신성염증반응증후군(SIRS) – 아래 기준 중 최소 2가지

고열 (≥38℃) 또는 **저체온** (≤36℃), 직장, 혈관 또는 방광으로 측정

빈맥, 심박수 ≥ 90/min

빈호흡 (호흡수 ≥ 20/min) 또는 **과호흡** ($PaCO_2$ ≤ 4.3kPa/ ≤ 33 mmHg)

백혈구 증가증 (≥ 12,000/mm³) 또는 **백혈구 감소증** (≤ 4,000/mm3) 또는 **미성숙 호중구** ≥ 10%

급성 장기부전 – 아래 기준 중 최소 1가지

급성 뇌병증: 각성도(vigilance) 감소, 방향감각상실, 불안, 헛소리

상대적 또는 절대적 혈소판 감소증: 24시간 이내 혈소판 수 30% 이상 감소 또는 혈소판 수 ≤100,000/mm³ 급성출혈이나 면역학적 원인에 의한 혈소판감소증은 제외되어야 한다.

동맥혈 저산소증: 실내공기에서 PaO_2 ≤ 10kPa(≤75mmHg) 또는 PaO_2/FiO_2 ratio ≤ 33kPa(≤250mmHg). 저산소혈증의 원인이 명백한 심장 또는 폐질환인 경우는 제외되어야 한다.

신기능장애: 적절한 체액보충(volume replacement)에도 불구하고 최소 2시간 동안 소변량 0.5ml/kg/h 이하 그리고/ 또는 혈청 크레아티닌 수치가 정상범위 2배 이상 상승

대사성산증: 염기과잉(base excess) 5 mmol/l 이하 또는 젖산농도 정상범위 1.5배 이상

심혈관계불안정:

수축기 혈압 ≤ 90 mmHg 그리고/또는 최소 1시간 동안 지속되는 평균동맥혈압 ≤ 65 mmHg 또는 수축기 혈압 90 mmHg 이상 유지시키기 위한 승압약 사용 필요 또는 평균동맥압 ≥ 65 mmHg. 적절한 수액공급에도 불구하고 다른 이유로는 설명할 수 없는 저혈압이 지속된다.

임상 징후와 검사결과(체온, 심박 수, 호흡수, 백혈구 수)가 비교적 불특정하고 이는 다른 질환에서도 나타날 수 있기 때문에 패혈증은 빈번하게 너무나 늦게 확진 된다.

특히 어린이들에 있어 이러한 증상은 더욱 의미가 없는데 그 이유는 임상적 양상이 갑자기 급격히 악화되는 가운데 보통 패혈증 증상의 개시를 감지하기가 어렵기 때문이다.

패혈증의 오진율이 높고 너무 늦게 진단되는 경우가 많은 이유는 질환의 정의가 명확하지 않고, 진단 기준이 불충분하며, 임상 가이드라인이 제대로 준수되지 않는 것에 기인한다.

또한 혈액정밀분석 검사에 의한 진단 시 활용 가능한 일반적으로 용인된 생체 지표가 여전히 없는 것 또한 문제이다. 몇몇 국내, 국제 가이드라인은 항생제 치료 방향 결정과 패혈증 확진을 위해 프로칼시토닌(procalcitonin, PCT) 활용을 권장한다.

3 패혈증의 치료 비용

1997~2008년 사이 인플레이션 조정된 패혈증 환자의 병원내 치료비는 연평균 11.9%씩 증가하여 2008년 146억달러에 이르렀다.[17] 그러나 이는 패혈증 생존자들이 여러 신체적, 인지적, 정신적 문제로 고통 받는다는 것이 알려졌음에도 불구하고 장기 후유증으로 인해 발생되는 비용을 감안하지 않은 수치이다.[19] 실제로, 이들 환자의 사망 위험은 심지어 패혈증으로부터 생존한지 5년이 지난 후에도 대조군보다 2배 더 높았다.[19]

패혈증의 진단과 치료 및 사후관리

1 패혈증의 진행 및 발병원인

패혈증은 다음과 같이 진행된다.

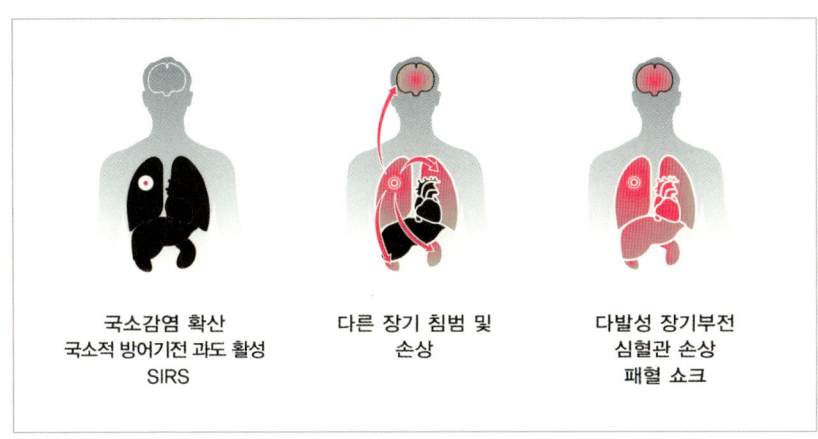

[이미지 참조: World-Sepsis-Day.org]

패혈증의 발병은 다양한 방법으로 유입되는 세균 또는 독소가 가장 큰 요인으로 작용한다. 패혈증 환자의 60%에서 혈액배양검체 결과가 양성이었으며 가장 흔히 발견되는 세균은 포도상구균, 녹농균, 대장균 순으로 나타났다.[20]

포도상구균 (Staphylococcus aureus)	30%	
녹농균 (Pseudomonas species)	14%	

대장균(Escherichia coli)   13%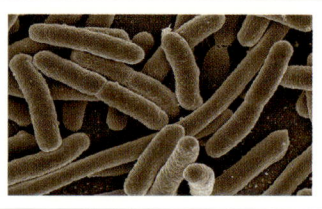

[패혈증의 원인균]

2 사망률에 영향을 미치는 주요한 요인 - 장기부전

ICU 입원 당시 환자의 81%는 이미 장기부전을 갖고 있다.[20]

이들 환자의 41%는 패혈증이었다. 패혈증에 걸리지 않은 ICU 환자 38%에서는 어떠한 장기 부전도 발생하지 않았다. 이 집단의 ICU 사망률은 2%에 불과했다. 패혈증에 걸리지 않았지만 장기부전이 있는 나머지 ICU 환자 62%에서 ICU사망률은 21%로 상승했다. 이에 비해, 중증 패혈증이 발생한 모든 ICU 환자는 장기부전을 갖고 있었는데, 이때 ICU사망률은 32%로 현저히 상승했다 ($p<0.01$).

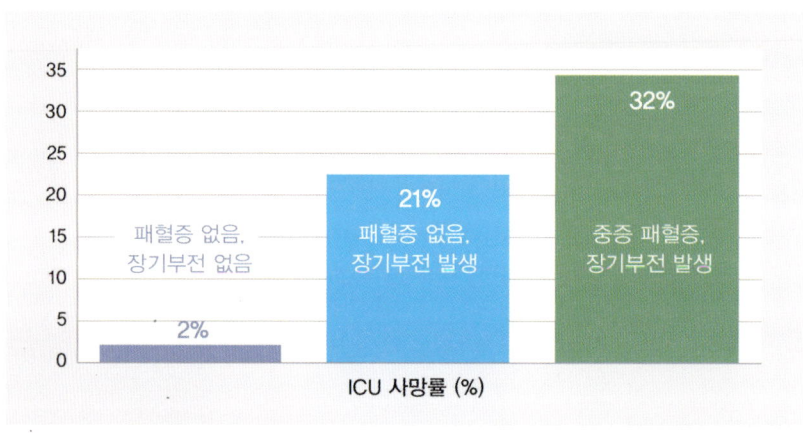

[장기부전과 중증 패혈증 발생 환자에서 현저히 높아지는 ICU 사망률[20]]

패혈증의 유무와 상관 없이 장기부전의 개수와 ICU 사망률 사이에 직접적 관련이 있었다.

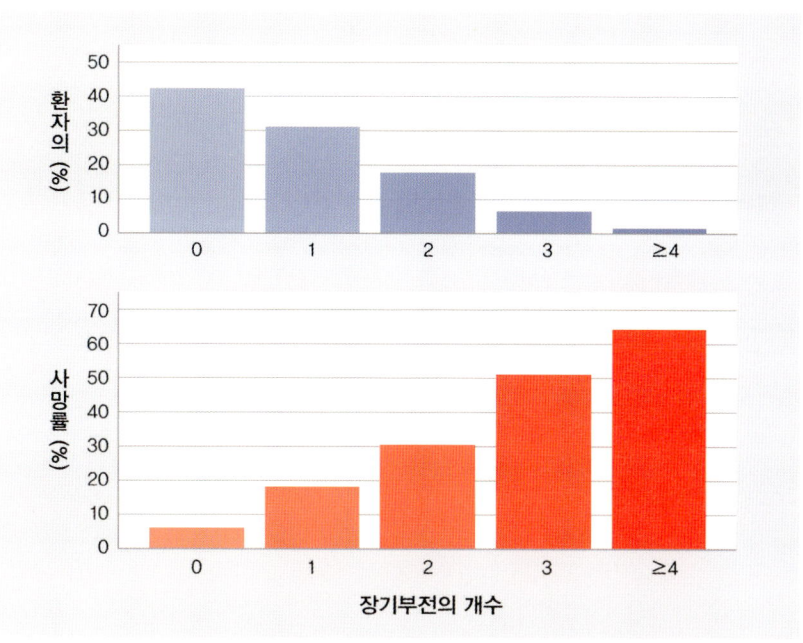

[ICU 입원 시점의 장기부전 빈도와 그에 상응하는 ICU 사망률[20]]

ICU 입원 당시 장기 부전이 없는 환자의 ICU 사망률은 6%였다. 장기부전 개수가 4개 이상 환자에서 ICU 사망률은 65%로 증가했다.[20]

3 ICU 사망률은 패혈증 환자에서 현저히 더 높다

중증 패혈증은 기능을 상실하는 장기의 개수와 상관관계를 갖고 ICU 사망률에 영향을 미친다. 패혈증 환자에서 기능을 상실한 장기의 숫자는 현저히 증가해 있다.

그러므로, 중증 패혈증 ICU 환자의 ICU 사망률은 패혈증은 아니지만 장기부전이 있는 환자의 사망률에 비해 여전히 현저하게 더 높다. 만약 패혈증 환자에서 다발성장기부전(MOF) 빈도를 낮출 수 있다면, 이 환자 집단의 높은 사망률 또한 눈에 띄게 감소할 것이다.

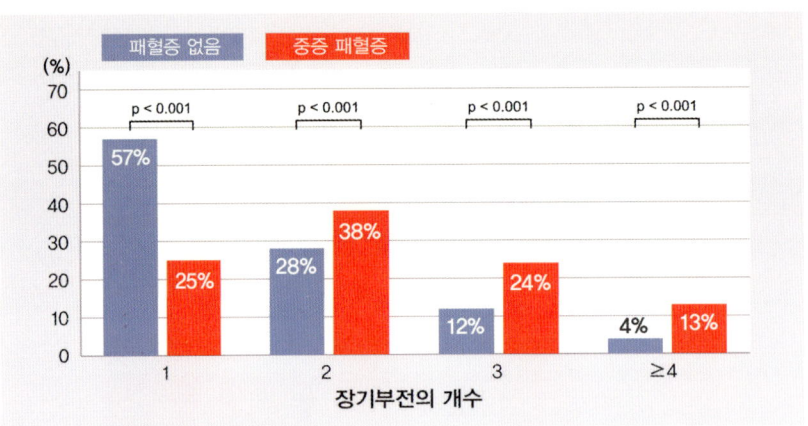

[기능을 상실하는 장기의 숫자가 패혈증 환자에서 현저히 증가해 있다.[20]]

4 수술 후 패혈증

패혈증은 수술 후 사망의 주요 원인이다.

2011년 시행된 한 연구는 미국 내 최대 환자 데이터 베이스를 이용하여 1997년부터 2006년까지 수술 후 패혈증 발생을 조사했다(환자 2백만명 이상). 연구 기간 동안 수술 후 패혈증 발생률은 0.7%에서 1.3%로 증가했고(p<0.001), 중증 패혈증 비율은 0.3%에서 0.9%로 증가했다(p<0.001).[25]

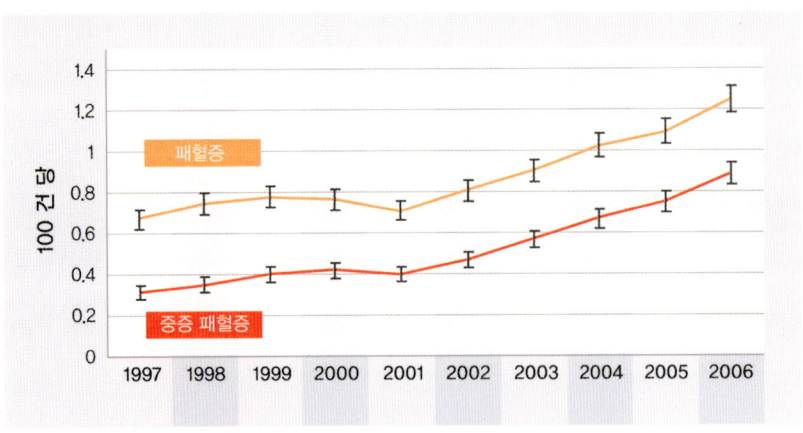

[1997-2006년 사이 수술 후 패혈증의 현저한 증가[25]]

수술 후 중증 패혈증 발생률이 모든 외과적 범주에서 증가한 것으로 나타났다.

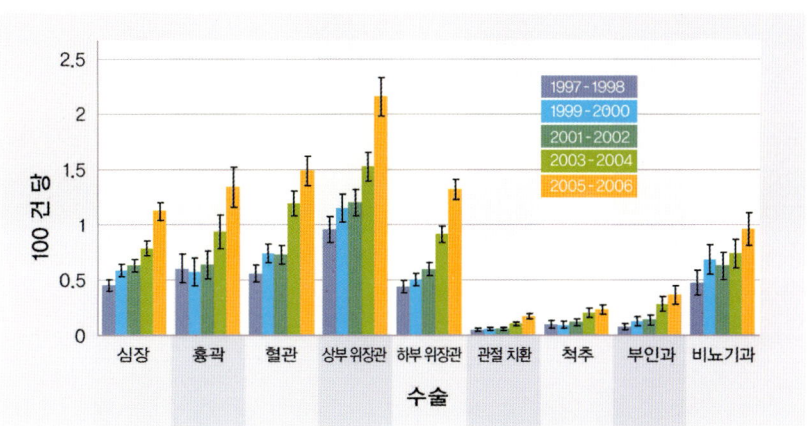

[외과적 중재 특성에 따른 수술 후 중증 패혈증 발생 확률의 증가[25]]

그러나 병원 내 사망률에서는 반대의 경향이 관찰되어 사망률은 1997년 44.4%에서 2006년 34%로 감소했다(p<0.001).[25]

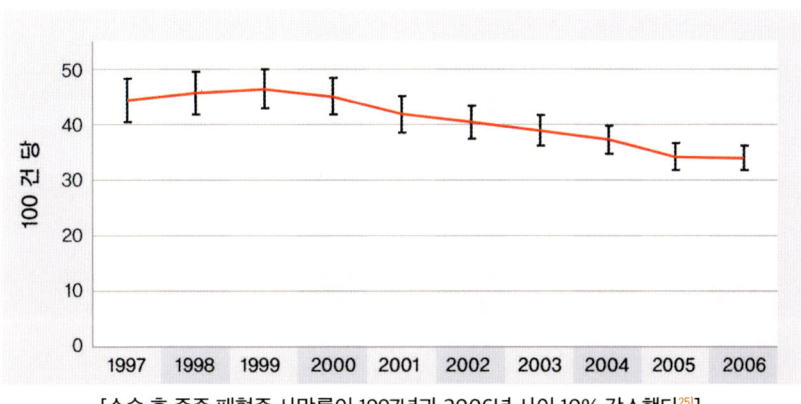

[수술 후 중증 패혈증 사망률이 1997년과 2006년 사이 10% 감소했다[25]]

잠재적 교란인자를 조정한 후에도 다변수 회귀분석 모형은 사망률의 감소를 보여줬다(OR 0.94; 95% CI, 0.93- 0.95 연구 기간 동안의 연간 증가; p<0.001). 전반적으로, 중증 수술 후 패혈증에서의 병원 내 사망률 감소는 수술 후 중증 패혈증 발생률 증가를 보상하지 않았는데 이는 수술 후 스트레스로 인한 사망자의 수 역시 증가했음을 의미했다.

5 패혈증의 치료

(1) 패혈증을 치료하기 위해서는 매초가 중요하다.[26]

패혈성 쇼크 환자의 항생제 치료가 지연될 경우 시간 당 사망률은 7.6%가 증가하고 패혈증의 골든 타임(Golden hour of sepsis)은 최대 5시간 동안의 집중치료이므로 패혈증 환자의 항생제 치료 시작은 늦을수록 생존율이 낮아진다고 할 수 있다.

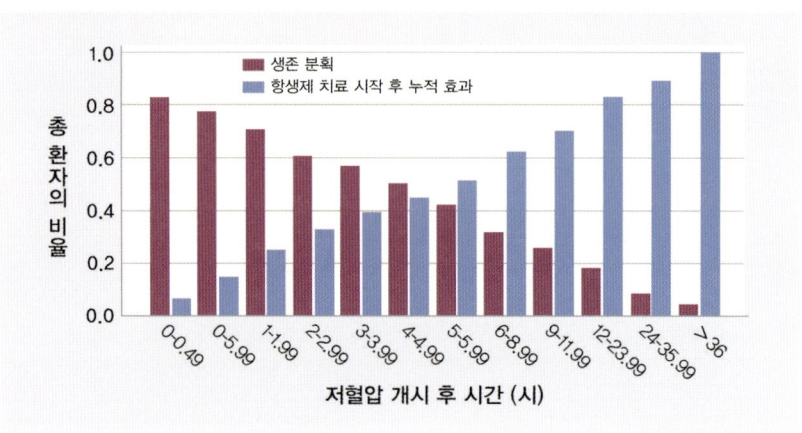

패혈증 환자 치료의 핵심은 다음과 같다.

① 패혈증 근절에 초점을 두어야 한다.
② 항생제를 이용하여 감염을 조절해야 한다
③ 조기목적지향치료(Early Goal Directed Therapy)가 이뤄져야 한다.
④ 부가적이고 보조적인 치료가 병행되어야 한다.

중환자실(ICU) 내 사망요인의 51.5%가 복합장기부전이고 35.3%는 심혈관 문제 때문에 발생하는 등 중환자의 주요 사망요인은 감염이다. 2007년 5월에 발표된 75개국 1,265개 시설의 중환자실을 대상으로 한 EPIC-II study연구결과 총 분석 대상 환자 중 51%가 감염증으로 진단되어 이중 71%의 환자에 항균제가 투여되었고 서부유럽 인구환자에서 감염증의 가장 흔한 부위는 호흡기도(폐)로 조사되었다.[27]

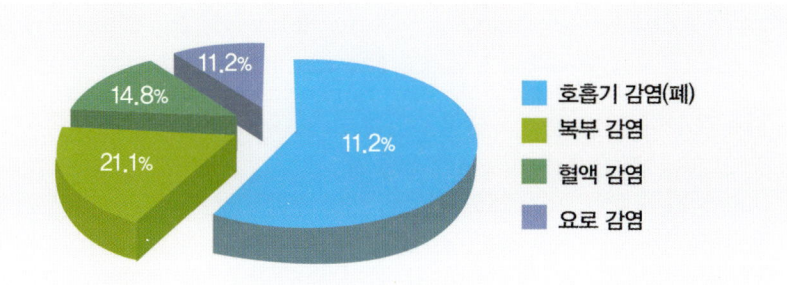

[서부 유럽 중환자실 내 감염경로[27]]

(2) 항생제 치료 전략(Antibiotics strategy)[28]

강하게	광범위 항생제 다량 투여
집중적으로	약력학적 요구 조건에 따라 조직 내 농도를 최고치로 도달
집중, 집중, 집중	가능한 빨리 투여량을 줄이고 가급적 연장 투여는 피할 것
지역별 특수성	각 지역별 병원균을 고려한 맞춤 치료
환자별 특수성	개인별 맞춤 치료(동반질환, 삽관법 사용기간, 이전 항생제 치료받은 내역)

(3) 심혈관계 안정을 위한 조치[29] : 혈류 역학적 보조-표적

- 중심정맥압(CVP)
    - 자연상태 ≥ 8 mm Hg
    - 인공호흡 ≥ 12 mm Hg
- 평균 동맥압(MAP) ≥ 65 mm Hg
- 이뇨(소변배설) ≥ 0.5 ml/kg/hr
- 중심정맥산소포화도($S_{cv}O_2$) > 70%
- 젖산에 의한 혈액 산성화 ≤ 1.5 mmol/L 또는 젖산의 감소

(4) 추가적 조치

패혈증 치료를 위한 추가적 조치는 꾸준히 전문가들에 의해 논의 중이며 그 중 화두가 되고 있는 방법들은 다음과 같다.

① 저용량의 코티솔(200-300 mg/24 h)
② 인슐린 강화 요법
③ 폐 보호적 환기법
④ 아셀렌산나트륨 치료

특히 패혈증 환자의 낮은 혈장 셀레늄 농도는 높은 사망률과 연관이 있기 때문에 패혈증 환자에게 아셀렌산나트륨 치료의 중요성이 강조되고 있다.

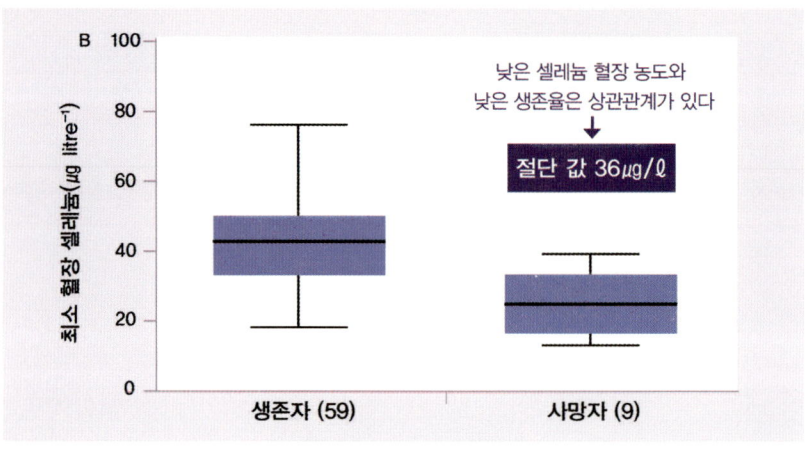

[혈장 셀레늄 농도와 생존율[4]]

APACHE III 점수가 70이상인 패혈증 환자의 사망률과 관련하여 고용량의 아셀렌산나트륨 투여가 환자의 생명연장과 밀접한 관계가 있음을 알 수 있다.

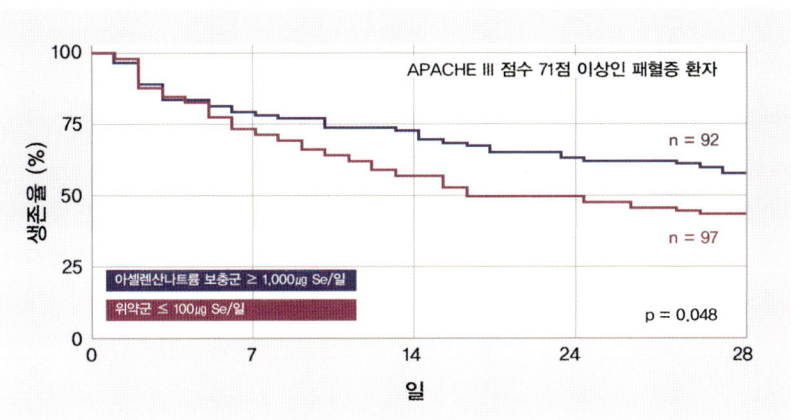

[보조 치료로서의 아셀렌산나트륨[30]]

6 패혈증의 사후관리와 재활

패혈증의 치료에 있어서 사후관리는 집중치료 못지 않게 중요한 부분을 차지한다. 패혈증으로 인한 또는 치료과정에 의해 다양한 증상들이 초래되기 때문에 물리치료, 운동요법, 언어치료, 일상생활에서의 보조요법 등 다양한 재활프로그램이 필요하다.

심리적 결과	- 외상 후 스트레스 장애 - 우울증, 공황발작, 악몽 등
신체적 결과	- 체중감소(cachexia), 신부전 혹은 간 부전 - 수행능력 장애
신경학적 결과	- 신경과 근육 손상 - 말초신경병증, 다발성근증 등

그렇기 때문에 글로벌패혈증연합(GSA: Global Sepsis Alliance ; http://globalsepsisalliance.com/)은 2012년 9월 13일을 "세계 패혈증의 날"로 제정하고 패혈증의 예방, 조기진단, 적절한 치료를 통한 패혈증 희생자를 줄이기 위해 다음과 같은 "세계 패혈증 선언"을 발표하였다.

―패혈증이 비용을 발생시킨다는 인식을 높여 정치적으로 우선 순위를 두게 한다.
―패혈증을 예방하고 통제하는 전략이 목표인 이해 관계자들을 동원한다.
―국제적 패혈증 지침을 이용하여 패혈증 조기발견의 중요성과 효율적인 패혈증 치료와 예방법을 알린다.
―패혈증 환자와 패혈증으로 가족을 잃은 이들을 패혈증 발병률 감소를 위한 전략 수립에 참여 시킨다.
―급성 패혈증과 장기간의 치료가 필요한 패혈증 환자를 위해 충분한 재활시설과 잘 훈련된 의료진을 확보한다.

The intraoperative decrease of selenium is associated with the postoperative development of multiorgan dysfunction in cardiac surgical patients

Christian Stoppe, MD; Gereon Schälte, MD; Rolf Rossaint, MD, PhD; Mark Coburn, MD, PhD; Beatrix Graf, ●●●; Jan Spillner, MD; Gernot Marx, MD, PhD; Steffen Rex, MD, PhD

심장 수술환자들에서 수술 중 셀레늄 감소는 수술 후 발생하는 다발성 장기 부전과 관련이 있다.[31]

- 목적 : 미량원소인 셀레늄, 구리, 아연은 산화 균형을 유지하기 위해 필수적인 물질이다. 항산화 미량원소들의 고갈 현상이 중환자들에게 발견되었고 이는 다발성 장기 부전 발생과 사망률 증가와 관련이 있었다. 인공심폐기를 이용한 심장 수술은 허혈/재관류와 매개된 산화적 스트레스를 일으킨다. 그래서 우리는 순환하는 미량 원소들의 수술 중 감소가 이러한 반응들과 관련이 있다는 가설을 세웠다
- 디자인 : 전향적 관찰 임상 연구
- 세팅 : 대학병원 심흉 수술과 및 집중 치료실
- 환자군 : 인공심폐기 이용한 심장 수술중인 60명(65±14세)
- 측정 방법 : 전혈의 셀레늄, 구리, 아연의 농도를 마취 유도 후와 집중 치료실에 입실 한 시간 후에 측정했다. 모든 환자군을 수술 후, 장기 부전 발생이 없는 그룹, 장기 부전이 한군데 발생한 그룹, 2군데 이상 장기 부전이 발생한 그룹으로 분류했다.

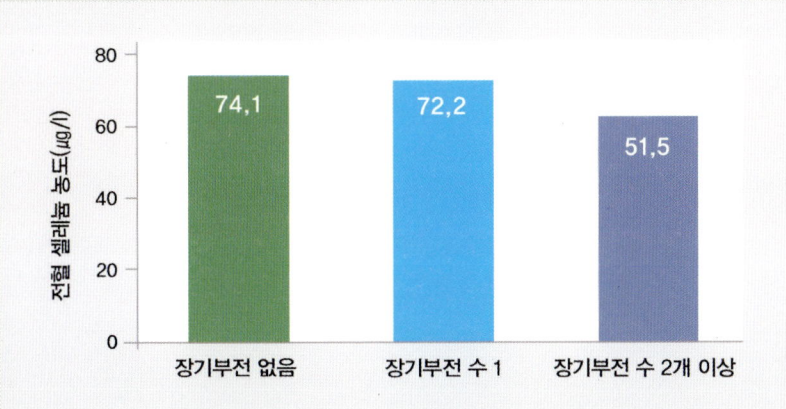

- 결과 : 50명의 환자들은 구리와 아연 농도는 표준치를 유지한 것에 반해 셀레늄은 수술 전부터 이미 결핍이 심했다. 모든 환자들에서 셀레늄, 구리, 아연의 혈중 농도는 수술 전과 비교했을 때 수술 후에 현저히 감소했다.(셀레늄: 89.05±12.65->70.84±10.46 μg/l ; 아연 : 5.15±0.68 -> 4.19±0.73 μg/l; 구리 : 0.86 ±0.15 -> 0.65 ± 0.14 mg/L; p <.001) 중환자실에 입원기간 동안 장기 부전이 발생하지 않는 환자들은 17명, 한군데 장기 부전 발생 환자는 31명, 복합장기 부전 환자는 12명이었다. 멀티로지스틱 회귀 분석에서 수술이 끝난 시점에서 셀레늄 농도는 독자적으로 수술 후 발생하는 장기 부전과 관련이 있음을 보여줬다.(p=.0026, odds ratio 0.8479, 95% confidence interval 0.7617 to 0.9440)
- 결론 : 인공심폐기를 이용한 심장 수술은 수술 중에 항산화 미량원소의 전혈내 농도를 감소시킨다. 수술이 끝난 시점에서 낮은 셀레늄 농도는 수술 후 발생하는 장기 부전을 알 수 있는 독립적 예측인자였다.(Crit Care Med 2011; 39: 000-000)
- 키워드 : 인공심폐기; SIRS(전신성염증반응증후군); 다발성 장기부전; 미량 원소들; 항산화; 셀레늄

제III부

패혈증 메커니즘 및 임상연구

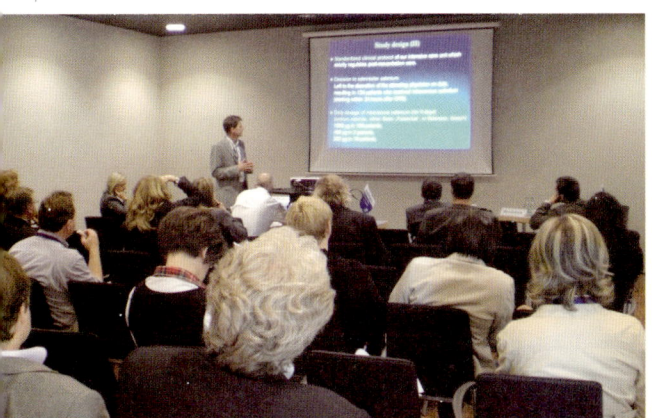
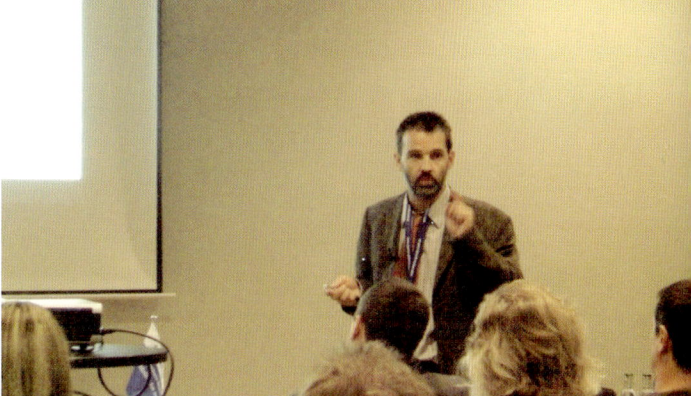
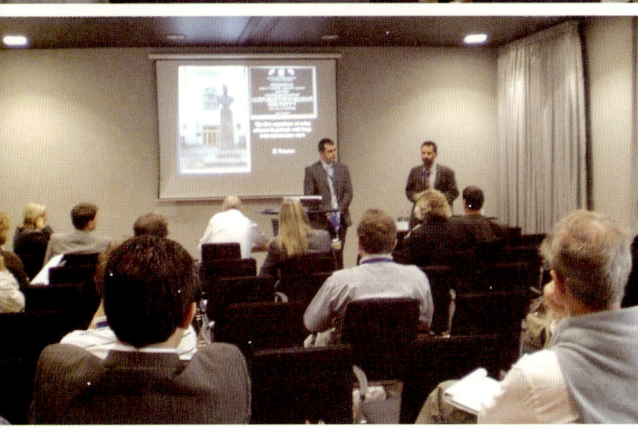
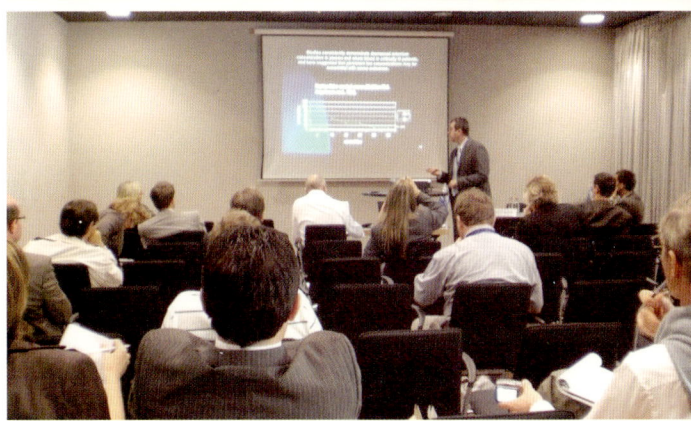

한독생의학학회 2009년 독일 패혈증 학회 바이마르 세미나 참석

개요

본 자료는 2010년 벨기에 브뤼셀에서 열린 제 30회 "국제 집중 치료 및 응급의학회 심포지엄 (The International Symposium on Intensive Care and Emergency Medicine)[7]"에서 "셀레늄 치료의 새로운 방향 제시"라는 주제로 진행된 Dinner Symposium 강연 내용의 일부를 정리한 자료이다.

제목/강연자	내용
중환자에 있어 셀레늄의 중요성/ 헝가리 세게드, 솔트 몰나르 박사(Introduction The importance of selenium in critically ill patients/Prof.Dr.Zsolt Molnar, Szeged, Hungary)	외상을 입거나 수술을 받은 중환자들에서 셀레늄 결핍이 공통적으로 발견된다. 아셀렌산나트륨을 ICU입원 24시간 이내에 볼루스 투여(1mg)하고 이후 14일간 지속정맥주입(1mg)했을 때 패혈증 환자의 28일째 사망률이 14.3% 감소했다(SIC 연구). 또한 아셀렌산나트륨을 포함한 항산화제 칵테일을 투여했을 때, 염증 반응(CRP)이 현저히 감소했다.
심장 수술에서 SIRS 위험 감소 / 독일 아헨, 스테폰 렉스 박사(Risk reduction of SIRS in heart surgery/ Prof.Dr.Steffen Rex, Aachen, Germany)	인공심폐기(CPB)를 이용하는 방법으로 심장 개복 수술이 예정된 환자들은 수술 전 이미 셀레늄 결핍 상태였고 이는 수술로 인해 더 악화됐으며 수술 중 셀레늄 손실은 수술 후 중증 SIRS(전신성염증반응증후군) 발생과 관련이 있었다. 수술 전, 후 아셀렌산나트륨을 고농도를 투여했으나(수술 전 2mg, 이후 ICU 입원 중 매일 1mg) 혈중 셀레늄 농도는 ICU 입원 직후(4시간 이후) 감소하기 시작하여 수술 1일 후에는 정상 범위 미만으로 감소했다. 이는 수술 중과 직후에 셀레늄 고갈이 가장 크다는 것을 의미한다.
셀레늄은 CPR 이후 신경 학적 예후를 개선하는가?/오스트리아 린츠, 조핸 라이징거 박사 (Improved neurological outcome after CPR?/ Dr. Johann Reisinger, Linz, Austria)	심폐소생술(CPR) 이후 의식 불명인 환자 124명에게 아셀렌산나트륨을 평균 5일간 200-400㎍/day 투여 한 결과, 아셀렌산나트륨 투여가 의식 회복의 독립적인 예측인자로 분석됐다. 6개월 추적 생존율의 경우 통계적 유의성은 없었지만 아셀렌산나트륨 투여 환자의 생존율이 높게 나타났다(46% vs. 35%).

---

[7] 「국제 집중 치료 및 응급의학회 심포지엄(The International Symposium on Intensive Care and Emergency Medicine)」 http://www.intensive.org
국제 집중치료 및 응급의학회 심포지엄은 브뤼셀 자유대학교 부설병원인 에라스므 대학병원과 벨기에 집중치료 및 응급의학 학회(SIZ)가 공동으로 주최한다. 1980년에 시작되어 매년 3월에 열리며, 집중치료 및 응급의학 부문에 있어 가장 규모가 큰 심포지엄으로 자리잡아 이제 전 세계 92개국에서 6300명이 참석하고 있다. 4일간 진행되는 심포지엄의 목적은 중환자의 연구, 치료, 관리에 있어서 가장 최신의, 임상적으로 적용 가능한 정보를 참석자들에게 제공하는 것이다. 집중치료나 응급의학에 관심 있는 의사, 간호사, 그 외 전문 의료진이라면 누구나 참석 가능하다.

중환자 치료와 셀레늄-연구 고찰/ 캐나다 킹스턴, 대런 헤일랜드 박사(Selenium in intensive care – study overview / Prof.Dr.Daren Heyland, Kingston, Canada)

중환자의 경우 혈중 항산화제/산화제 불균형으로 산화스트레스가 나타나는데 이는 세포 내 글루타치온(GSH)을 고갈시키고 mtDNA를 손상시켜 24시간 이내 미토콘드리아 기능을 저하시키고 24-48시간 이내에 되돌이킬 수 없는 손상이 발생한다. 여러 연구를 통해 아셀렌산나트륨이 미토콘드리아 기능을 회복시키고 산화스트레스를 감소시켜 장기부전의 진행을 억제한다는 것이 밝혀졌다. 임상적 결과는 셀레늄 농도, 투여 시간, 환자의 중증도에 따라 다양하게 나타났는데 미토콘드리아 기능 저하가 시작되기 전 초기에, 충분히 오랜 기간 동안 투여했을 때 긍정적 효과가 발견됐다(SOFA 점수 감소, 생존율 개선). ICU 환자에 아셀렌산나트륨 투여를 고려할 때 최적의 용량은 800-1000㎍/day 이다.

중환자 치료에 있어서 아셀렌산나트륨의 중요성

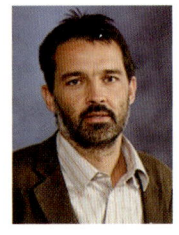

<주제>

중환자에 있어 셀레늄의 중요성

(The importance of selenium in critically ill patients)

Prof. Dr.Zsolt Molnar,
Szeged, Hungary[8]

> 중환자의 경우 염증으로 프리라디칼이 급증하고 이로 인해 염증이 연쇄 반응을 일으키면 국소 손상이 전신 염증으로 확산되어 패혈증과 다발성 장기 부전으로 사망에 이른다. 따라서 항산화제를 투여하여 프리라디칼을 중화하고 예후를 개선하려는 시도가 있어왔다.
>
> 2007년 패혈증 환자를 대상으로 두 가지 임상 시험이 발표(SIC vs. 포세빌 연구) 되었는데 SIC 연구에서는 사망률이 14.3% 감소했으나 포세빌 연구는 그렇지 않았다.
>
> 이는 아셀렌산나트륨 투여 차이에서 기인한 것(볼루스 투여의 중요성)이었지만 투여 용량, 시점에 관한 규명이 필요할 것으로 보인다.

1 SIRS(전신성염증반응증후군) 병태생리학

외상(교통사고), 염증(폐렴, 급성 췌장염), 수술 같은 손상은 체내 염증 경로를 촉발시켜 국소에 국한

---

[8] 솔트 몰나르 박사, 헝가리(Prof. Dr. Zsolt Molnar)
· 솔트 몰나르 박사는 헝가리 펙스 의과대학을 졸업했으며 현재 세게드 대학교 마취통증의학/집중치료학과 학과장이다.
· 1992년부터 1997년까지 영국 마취통증의학/집중치료센터에서 수련의로 일했으며 이때 리버풀에 위치한 에인트리 대학병원 집중치료실내 임상연구 선임연구원으로 임명되기도 했다.
· 몰나르 교수는 집중치료의학 영역에서 광범위한 연구를 발표했으며 주된 연구 관심사는 패혈증 관련 혈역학적 변화, 수액 요법, 염증 마커, 산소 부채(oxygen debt), 수술 전 중 후의 집중치료이다. 또한 지난 5년간 유럽뿐 아니라 국제적 학회에 정기적으로 초청되어 100회 이상의 강연을 진행한 바 있다.
· 유럽 마취학회와 유럽 집중치료학회를 포함한 여러 유럽 학회의 일원으로써, 그가 가장 주도적으로 역할을 하고 있는 곳은 부다페스트에서 창설된 SepsEast라는 중, 동유럽 패혈증 포럼이다. 몰나르 박사는 SepEast의 대표로 활동하고 있다.

된 손상이 전신 질환으로 발전한다. 우리는 이런 경우를 SIRS(전신성염증반응증후군)이라고 부르며 이때 감염이 있다면 패혈증으로 진단한다. 만약 이런 상황을 반전시키지 못한다면 여러 장기들이 기능이 동시에 떨어지는 다발성 장기 부전이 발생하고 사망에 이른다.

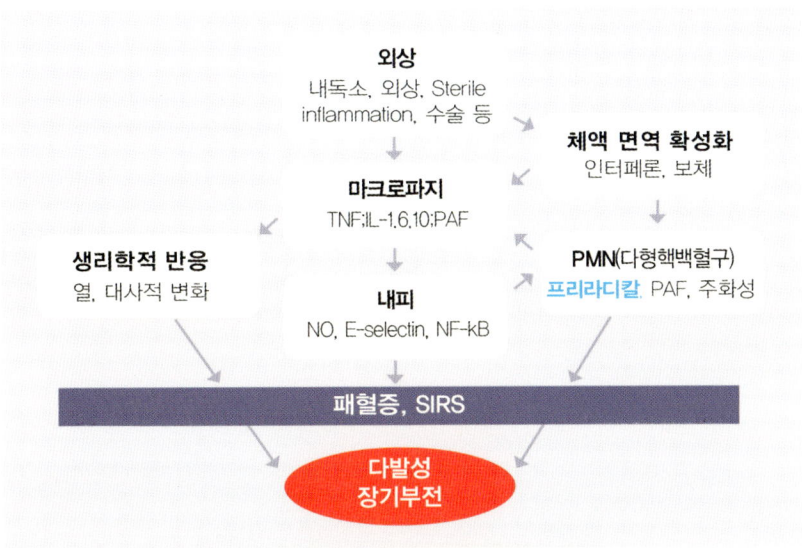

[손상에서 SIRS(전신성염증반응증후군) 진행과정[32]]

1990년대 초 학자들의 근원적 물음은 중환자 치료에 있어 과연 SIRS(전신성염증반응증후군) 또는 패혈증에 이르기까지의 복잡한 메커니즘에 개입하고 상황을 반전시킬 수 있는 방법들이 있을까? 하는 것이었다. 연구자들은 산소 프리라디칼에 주목하기 시작했다.

그 이유는 중환자의 경우 체내 산화제가 급증하고 항산화제가 고갈되는 현상이 발생하기 때문이다. 이는 체내 항산화제와 산화제의 불균형을 초래한다.

2 항산화제 투여와 사망률 연구 : N-아세틸시스테인 vs. 아셀렌산나트륨

그렇기 때문에 학자들 사이에서 외인성 항산화제인 N-아세틸시스테인(NAC)을 투여하면 이 불균형이 해소될지 모른다는 의견이 제시되었고 그 결과 N-아세틸시스테인(NAC)이 항산화제로써 중환자 치료 연구에 가장 많이 사용되었다.

ICU 환자 대상으로 N-아세틸시스테인(NAC) 투여가 사망률에 미치는 영향을 조사한 연구에서

N-아세틸시스테인(NAC) 투여군과 위약군간 사망률의 유의한 차이는 없는 것으로 나타났다.

그 다음으로 학자들의 주목을 받은 물질은 바로 셀레늄이다. 셀레늄은 인체에 필수적인 미량원소[3]로써 물과 토양에 무기형태로 존재[34]하는 셀레늄을 식물이 유기 형태로 대사시키므로 우리가 음식을 통해 섭취하는 것은 유기형태 셀레늄[35]이다. 셀레늄은 글루타치온 페록시다제(Glutathione peroxidase)로 잘 알려진 항산화효소의 구성요소이다.

	NAC Group (n = 41)	Control Group (n = 45)	p Value
Age (yr)	62 (41–69)	63 (45–73)	0.21
M/F[a]	26/15	28/17	0.91
APACHE II (at admission)	22 (16–29)	22 (16–28)	1.00
MODS (at admission)	5 (4–8)	6 (4–7.5)	1.00
Time$_{Hosp-ICU}$ (hr)	24 (6–156)	12 (5–84)	0.54
Inotropic support (days)	3 (0.5–5)	3 (1–5)	0.86
Mechanical ventilation (days)	5 (3–7.5)	5 (3–9.5)	0.55
ICU care (days)	6 (4–10)	8 (4–13.5)	0.53
Mortality (%)[a]	39	29	0.32
95% CI of difference	−10 to +30		

CI, 95% confidence interval of the observed difference in mortality; APACHE, Acute Physiology and Chronic Health Evaluation; MODS, multiple organ dysfunction scores; NAC, N-acetylcysteine; M/F, male/female; Hosp, hospital; ICU, intensive care unit.
Data are presented as medians and interquartile ranges in parentheses. For statistical analysis, Mann-Whitney and chi-square[a] tests were used.

[N-아세틸시스테인(NAC) 투여와 사망률 연구(1999)[33]]

아셀렌산나트륨이 중환자의 사망률에 미치는 영향을 조사한 두 가지의 연구가 있다.

첫 번째로 소개할 연구는 SIC 연구로써 최초에 249명의 환자가 연구에 포함되었지만 PP(Per Protocol) 분석은 189명의 환자를 대상으로 했다.

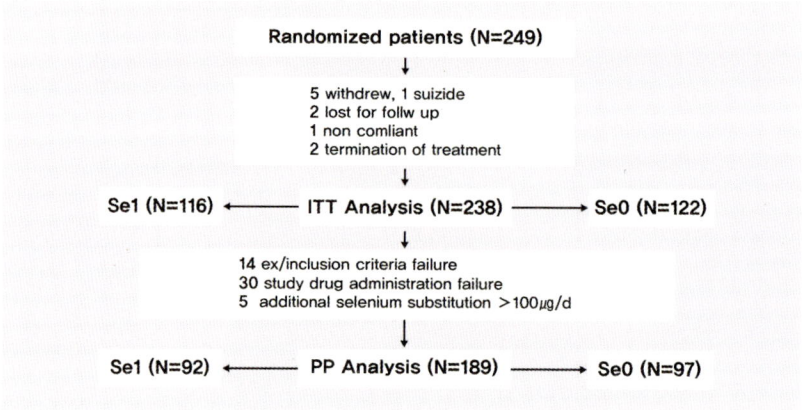

[2007 집중치료실 아셀렌산나트륨 연구(SIC연구)[9]]

SIC 연구 결과 아셀렌산나트륨을 투여받은 패혈증 환자의 28일째 사망률이 위약을 투여 받은 패혈증 환자의 28일째 사망률 보다 14.3% 더 낮았다(절대적 사망률 감소).[9]

두 번째 연구는 프랑스에서 실시된 포세빌 연구이다. 패혈증 환자 총 60명이 아셀렌산나트륨군과 위약군으로 무작위 배정되었다.

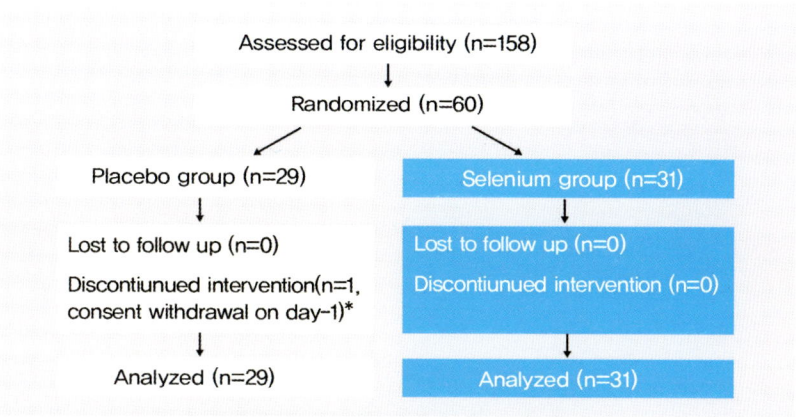

[패혈성 쇼크와 아셀렌산나트륨(포세빌 연구)[36]]

SIC 연구와 달리, 포세빌 연구에서는 28일째 사망률 뿐 아니라 1년 추적 관찰 사망률에 있어서도 아셀렌산나트륨군과 위약군의 유의한 차이는 나타나지 않았다.[36]

이 상반된 결과의 원인은 무엇일까? 이 두가지 연구의 아셀렌산나트륨 투여 방식을 보면 이 질문에 대한 해답을 얻을 수 있다.

— SIC 연구에서는 아셀렌산나트륨을 1000 μg 볼루스 주입 후, 이후 14일간 1000μg 을 지속정맥주입 하였고
— 포세빌 연구에서는 아셀렌산나트륨을 24시간 동안 4000μg 지속정맥주입 후, 이후 9일간 1000μg 을 지속정맥주입 하였다.

아마도 볼루스(bolus) 투여의 유무가 사망률 감소와 관련 있을 수 있으므로 이를 확인하기 위하여 포세빌(Forceville) 박사는 추가적 동물 시험을 실시하였다.

3 아셀렌산나트륨 투여방법(볼루스 투여)에 따라 생존율 차이가 존재한다.

포세빌(Forceville) 박사는 동물연구에서 패혈증 돼지를 세 그룹으로 나누었다.

볼루스(bolus) 군에는 아셀렌산나트륨을 2000㎍ 볼루스 투여 후, 시간 당 0.6㎍/kg을 지속 정맥주입하고 지속 투여군에는 시간당 0.4mg/kg을 지속 주입했으며 어떠한 약물도 투여하지 않은 대조군을 두었다. 볼루스(bolus) 투여군의 셀레늄 수치가 다른 군에 비해 현저히 더 빠르게 증가했고 이후에도 셀레늄 수치가 더 높게 유지되었다.

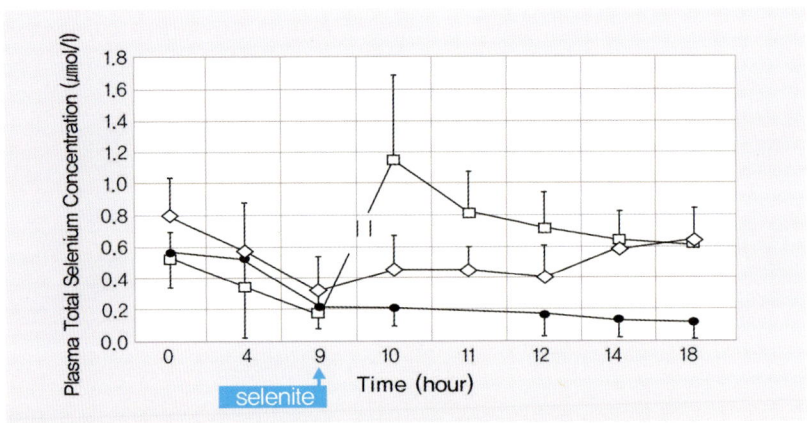

[2009 포세빌 추가 동물 실험 : 볼루스 투여 vs. 지속 투여 비교[37]]

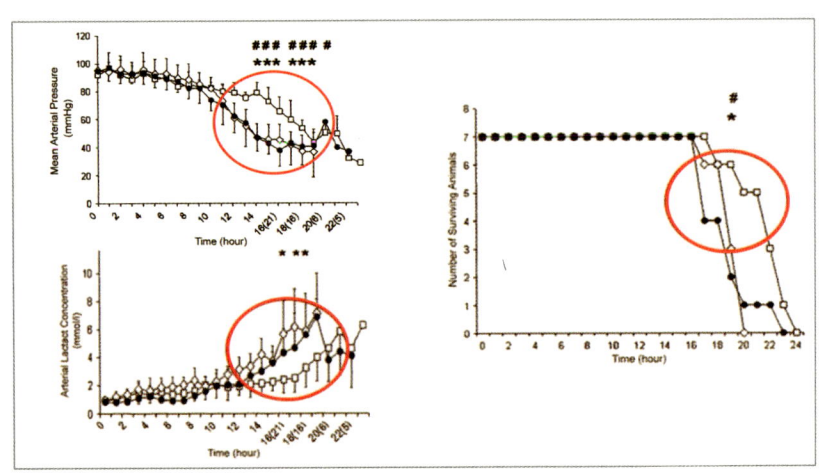

[포세빌 추가 동물 실험 : 볼루스 투여 vs. 지속 투여 비교 결과[35]]

또한 아셀렌산나트륨을 볼루스(bolus)로 투여받은 군에서 지연된 저혈압이 나타났으며, 혈중 젖산 농도가 더 낮고, 생존 시간이 더 연장된 것으로 나타났다. 이 동물 실험 결과를 보면 SIC와 포세빌 연구에서의 사망률 감소 효과의 차이는 우연이 아니라 아셀렌산나트륨 투여방법으로부터 비롯됐음을 알 수 있다.

국소 손상이 전신으로 전환되는 데에는 염증 반응이 중요한 역할을 한다. 아셀렌산나트륨이 사망률을 감소시키는 효과도 염증 반응과 관련 있을 수 있다.

4 중환자의 치료에 있어서 아셀렌산나트륨을 포함한 항산화제 투여는 희망적인 결과를 나타내었다.

베거(Berger) 박사[38]는 아셀렌산나트륨을 포함한 항산화제 투여가 중환자의 예후와 장기 기능에 미치는 영향을 조사하기 위해 ICU 환자의 입원 초기에 항산화제 칵테일을 5일간 투여 후 항산화제 투여군과 위약 군의 결과를 비교하였다.

Total antioxidant micronutrient doses in supplements during the first 5 days

Micronutrient	Days 1 and 2	Days 3–5
Zinc, mg	60	30
Selenium, µg	540.4	270.2
Vitamin C, mg	2,700[a]	1,600[a]
Vitamin B_1, mg	305[a]	102.5
Vitamin E enteral, mg	600	300
Vitamin E iv, mg	12.8	6.4

[항산화제 칵테일(아셀렌산나트륨 270-540 µg /day 포함) 또는
위약을 심장 수술, 외상, 지주막하출혈 환자 ICU 입원 초기 5일간 투여[38]]

그 결과 항산화제 투여 군에서 3일 째 CRP(C-반응성 단백질)이 현저히 감소한 것으로 나타났다.

Time course of plasma C-reactive protein (mg/L) in all patients and in the three diagnostic categories from admission to day 5						
All	Day 0	Day 1	Day 2	Day 3	Day 4	Day 5
AOX	49 (0–2,350)	129 (2–359)[a]	161 (2–364)[a]	125 (150–399)[a,b]	100 (16–401)[b]	80 (14–401)[a,b]
Placebo	35 (2–176)	141 (2–341)[a]	174 (2–410)[a]	156 (2–360)[a,b]	114 (2–438)[b]	82 (3–388)
Cardiac surgery						
AOX	59 (2–150)	150 (2–359)[a]	165 (2–317)[a]	123 (20–367)[a]	84 (20–319)[b]	81 (14–243)
Placebo	39 (2–176)	142 (37–341)[a]	177 (53–410)[a]	158 (44–360)[a]	117 (26–225)[b]	81 (19–178)
Trauma						
AOX	35 (2–158)	126 (4–282)[a,b]	164 (9–464)[a]	146 (41–399)[a]	146 (41–282)[a]	114 (41–282)[a]
Placebo	32 (2–224)	147 (5–327)[a,b]	201 (46–326)[a]	174 (34–328)[a]	161 (21–438)[a]	117 (34–388)[a]
Subarachnoid hemorrhage						
AOX	32 (0–230)	38 (3–277)	42 (15–184)	67 (16–103)	44 (16–401)	29 (8–401)
Placebo	10 (2–61)	27 (2–185)	22 (2–179)	16 (2–233)	22 (2–233)	21 (2–163)

[항산화제 투여 환자에서 3일째 CRP(C-반응성 단백질)이 현저히 감소 :
아셀렌산나트륨과 염증 사이 상관관계[38]]

현재까지 우리가 알고 있는 사실은 중환자와 암 환자에서 셀레늄이 결핍되어 있고, 셀레늄을 보충했을 때 예후개선, 염증 반응 약화 등의 희망적 결과가 나타났다는 것이다.

게다가 셀레늄 보충은 알려진 명백한 부작용도 없을 뿐 아니라 14일간 투여하는 비용이 항생제 1~2일 투여비용과 비슷할 정도로 비용이 저렴하다. 그러나 여전히 규명되어야 할 부분이 있다. 중환자에서 효과적인 투여 용량과 시점은 무엇이며 왜 중환자의 혈중 셀레늄 농도는 낮고 시간이 지날수록 감소하는지 등에 대한 의문이 해소되어야 한다.

심장수술에 있어서 아셀렌산나트륨의 중요성

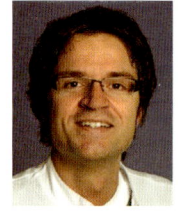

<주제>
심장수술에서 SIRS(전신성염증반응중후군) 위험 감소
(Risk reduction of SIRS in heart surgery)

Prof.Dr.Steffen Rex[9]

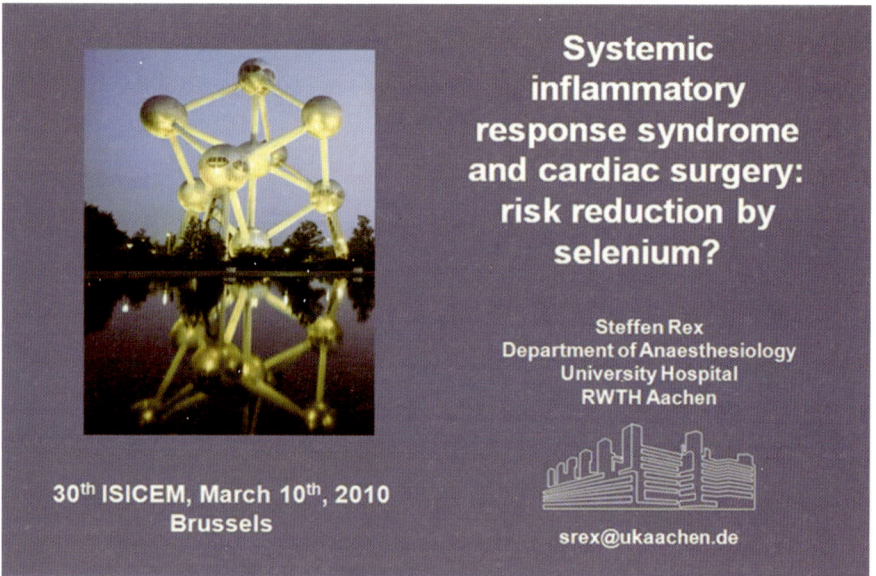

[렉스 교수의 강연 자료]

---

9) 스테픈 렉스 박사, 독일(Prof. Dr. Steffen Rex)
· 스테픈 렉스 박사는 독일 마부르그 필립 대학교에서 의학학위를 취득했다.
· 2004년에 마취통증의학과, 2006년에 응급의학과, 2009년에 집중치료의학 전문의 자격을 취득했다. 렉스 교수의 임상적 관심은 심장수술 관련 마취에 집중되어 있다.
· 2008년 렉스 박사는 독일 아헨대학교 의과대학에서 "교수자격"을 취득하였다(제목: "수술 전후 기간 동안의 우심실 병리생리학: 우심실 기능 관찰과 최적화를 위한 새로운 접근).
· 이 외에도 렉스 박사의 과학적 관심사에는 최신 혈역학적 모니터링, 심장 수술 전후 염증과 산화스트레스, 마취제로서의 크세논의 사용 등이 포함되어 있다.

셀레늄은 매우 흥미로운 원소로 원소주기율표상 산소와 같은 족에 속해 있다. 아마도 이것이 셀레늄이 반응성 산소족을 중화하는데 있어 중요한 역할을 한다는 것을 보여주는 자연이 주는 힌트인지 모른다.

프랑스 포세빌(Forceville) 박사 연구진[39]이 1998년 후반에 아셀렌산나트륨과 염증과의 상관관계를 나타낸 최초의 연구 중 하나를 발표하였다. 이 연구는 중환자의 혈장 셀레늄 농도가 APACHE II 점수와 질병의 중증도와 관련되어 있음을 보여줬고, 위중한 환자일 수록 혈장 셀레늄 농도가 낮게 나타났다. 특히 아셀렌산나트륨 투여가 심장 수술 환자 특히 인공심폐기(CPB)를를 사용하여 수술을 받는 환자에 도움이 되는 측면이 있다. 독일을 비롯한 유럽 국가의 인구에서 평균 혈장 셀레늄 농도는 글루타치온 페록시다제(Glutathione peroxidase) 활성을 최대화시키기 위해 요구되는 수치인 100㎍/l에 못미쳤다.

1 심장수술 후 SIRS(전신성염증반응증후군)의 병태생리학

심장 수술 환자들의 셀레늄 수치는 낮고 이는 수술 후 더 악화되며 이는 SIRS(전신성염증반응증후군) 발생과 관련이 있다. 2001년 발표된 연구[40]에 따르면 심장수술 환자가 입는 외과적 외상과 많은 환자에서 사용되는 인공심폐기(CPB)는 허혈/재관류, 보체활성, 접촉 활성화, 혈액희석, 저체온증 등의 여러 병태생리학적 과정을 촉발시킨다.

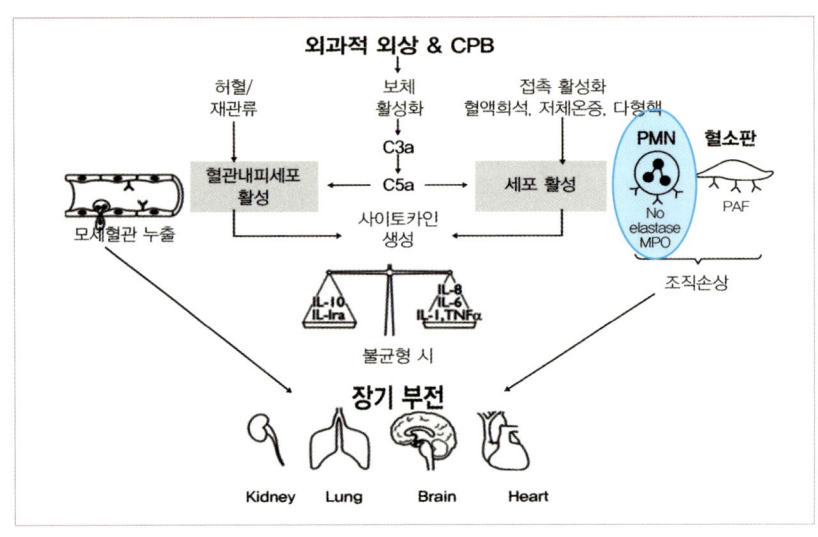

[인공심폐기(CPB)로 인한 전신염증반응 병태생리학[40]]

이러한 과정들이 활성화되면 혈관내피세포와 다형핵백혈구(PMN)와 같은 면역세포들이 과도하게 발현하여 결국 장기부전이 초래되게 되는데 여기서 특히 다형핵백혈구가 하는 역할에 주목할 필요가 있다.

다형핵백혈구는 호흡사슬로부터 유출되는 전자를 이용하여 산소를 환원 시키는 과정에서 발생되는 산소 라디칼을 사용하여 항박테리아 작용을 하는데 이때 다형핵백혈구가 과도하게 활성화되어 산소라디칼이 증가하면 염증 과정에서 중요한 신호 전달을 하는 물질인 NF-kB가 발현되어 또 다시 면역반응이 활성화되는 악순환이 시작되는 것이 문제가 된다.

2 심장수술 후 아셀렌산나트륨 투여와 사망률 연구

체내에는 이러한 반응성 산소족을 중화할 수 있는 항산화 방어 체계가 존재하는데 여기서 구리, 아연과 같은 미량영양소들이 중요한 역할을 하게 된다. 그 중 반응성 산소족과 반응성 질소족을 모두 중화할 수 있는 아셀렌산나트륨이 가장 중요하다.[41]

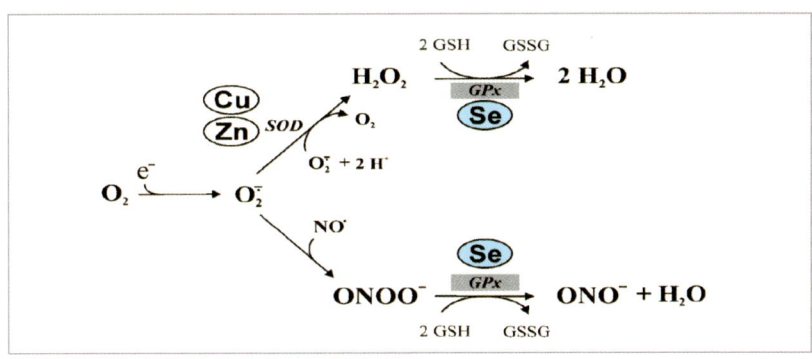

[AOX - 항산화제 / ROS - 중화[41]]

2001년도에 발표된 연구[42]에 따르면 심장 수술은 항산화기능을 감소시킨다. 이 연구에서는 인공심폐기(CPB) 사용 심장수술 전과 후의 혈액과 기관지 폐포에서의 세포내 황 농도를 측정했는데 그 결과 심장수술 후 혈액과 기관지세포 모두에서의 세포내 황 농도가 감소했다.

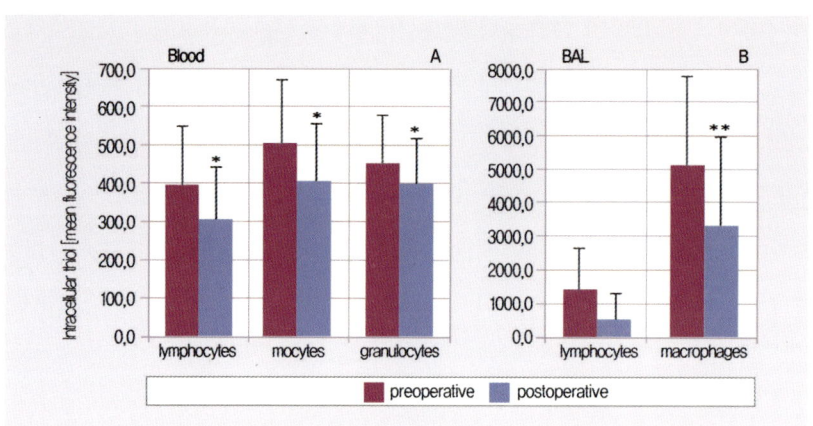

[항산화 능력 감소[42]]

이는 결국 항산화기능과 ROS 생성간의 불균형을 야기하고 이를 산화스트레스라고 부른다.

산화스트레스는 또한 패혈증의 병태생리학에 있어 장기부전을 야기하는 원인 중 하나로 지목되기도 한다.

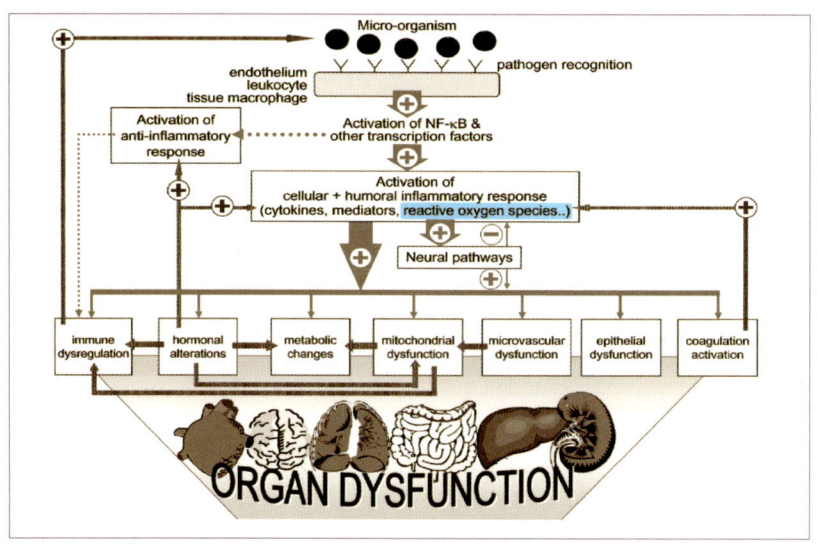

[패혈증의 병태 생리학[43]]

패혈성 쇼크 환자에서 생존자의 혈중 셀레늄 농도가 비생존자에 비해 높았다. 이는 혈중 셀레늄 농도가 높은 환자는 패혈증으로부터 생존할 가능성이 더 높다는 것을 의미한다.

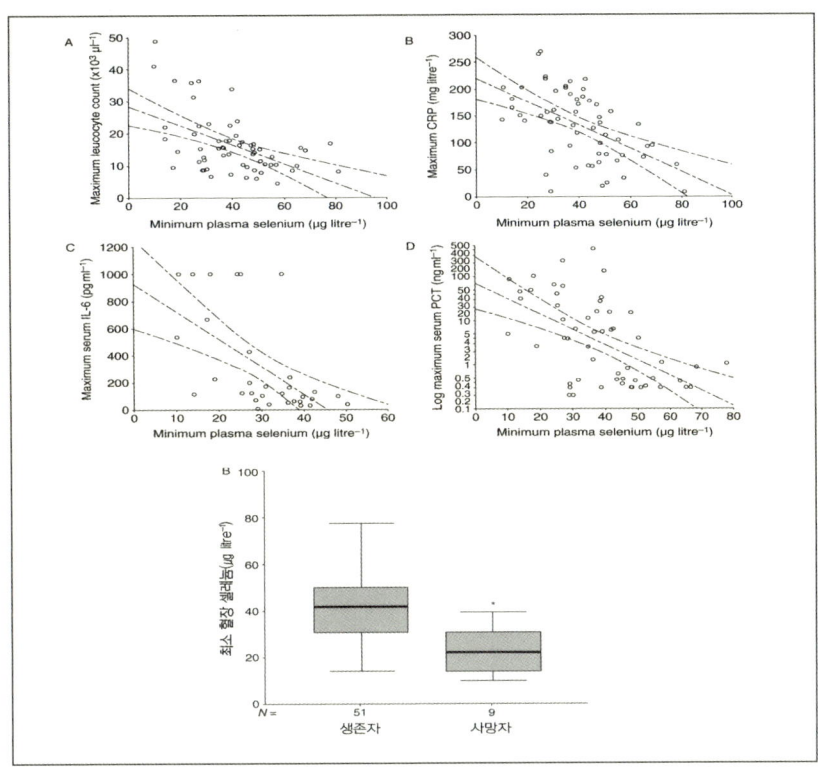

[혈중 셀레늄 농도와 전신염증반응 증후군, 패혈증, 다장기 부전간 관련성과 시간경로
→ 혈중 셀레늄 농도가 낮으면 패혈증 사망 위험이 높다[6]]

3 셀레늄 농도 감소는 SIRS(전신성염증반응증후군)발생 위험을 증가시킨다

심장 수술에서의 아셀렌산나트륨 사용에 대한 또 다른 중요한 점은 아셀렌산나트륨이 허혈/재관류 손상을 예방한다는 것이다. 심장수술 동안에는 대동맥 겸자차단으로 인해 심근 허혈이 유발되고 겸자차단 해제 이후 혈관이 재관류 될 때 심근세포를 손상시킬 수 있는 활성산소가 급증하게 된다.

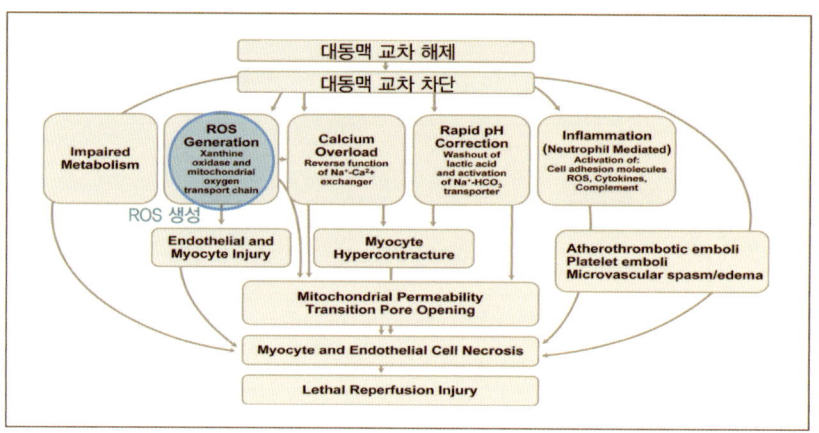

[심근 허혈 후 재관류로 인한 활성산소 발생 매커니즘[44]]

우리는 심장 수술에서의 아셀렌산나트륨의 치료적 가능성을 알아보기 위해 인공심폐기(CPB) 이용 심장 수술을 받는 환자 60명에서 수술 전 마취 유도 후, ICU로 옮겨진 1시간 후에 전혈에서 측정된 셀레늄, 구리, 아연, 농도를 비교하였다. 셀레늄 측정은 비오신 연구소의 도움을 받았다. 비오신에서는 AAS(원자흡수분광법) 방법으로 셀레늄을 분석한다.

연구 결과 심장 수술 환자의 90%는 이미 심장 수술 이전에 셀레늄 결핍상태였고 이는 수술 후 더 악화됐다. 아연과 구리의 경우 수술 전에는 정상범위에 있었으나 수술 후 감소하는 양상을 보였다.

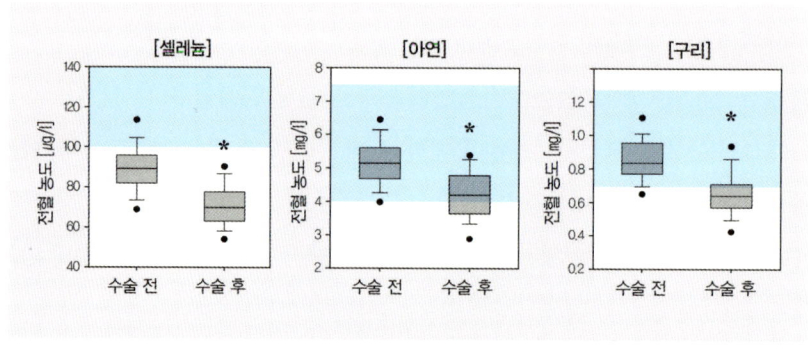

[수술 전, 후 전혈 셀레늄, 아연, 구리 농도 :
60명 중 50명(80% 이상) 환자가 수술 전 이미 셀레늄 결핍상태이며 수술 후 결핍이 더 심해졌다]

수술 1일째, 환자들을 임상적 증상에 따라 3개의 사전 정의된 하위 그룹으로 분류한 결과 총 60명 환자 중 54명이 SIRS(전신성염증반응증후군)로 분류되었다. 이중 6명에서 장기부전이 발생했다.

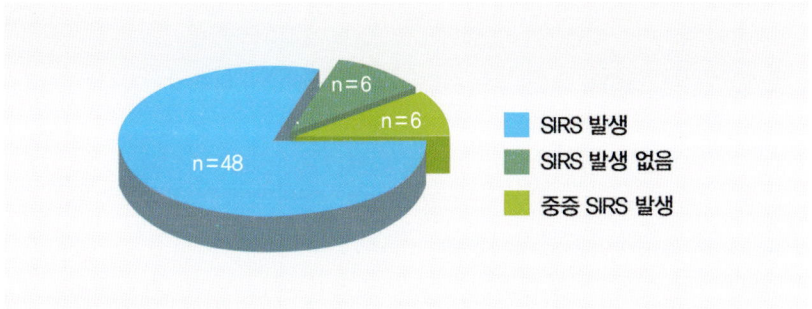

이 3개 환자 군의 수술 전의 기초 데이터들은 셀레늄 농도를 포함 환자군 간 큰 차이가 없었다. 그러나 수술 후의 셀레늄 농도를 환자군별로 나눠보면 중증 SIRS(전신성염증반응증후군) 환자로 분류된 6명 환자의 평균 셀레늄 농도가 가장 낮게 나타난다. 또한 인공심폐기(CPB) 시간과 수술 시간 또한 이 환자 군에서 가장 길었는데, 이는 인공심폐기 사용 시간과 수술 시간이 셀레늄 농도 감소와 관련이 있음을 시사한다.

Intraoperative	평균	SIRS 발생 없음	SIRS	중증 SIRS	P
n	60	6	48	6	
Duration of surgery (min)	240 ± 88	230 ± 96	231 ± 83	328 ± 104	0.038
CPB Time (min)	121 ± 59	122 ± 61	113 ± 48	184 ± 101	0.02
Ischemia Time (min)	66 ± 39	67 ± 45	63 ± 39	91 ± 35	ns
Intraop.Fluid Balance (mL)		4450 ± 1644	3907 ± 1700	4820 ± 2276	ns
NE at admission(μg/kg/min)		0.02 ± 0.01	0.04 ± 0.05	0.12 ± 0.13	0.02
E at admission(mg/kg/min)		0.02 ± 0.02	0.01 ± 0.02	0.04 ± 0.04	ns
수술 후 셀레늄(μg/l)		69 ± 8	72 ± 10	59 ± 9	0.014

[3개 그룹의 수술 후 전혈 셀레늄 농도 : 중증 SIRS 그룹이 제일 낮다]

따라서 우리는 이 관찰 연구로부터 인공심폐기를 사용하는 심장 수술 환자들에서 셀레늄 농도 감소는 SIRS(전신성염증반응증후군) 발생 위험을 증가시킨다는 결론을 내릴 수 있었다.

- 인공심폐기((CPB) 이용 심장 수술 받는 환자의 대부분은 이미 수술 전 셀레늄 결핍 상태이며 개심술로 인해 결핍은 더욱 심해진다.
- 수술 중 셀레늄이 감소하는 것은 항산화 방어체계에서의 셀레늄 요구량이 크게 증가하기 때문이다.
- 수술 중 셀레늄 손실이 클수록 중증 SIRS(전신성염증반응증후군) 발생 위험성 증가한다.

4 심장 수술 시 고농도의 아셀렌산나트륨 투여가 필요하다.

심장수술에서의 아셀렌산나트륨 보충에 대한 효과를 알아보기 위하여 100명의 심장수술 환자를 포함한 오픈라벨 연구를 추가적으로 실시했다.

이 연구에서 환자들은 마취 유도 후 아셀렌산나트륨을 볼루스(bolus)로 2000㎍ 투여 받고 수술 1일부터 ICU 입원 기간 동안 일일 아셀렌산나트륨 1000㎍을 볼루스(bolus)로 투여 받았다. 전혈 셀레늄 농도는 마취 유도전(아셀렌산나트륨 볼루스 2000㎍ 투여 전), ICU입원 직후, ICU 입원 4시간 후, ICU 입원 기간 동안(아셀렌산나트륨 볼루스 1000㎍ 투여 전) 매일 측정하였다.

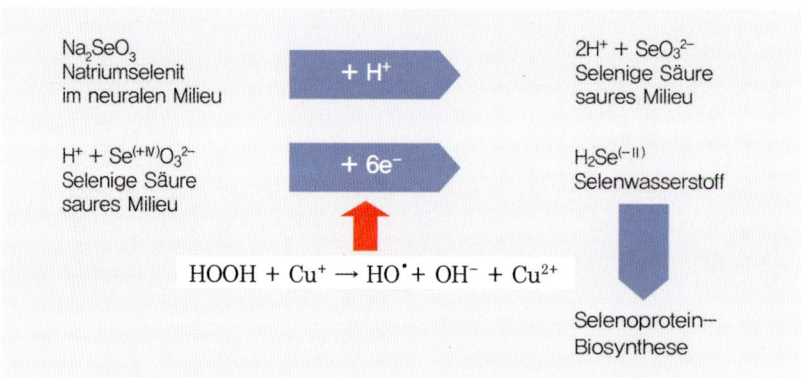

[아셀렌산나트륨(셀레나제)의 작용: 셀레늄 단백질 합성 및 라디칼 물질 중화]

연구약물은 셀레늄 단백질 생합성의 전구체로의 전환이 빠르고 그 자체로 라디칼 물질을 중화할 수 있는 아셀렌산나트륨 형태의 셀레늄(셀레나제)을 사용했다.

우리의 연구 결과는 아직 정리 중으로 최종 보고서가 작성되지 않았으므로 본 강연에서는 아셀

렌산나트륨 투여에 따른 전혈 셀레늄 농도에 대한 그래프만 공개하고자 한다.[10]

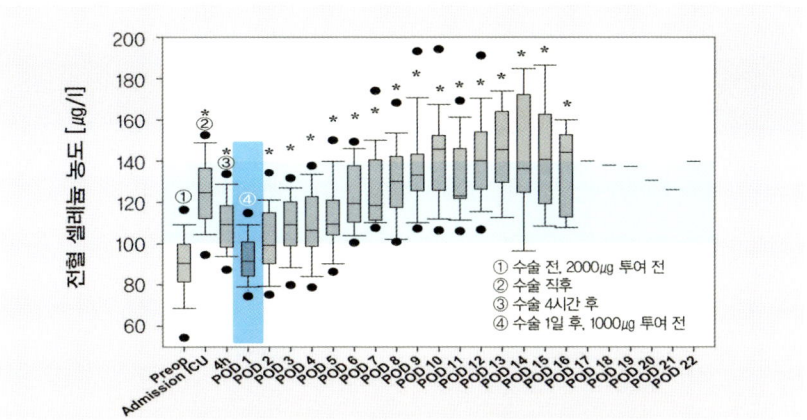

[심장 수술시 아셀렌산나트륨 공급 : 아셀렌산나트륨(셀레나제) 고농도 투여로 수술 직후,
수술 2일 이후 부터 혈중 셀레늄 농도를 정상화시켰다]

앞서 관찰 연구에서도 확인 됐듯이 심장 수술 환자들의 혈중 셀레늄 농도는 참고 수치 100㎍ /l 미만으로 나타났다. 이는 수술 전 투여된 아셀렌산나트륨 2000㎍ 과 수술 1일부터 투여된 일일 아셀렌산나트륨 1000㎍ 으로 정상범위 내로 증가했으나 아셀렌산나트륨 수치는 수술 4시간 후 감소를 보이기 시작하여 수술 1일 후 다시 정상 아래로 떨어졌다. 이는 수술 직후의 체내 항산화제 소모가 급격히 증가하고 항산화제 요구량이 증가한다는 의미로 해석된다.

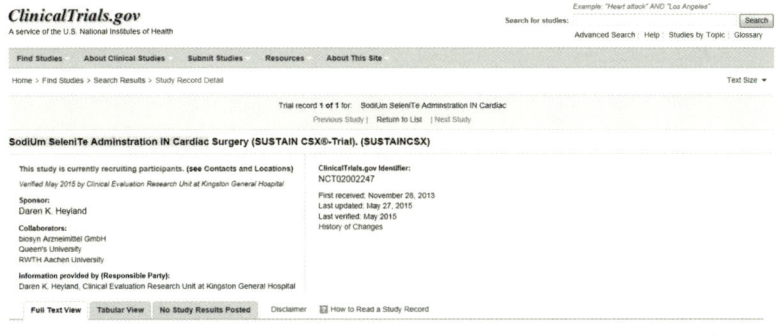

---

10) 역자 주. 본 연구는 2012년 최종 발표되었고 셀레늄을 투여받지 않은 환자에 비하여 셀레늄 투여를 받은 환자 군에서 수술 1일 째 SAPS II 및 SOFA 점수의 하락, 호흡장기 부전 감소, 중증 혈소판 감소증 감소가 나타났으나 이런 효과는 이후 관찰 기간 동안에는 나타나지 않았다. 따라서 렉스(Rex) 박사 연구진은 수술 1일째의 혈중 셀레늄 수치 감소를 막지 못한 것을 그 원인으로 보고 새로운 임상시험을 진행 중이다.

새로운 임상 시험(SodiUm SeleniTe Adminstration IN Cardiac Surgery)은 2013년 11월에 clinicaltrials.gov 에 등록되었고 연구 계획서는 2014년 발표되었다. 이 연구에서 투여되는 아셀렌산나트륨의 용량은 수술 전 볼루스 2000μg, ICU 입원 직후 볼루스 2000μg, 이후 ICU 입원 기간 동안 일일 볼루스 1000μg 로써, 2012년 연구와 비교 시 ICU 입원 직후 볼루스 2000μg 가 추가로 투여되는 것이다.

심폐소생술에 있어서 아셀렌산나트륨의 중요성

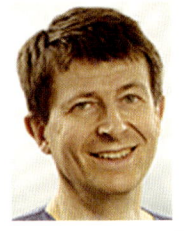

<주제>

셀레늄은 CPR 이후 신경학적 예후를 개선하는가?

(Improved neurological outcome after CPR?)

Dr. Johann Reisinger[11]

1 심정지 후 SIRS(전신성염증반응증후군) 병태생리학

매년 유럽 인구 중 275,000명은 병원 밖에서 심정지로 인한 응급의료 서비스를 받는다. 그 중 5~10%만이 생존하여 퇴원하지만 그 환자들 중에서 신경학적으로 정상인 환자는 극히 일부이다.

특히 사망률 1위인 돌연 심장사를 피하기 위해서는 사전 예방이 최선의 방법일 것이다.

— 관상동맥질환 위험 요인 제거 : 기름진 식단, 담배 등의 위험요인 제거
— 약물적/비약물적 접근
— 중재적 치료 목적의 시술

그러나 이런 조치들에도 불구하고 어떤 환자 군에서는 심정지가 발생하는데 이때 취할 수 있는 유일한 조치는 가이드라인을 따라 CPR 을 실시하는 것이다. 하지만 운이 좋아 CPR 이후 심장박동이 재개되었다고 하더라도 환자들은 반드시 "재관류"라는 위험에 노출되고 만다.

소생술 이후 가장 문제가 되는 것은 재관류로 인한 산화 스트레스이다. 산화 스트레스는 SIRS(전신성염증반응증후군)와 저산소성 뇌손상을 일으키는 원인 중 하나이다. 특히 저산소성 뇌손상은 바로 나타나는 것이 아니고 3일 또는 그 이상에 걸쳐 서서히 진행된다.

---

11) 조핸 라이징거 박사, 오스트리아(Dr. Johann Reisinger)
· 조핸 라이징거 박사는 오스트리아 린츠 소재의 Barmherzige Schvwetern 병원 순환기 내과에서 근무 중이다.

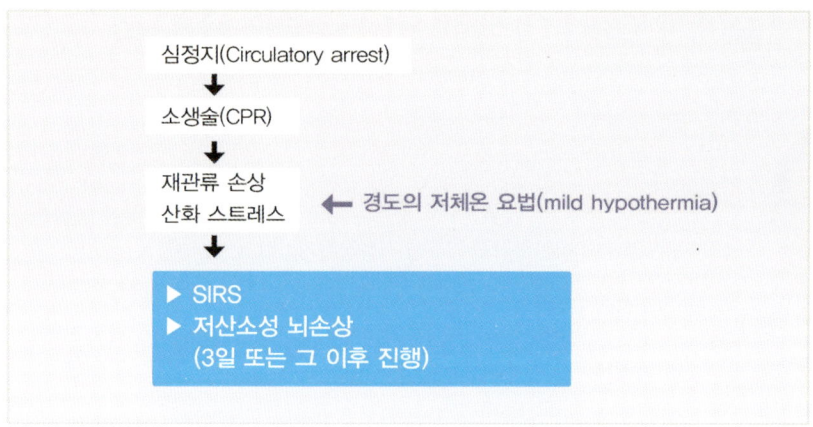

[심정지 후 SIRS(전신성염증반응증후군) 발병 병태생리학]

2 심정지 후 저체온요법과 약물적 중재 치료의 사망률 연구

현재까지 심정지 후 재관류 손상에 있어 유효성을 인정받은 치료법은 경도의 저체온 요법이다.

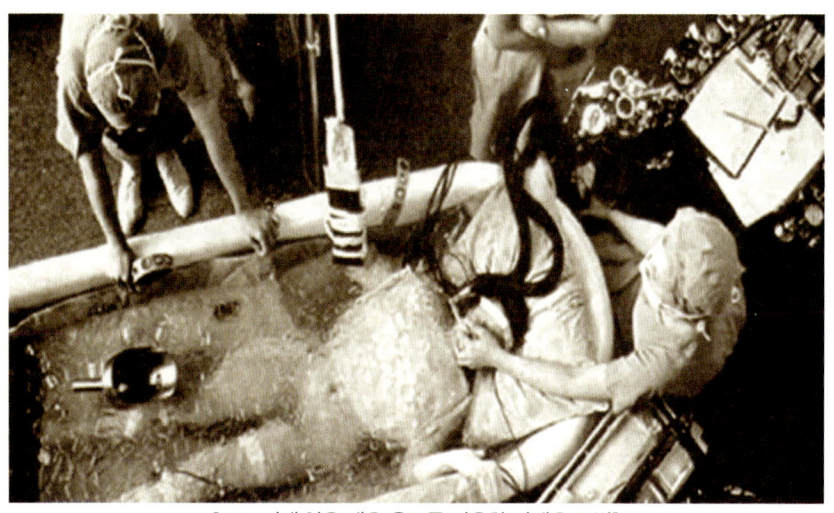

[1950년대 얼음 채운 욕조를 이용한 저체온 요법]

1950년대 초기의 저체온 요법은 얼음 채운 욕조를 사용하여 실시되었고 이후 기술의 발전으로 인해 저체온 요법을 실시하는 간편한 방법에 많은 진전이 있어, 현재는 정맥 내 카테터를 이용하여 저체온을 유도하는 정교한 방법이 사용된다.

CPR 환자에서의 저체온 요법의 효과가 입증된 가장 규모가 큰 임상시험이다. 이 연구에서 저체온 요법을 받은 환자의 생존율은 그렇지 않은 환자에 비해 유의하게 높았다.

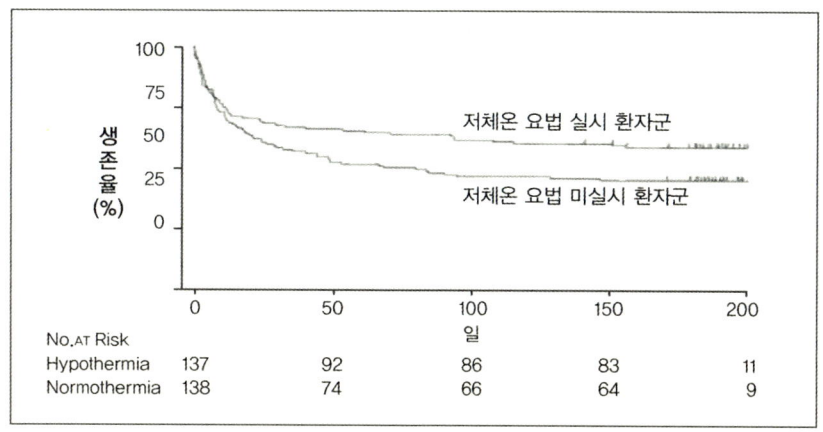

[CPR 후 저체온 요법 실시 환자와 미실시 환자의 누적 생존율[46]]

신경학적 예후 또한 저체온 요법을 받은 환자에서 유의하게 개선되었다. 이 임상시험에서 저체온 요법의 NNT(Number Needed to Treat)는 6~7명에 불과했다. 이로써 CPR 환자에 있어 저체온 요법이 효과적이라는 것을 보여주는 결과이다.

반면 여러 약물들의 CPR 환자의 재관류 손상을 감소에 대한 연구도 진행되었지만 코엔자임 Q10을 제외한 나머지 약물들은 매우 실망스러운 결과를 보여줬다.

- Thiopental (BRCT Ⅰ; N Engl J Med 1986;314:397)
- Glucocorticoids (BRCT Ⅰ; JAMA 1989;262:3427)
- Nimodipine (Roine RO; JAMA 1990;264:3171)
- Lidoflazine (BRCT Ⅱ; N Engl J Med 1991;324:1225)
- Magnesium (Longstreth WT;Neurology 2002;59:506)
- Diazepam (Longstreth WT; Neurology 2002;59:506)
- Coenzyme Q10 (Damian MS; Circulation 2004;110:3011)

[CRP 후 약물 중재]

3 조기 아셀렌산나트륨 투여는 심정지 후 신경학적 예후를 개선시킨다.

이제까지 CPR 환자에 있어 항산화제로서의 아셀렌산나트륨의 치료적 가능성에 대한 연구가 진행된 적은 없었다. 2009년 프라이부르크 부쉬(Busch) 박사가 병원 입원 당시에 생존하지 못한 환자와 신경학적 손상을 입은 환자에서 혈중 셀레늄 농도가 유의하게 낮다는 연구 결과를 발표했다.[47]

병원 생존(Hospital survival)		
YES	87±11μg/l	
NO	69±23μg/l	P< 0.05

신경학적으로 정상(Neurologically intact)		
YES	86±12μg/l	
NO	73±19μg/l	P< 0.05

[CPR 이후 혈중 셀레늄 농도(병원입원시)[47]]

이 관찰연구 만으로 셀레늄 농도와 CPR 이후의 환자의 예후 사이의 관련성을 단정지을 수 없고 이는 오직 무작위 임상시험 연구를 통해 입증될 수 있을 것이다. 아직까지 CPR 환자에 아셀렌산나트륨을 투여한 무작위 임상시험은 없다. 그래서 우리 연구진은 CPR 이후 환자에 있어 아셀렌산나트륨 투여를 지지하는 근거를 마련하기 위하여 CPR 환자의 데이터베이스를 이용 후향적 분석을 실시하였다.

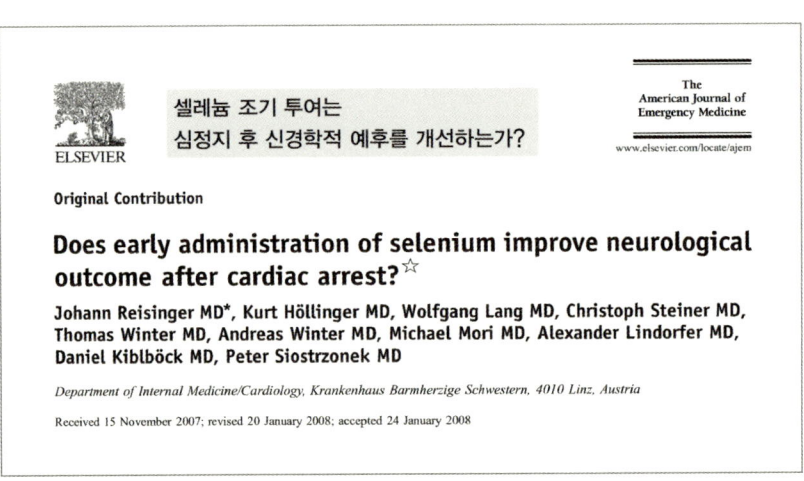

(1) 연구 배경 및 목적

본 연구에서는 1990년대 후반부터 이미 확립되기 시작한 중환자(SIRS)[1]와 허혈성 뇌졸중 환자[2]에 있어서의 아셀렌산나트륨 투여의 유익함을 근거로 이 효과가 CPR 이후의 환자의 신경학적 예후 개선에도 기여하는 바가 있는지 확인하고자 했다.

(2) 연구설계

CPR 이후 뉴런특이적에놀라제(nuron-specific enolase)의 예후적 가치에 대한 이전 연구들에서 후향적으로 추출된 자료를 이용[48]하였고 1998년 7월부터 2004년 8월 사이에 연속적으로 등록된 CPR 이후 의식 없는 환자 227명, 불충분한 자료로 인하여 1명 제외되어 총 226명의 환자가 최종 분석에 포함되었다.

아셀렌산나트륨 투여는 CPR 이후 SIRS(전신성염증반응증후군) 발생에 대응하는 체내 항산화 기능을 지지하는 아셀렌산나트륨의 가능성에 대한 주치의 개인적 믿음에 따라 결정되고, 그 결과 124명 환자는 정맥내 아셀렌산나트륨 투여를 받았고(CPR 이후 24시간 이내 시작), 102명의 환자는 아셀렌산나트륨 투여를 받지 않았다. 그러므로 비록 본 연구가 무작위 임상시험이 아니라고 해도 치료군으로의 배정은 대체로 확률에 의하여 결정되었다.

아셀렌산나트륨은 CPR 실시 24시간 이내에 시작되었고 30분 내에 걸쳐 정맥 정맥내 주입으로 투여하였고 제제는 오스트리아 프레제니우스(Fresenius)社 아셀렌산나트륨 또는 비오신社 셀레나제였다.

106명	1000µg
2명	400µg
16명	200µg

[아셀렌산나트륨 투여용량]

2003년 2월 이후 연구에 참가한 환자 중 ROSC(심박 재개)까지 5분 이상 걸린 환자들에게는 주치의 재량으로 체온을 24시간 동안 목표 온도인 33도로 유지시키기 위해 혈관내 온도 강하법이(CoolGard 3000, Alsius Corp.) 사용되었으나 총 226명 중 21명에서만(아셀렌산나트륨 군 18명 vs. 아셀렌산나트륨 미투여군 3명)사용되었다.

예후 평가에는 글래스고-피츠버그(Glasgow-Pittsburg) 신경학적 수행능력 평가지표(CPC)가 사용됐다.

CPC 1	정상/ 경미한 손상
CPC 2	중간 정도 손상
CPC 3	심한 손상
CPC 4	혼수 상태/ 지속적 식물 상태
CPC 5	뇌사

[Glasgow-Pittsburg 신경학적 수행능력 평가지표(CPC)]

(3) 1차 임상 종료점

본 연구의 1차 종료점은 6개월 추적 기간 동안의 측정된 CPC 최고 점수였다.

6개월 추적기간 동안 신경학적 수행능력평가지표(CPC) 최고 점수를 측정하였는데 의식회복은 CPC 1-3, 진통/진정 중 사망한 환자는 CPC 5 점으로 평가하였다.

(4) 연구결과(단변량 분석)

단변량 분석 결과 아셀렌산나트륨 투여한 군에서 더 많은 환자가 의식이 회복되었고, 신경학적 손상 정도가 덜했으며, 6개월 후 생존율도 개선되었다.

6개월 후	셀레늄 투여 환자 (n=124)	셀레늄 미투여 환자 (n=102)
의식회복 (CPC 1-3점)	83(67%)	49(48%)
정상/중간정도 손상 (CPC 1-2)	62(50%)	40(39%)
6개월 후 생존	57(46%)	36(35%)

혼란변수가 조정된 다변량 로지스틱 회귀 분석에서도 아셀렌산나트륨이 의식회복에 긍정적 영향을 미치는 것으로 나타났다.

Variable	Unit	Adj. OR (95% CI)	p
First monitored rhythm	shockable vs.not	3.73 (1.85–7.52)	< 0.001
Time to ROSC	1 min (increase)	0.94 (0.91–0.96)	< 0.001
Selenium administration	Yes vs. no	2.38 (1.19–4.76)	0.014
SAPS II	1 point (increase)	0.96 (0.93–0.99)	0.034
Cardiac arrest location	in- vs. out-of-hosp.	1.76 (0.79–3.92)	0.169
Therapeutic hypothemia	yes vs. no	1.73 (0.49–6.10)	0.393
Bystander-initiated CPR	yes vs. no	1.31 (0.66–2.62)	0.443
Age	1 year (increase)	1.00 (0.97–1.02)	0.791
Gender	female vs. male	1.04 (0.52–2.08)	0.916
Period of admission	1 year (increase)	1.00 (0.80–1.24)	0.989

[CPR 후 의식회복(CPC1-3) 예측인자(다변량 로지스틱 회귀 분석)]

추가적으로 실시한 다변량 분석에서도 아셀렌산나트륨이 신경학적 예후에 미치는 유익한 효과는 여전했다.

진통/진정 중 사망한 환자 34명을 분석에서 제외해도 아셀렌산나트륨이 신경학적 예후에 미치는 유익한 효과는 여전히 통계적으로 유의했다. (조정된 오즈비 2.58; 95% CI 1.12-5.94; p=0.027) 또한 저체온 요법을 받은 환자 21명을 분석에서 제외해도 아셀렌산나트륨이 신경학적 예후에 미치는 유익한 효과는 여전히 통계적으로 유의했다. (조정된 오즈비 2.16; 95% CI 1.06-4.39; p=0.033)

Variable	Unit	Adj. OR (95% CI)	p
First monitored rhythm	shockable vs.not	4.15 (2.09–8.26)	< 0.001
SAPS II	1 point (increase)	0.93 (0.89–0.98)	0.002
Time to ROSC	1 min (increase)	0.96 (0.93–0.99)	0.010
Bystander-initiated CPR	Yes vs. no	1.90 (1.94–3.85)	0.073
Age	1 year (increase)	0.98 (0.95–1.01)	0.148
Gender	female vs. male	1.49 (0.75–2.94)	0.254
Therapeutic hypothemia	yes vs. no	1.88 (0.56–6.29)	0.303
Selenium administration	yes vs. no	1.39 (0.70–2.76)	0.351
Period of admission	1 year (increase)	1.09 (0.88–1.35)	0.452
Cardiac arrest location	in- vs. out-of-hosp.	1.07 (0.48–2.37)	0.867

[CPR 후 6개월 추적 생존 예측인자(다변량 로지스틱 회귀 분석)]

그러나 6개월 후 생존률은 통계적으로 유의한 차이는 없었다.

아셀렌산나트륨 투여의 효과가 왜 생존율 개선 측면에서는 명백히 나타나지 않았는지 짚고 넘어갈 필요가 있다.

이에 대한 몇 가지 설명이 있는데 첫째, 우연에 의한 결과일 수 있다는 것이다. 아셀렌산나트륨이 효과가 있을 수도 있고 없을 수도 있는데 우연하게 본 연구에서 긍정적 효과가 나타났을 수 있다. 둘째, CPR 이후의 환자들은 극도로 약해져 있으므로 신경학적 예후가 개선되었다고 하더라도 비신경학적 요인(폐, 심장 질환)으로 사망할 확률이 높다. 다시 말해 신경학적 예후 개선이 곧장 생존율 개선으로 이어지지 않는다는 것이다. 셋째, 대상 환자수가 많지 않아서 생존율 개선 효과가 뚜렷하게 나타나지 않았을 수 있다.

본 연구의 주요 한계점은 후향적 연구라는 것과 무작위 임상 시험이 아니라는 것(주치의 재량으로 아셀렌산나트륨 투여 여부 결정)과 표준 다변량 분석을 이용하여 연구 시점 두 환자군 특성에 따른 변수를 광범위하게 조정했음에도 불구하고, 아셀렌산나트륨이 신경학적 예후에 미치는 가짜 효과를 배제할 수 없다는 점이다.

연구가 갖는 한계점에도 불구하고 우리는 이 연구로부터 조기 아셀렌산나트륨 투여가 심정지 후 신경학적 예후를 개선시킨다는 추론을 도출할 수 있었다. 이를 토대로 향후 CPR 이후 저체온을 받는 환자에서 추가적 요법으로서의 아셀렌산나트륨의 효과를 평가하는 전향적 무작위 임상 시험이 실시되기를 바란다.

중환자 치료에 있어서 아셀렌산나트륨 연구

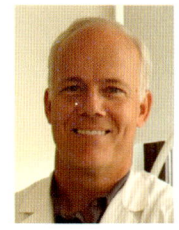

\<주제\>
중환자 치료와 셀레늄-연구 고찰
(Selenium in intensive care - study overview)

Prof. Dr.Daren Heyland[12]

— 정상 상태에서는 세포 내 글루타치온이 프리라디칼을 중화시켜 세포 보호
— 중환자의 경우 산소프리라디칼이 급증하여 세포 내 글루타치온이 6-24시간 이내 고갈되어 버리고 미토콘드리아가 산화됨. 산화된 미토콘드리아는 24~48시간 이내 회복 불능 상태가 됨.
— 연구 결과, 아셀렌산나트륨은 미토콘드리아 기능 회복을 도우며 현재까지 임상 시험을 검토해보면 용량, 투여 기간에 따라 임상 결과가 달라짐을 알 수 있음.
— 캐나다 중환자 임상 가이드라인에 따르면 "중환자에 아셀렌산나트륨 투여는 고려해 볼 만하며" 헤일랜드(Heyland) 박사가 권하는 최적의 용량은 일일 500-1000μg(ICU 체류 기간 동안).

이 강연의 주제는 ICU 환경에서 실시된 연구들의 검토이며 이는 우리의 가이드라인 제정 작업의 일환이기도 하다. '인공 호흡기 사용, 중증 성인환자의 영양지원에 대한 캐나다 임상실무 가이

---

12) 대런 헤일랜드 교수, 캐나다(Prof. Dr. Daren Heyland)
· 헤일랜드 교수는 캐나다 온타리오주 킹스턴에 위치한 퀸즈대학교 의학 및 역학과 교수이자 퀸즈대학교 부속병원인 킹스턴 종합병원의 중환자 전문의이다. 현재 다기관 임상연구들을 분석센터로써 역할을 하고 있는 킹스턴 종합병원 내 임상 평가 연구기관 소장으로 재임 중이다. 또한, 3가지 독립적인 연구 프로그램을 주도하고 있기도 하다. 다수의 대규모, 다기관 임상 영양 연구 프로젝트의 연구 책임자이자 캐나다 집중치료영양 임상실무 가이드라인의 주요 저자이고 매년 전세계 영양 실무를 감사하는 국제적 영양 조사에 후원자로 관여한다.
· 헤일랜드 교수는 10년 이상 생명 최전선에서의 소통과 의사결정을 개선하기 위한 전략들을 개발하고 평가하는데 주안점을 둔 End of Life Network (CARENET, www.thecarenet.ca)의 회장을 지냈다. 현재, 그는 캐나다 연방정부 산하 건강연구기관(CIHR)이 후원하는 두 가지 연구(사전 의료 계획에 대한 환자 및 보호자의 관점과 급성 의료 환경에서의 사전 의료 계획에 대한 의료진의 관점)의 주요 연구자로 참여하고 있으며, 약 219편의 peer-reviewed papers를 발행했다.

드라인'은 중중 성인환자에서의 영양 지원 중재에 대한 증거들의 검토를 통해 체계적으로 종합된 여러 권고사항으로써 2003년 처음 제정된 이래로 1~2년 주기로 개정하고 있다. 가장 최근에 개정된 2009년 가이드라인에서는 2만명 이상의 환자를 대상으로 한 207개 임상시험 연구가 종합되어 있으며 총 34개 주제에 대해 17가지 권고사항이 제시된다. 또한 셀레늄에 대한 최신 메타분석 결과가 수록되어 있으며 그 밖에 다른 영양지원에 대한 정보도 제공된다. 상세 정보는 웹사이트에서 확인 가능하다. (www.criticalcarenutrition.com)[13]

1 중환자에게 항산화제를 투여하는 근거

중증 질환은 산소 프리라디칼과 이런 라디칼을 중화시키는 체내 기질들의 불균형으로 인한 산화스트레스로 인한 질환이다.

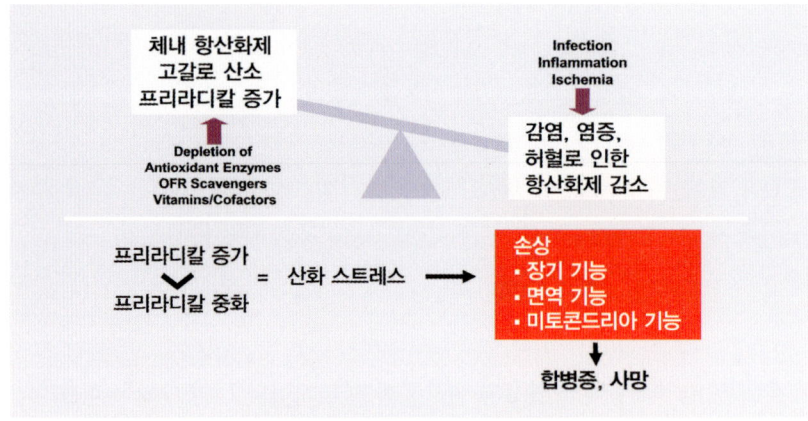

[중환자에게 항산화제 투여 메커니즘]

중환자에서 혈중 셀레늄, 아연, 구리등의 수치는 매우 낮다. 이렇게 낮은 수치는 그 자체만으로 심각한 문제인데 그 이유는 환자의 항산화능(antioxidant capacity)을 나타내는 이런 지표들이 중환자의 예후와 밀접하게 관련되어 있다는 증거들이 존재하기 때문이다.

---

13) 역자 주. 2010년 이래로 2013년도와 2015년에 가이드라인이 개정되었다

체내 항산화 방어기전	낮은 체내 수치
—효소(슈퍼옥사이드 디스뮤타제, 카탈라제, 글루타치온 페록시다제, 글루타치온 리덕타제, 이들의 보조인자인 아연과 셀레늄)	지질 과산화 및 염증
	장기 부전
	사망
—설프히드릴기 공여체(글루타치온)	
—비타민 E, C, 베타카로틴	

[중환자에게 항산화제를 투여하는 근거-1]

SIRS(전신성염증반응증후군) 환자에서 산화스트레스 지표로써 티오바비튜릭산 반응성 물질(TBARs: thiobarbituric acid reactive substances)을 측정한 결과, 장기부전이 있는 환자의 TBARs 농도가 그렇지 않은 환자보다 더 높았다.[49]

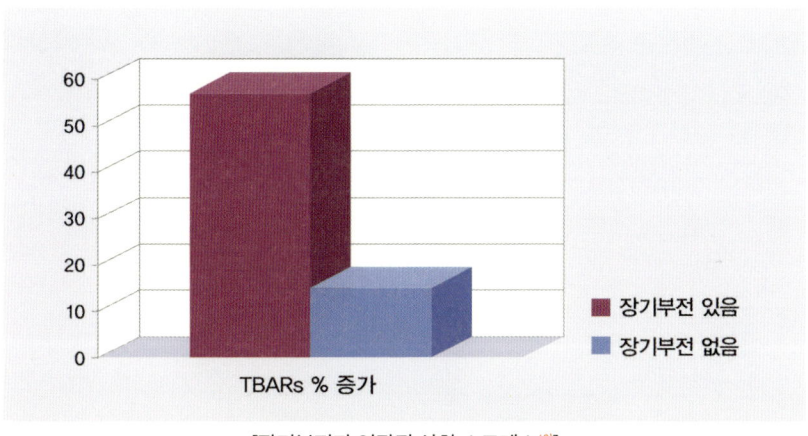

[장기부전과 연관된 산화 스트레스[49]]

또 다른 관찰 연구에서 생존하지 못한 중환자들은 APACHE II 점수와 산화스트레스 및 염증 지표, 백혈구 활성도가 더 높은 것으로 나타났다.

- 비-생존자들은 다음과 관련 있음:
  - 더 높은 APACHE III 점수
  - 더 높은 수준의 산화 스트레스
    - ↑ LPP
    - ↓ SH
    - ↓ TAC
  - 더 높은 염증 수치 (Nox)
  - 더 높은 백혈구 활성도 (myeloperoxidase, PMN elastase)

[중환자에게 항산화제를 투여하는 근거-2[50]]

2007년에 새로운 산화스트레스 지표를 사용한 혁신적인 연구가 하나 발표됐다.

이 연구의 저자들은 패혈성 쇼크 환자의 혈장을 분리하여 이를 인간 제대정맥 내피세포(naïve human umbilical vein endothelial cell)에 노출시킨 다음 2, 7, -dichorodihydrofluorescien diacetate(DCFH)를 사용하여 산화스트레스 수준을 측정하였다. 2, 7, -DCFH의 증가 정도가 산화스트레스를 나타내는 데, 2'-7' DCHF는 비생존 패혈성 쇼크 환자에서 유의하게 더 높았다. 즉, 생존자들의 산화 스트레스 수준이 훨씬 더 낮았다.[51]

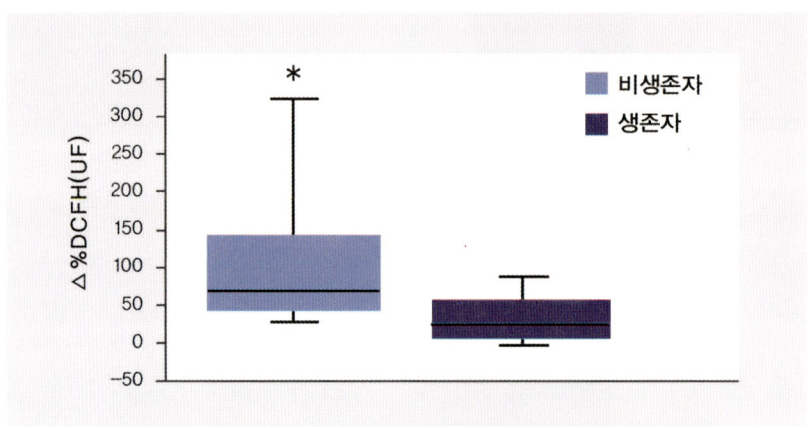

[패혈성 쇼크 환자의 혈장은 건강한 지원자의 혈장에 비해 1일 째, 인간 제대정맥 내피세포에서 더 높은 2'-7' DCFH 을 유도했다(Mann-Whitney(p<.0001)[51]]

더 중요한 것은 만약 시간 경과에 따라 산화스트레스의 수준이 더 높아진다면 생존 확률은 극히 희박해진다는 것이다. 다시 말해, 생존 여부는 산화스트레스로부터 회복되는 능력에 달려있다.

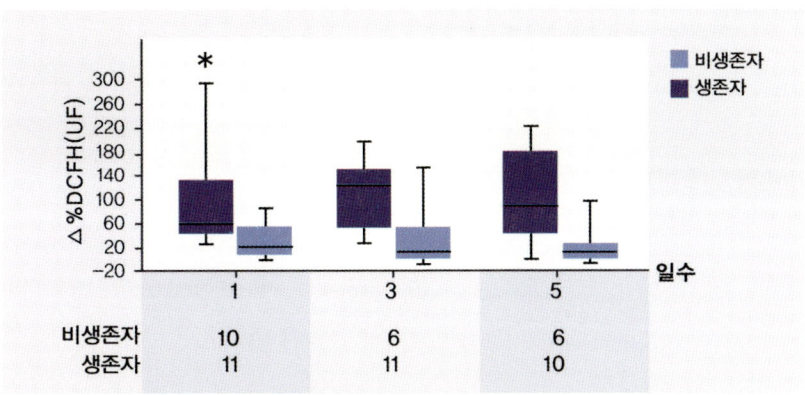

[시간이 지날 수록(1일째, 3일째, 5일째) 2'-7' DCFH 수치 변화는 생존자에서보다 비생존자에서 더 크다(분산분석, p=.0015), 수치들은 mean±sd임[51])]

중환자에서는 셀레늄이 수치가 저하되어 있으므로 항산화능의 지표 중 하나인 글루타치온 페록시다제(Glutathione peroxidase)의 활성이 낮아져있는데 이는 질환의 중증도와 관련 있다. 위중할 수록 셀레늄 수치가 낮고 글루타치온 페록시다제(Glutathione peroxidase) 3의 활성이 낮아진다.[6]

② 항산화제 투여는 미토콘드리아의 기능을 회복시킨다.

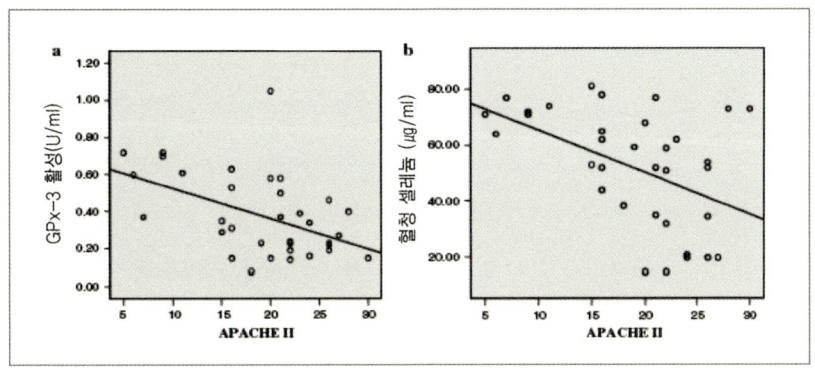

[중증 질환에서의 질환의 중중도에 따라 관련 있는 낮은 셀레늄 수치[6]]

중증질환의 근원적 병태 생리학을 좀 더 자세히 들여다보면 가장 큰 문제는 여러 작용을 통해 염증이 지속되면 결국 미토콘드리아 활성이 감소되는 것이다.

지속적인 염증상태에서 발생하는 미토콘드리아 DNA 숫자 감소, ATP, ADP, NADPH 감소, 호흡연쇄 반응 활성화 감소, 현미경으로 확인되는 초미세 구조적 변화들은 쇼크 상태나 저관류 상태에 대한 신체의 적응반응이라고 생각할 수도 있을 것이다. 그러나 중환자의 생존은 잠들어 있는 미토콘드리아를 깨우고, 미토콘드리아 DNA를 재생성시키며, ATP 수치를 회복시킬 수 있는 능력과 연관되어 있으며 미토콘드리아의 지속적 동면상태는 사망을 의미한다. 이를 입증하는 연구 결과가 있다.

미토콘드리아 기능을 측정하는 새로운 방법이자 간접적 지표인 mtDna/nDNA 비율을 사용하여 생존자와 사망자의 미토콘드리아 기능을 x, y 축에 표현하였다.

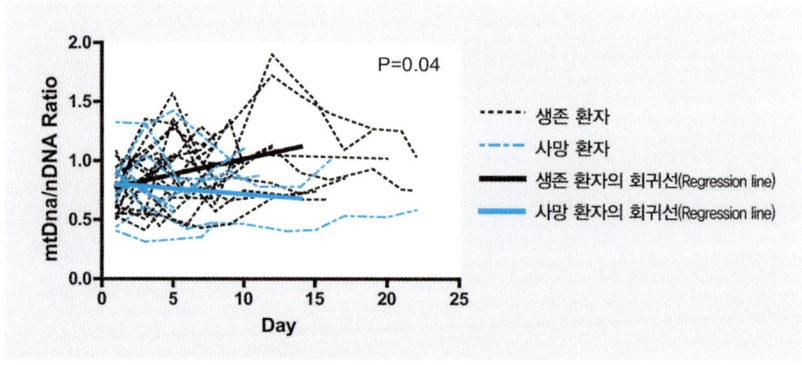

[28일 생존까지의 mtDna/nDNA 비율]

생존 환자의 회귀선은 질환으로부터 회복된, 즉 생존한 환자의 미토콘드리아 기능을 나타내는데 직선이 오른쪽으로 올라간다는 것은 시간 경과에 따라 미토콘드리아 DNA 양이 증가했다는 의미이고 이는 곧 미토콘드리아 기능회복을 의미한다. 반면 사망한 환자의 미토콘드리아 기능을 나타나는 사망 환자의 회귀선은 생존 환자의 회귀선과 정반대의 양상을 보여주고 있다.

세포에는 글루타치온이 존재하므로 어느 정도의 산화 스트레스에 대응할 수 있지만 오랜 시간 동안 고용량의 LPS에 노출된다면 글루타치온이 고갈되고 호흡연쇄 단백질이 손상되어 미토콘드리아 DNA 가 감소한다. 동물 실험 자료에 따르면 이런 과정은 24~48시간 사이의 어느 지점에서 돌이킬 수 없게 진행되고 미토콘드리아는 비가역적 손상을 입게 된다. 이는 미토콘드리아 소생에 적정한 시기가 있음을 의미한다. 만약 너무 늦게 미토콘드리아 소생을 위한 중재가 시작된다면 이미 회복 가능한 시점을 지나쳐버려 부정적인 결과가 도출될 수 있다. 미토콘드리아는 48시간 내 잠재적인 비가역적 손상을 받는다.[52]

중환자에 아셀렌산나트륨이 포함된 항산화제를 투여 후 그에 따른 미토콘드리아 반응을 측정했다. 간접적 지표로 미토콘드리아 기능을 측정했을 때 셀레늄을 비롯한 항산화제 투여는 미토콘드리아 기능 회복에 효과를 나타냈다.

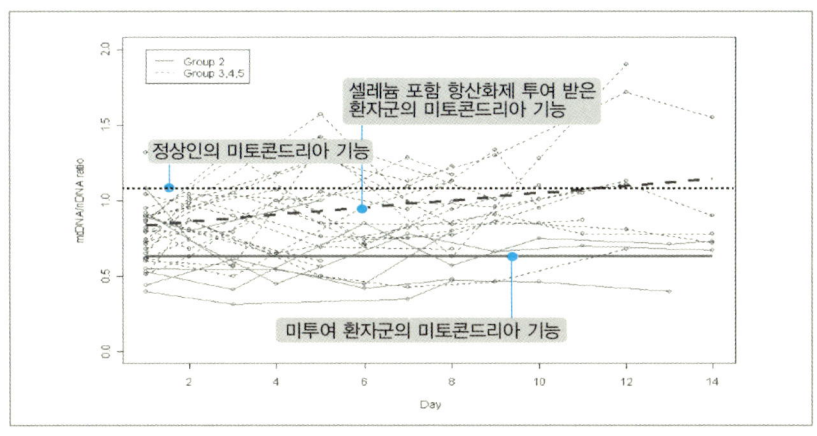

[항산화제가 미토콘드리아 기능에 미치는 영향[53]]

3 패혈증과 아셀렌산나트륨 투여에 관한 무작위 연구

패혈증 환자에게 아셀렌산나트륨을 투여한 가장 규모가 작은 임상시험 결과부터 살펴보면, 2007년에 40명의 소규모 환자를 대상으로 표준 영양에 낮은 용량의 아셀렌산나트륨을 투여했을 때 RRT(Renal replacement therapy)에 미치는 영향을 조사한 연구가 있다.[54]

- 단일 센터 무작위 대조군 임상시험
  - 이중맹검
  - ITT 분석
- 중증 패혈증 환자 40명
  - 중앙 APACHE II 18점
- 1차 종료점: 신대체요법(RRT) 필요
- 표준 영양에 3일간 셀레늄 474㎍ X 3일, 316㎍ X 3일;
  이후 31.6㎍ 또는 대조군은 31.6㎍/일

아셀렌산나트륨 투여로 아셀렌산나트륨 수치와 글루타치온 페록시다제(Glutathione peroxidase) 활성도는 증가했으나 RRT가 요구된 환자나 사망률 같은 임상예후에 차이는 없었다. 단, SOFA 점수가 아셀렌산나트륨 투여 군에서 유의하게 감소한 것을 볼 때 아셀렌산나트륨 투여가 장기부전을 해소한 것으로 생각된다.

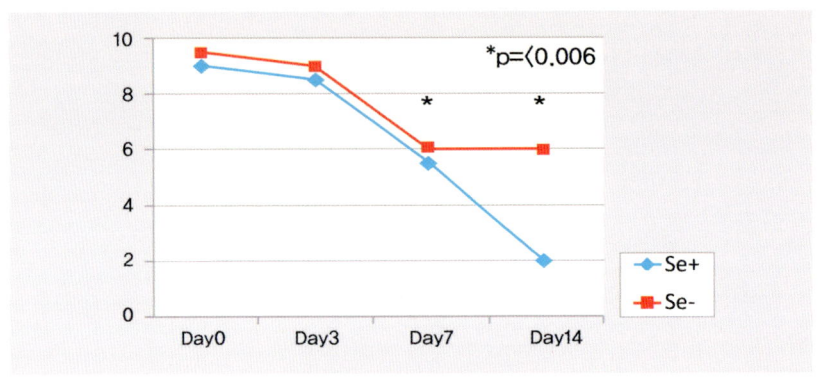

[SOFA 점수에 대한 영향]

독일에서 진행된 대규모 패혈증 환자 대상 임상 시험[9]에서 아셀렌산나트륨 투여는 패혈증 환자의 28일째 사망률을 10% 이상 감소시켰다(절대적 사망률 14.3% 감소). 이 연구에서는 사전 정의된 하위 그룹 분석이 실시되었는데 그 결과 아셀렌산나트륨 투여의 치료 효과가 더 컸던 환자 군은 아셀렌산나트륨 투여로 혈중 셀레늄 수치가 정상 범위를 초과한 환자들과 APACHE III 점수가 더 높고, 장기부전 개수가 4개 이상인 위중한 환자들이었다.

특히 셀레늄 수치가 정상범위를 초과한 환자에서 아셀렌산나트륨 투여 효과가 더 명백했다는 것은 아셀렌산나트륨 보충이 단지 결핍된 영양소를 채우는 것에 그치지 않고 고용량으로 투여시 체내에서 약리적인 작용을 발휘함을 시사한다. 초기에 고용량의 아셀렌산나트륨을 투여하면 중환자 중에서도 가장 위중한 환자 집단을 구할 수 있다. 이는 매우 고무적인 결과이다.

아셀렌산나트륨 투여에 있어서 용량과 시기도 중요하지만 투여 기간도 중요하다. 심장 수술, 외상, 지주막하출혈 환자에 아셀렌산나트륨을 포함한 항산화제를 ICU 입원 초기 5일간 투여한 결과 CRP 수치 이외에는 임상 결과에 있어서 어떠한 차이도 나타나지 않았다.[38]

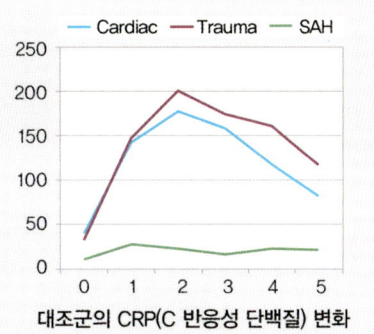

- 무작위 대조군 연구
- 심장 수술, 외상, 지주막하출혈 환자
- **치료군:** ICU 입원 5일간 항산화제 칵테일 투여
  (셀레늄 일일 270-540μg, 비타민 C 1.1g, 비타민 B1 100mg)
- **대조군:** 위약
- 치료군 vs. 대조군 임상 결과 차이 없음

[대조군의 CRP(C 반응성 단백질) 변화 :
항산화제 투여 받은 심장 수술, 외상 환자의 CRP가 현저히 감소함[38]]

이 연구가 전반적으로 긍정적인 결과를 얻지 못한 이유는 3가지로 생각된다. 아셀렌산나트륨 용량이 너무 낮고, 투여 기간이 짧았으며, 환자들의 위중도가 심각하지 않았다. 지주막하출혈환자들에서는 전신성 염증반응이 잘 나타나지 않는다. 이것이 이 환자군에서의 CRP 농도가 낮은 이유이며 덜 위중한(염증이 덜한) 환자군이 포함됨으로써 뚜렷한 치료 효과가 나타나지 않았을 가능성이 있다.

또 다른 아셀렌산나트륨 용량에 관한 연구에서 41명의 중증 화상 환자에 아셀렌산나트륨을 포함한 항산화제 보충은 병원성 폐렴 발생을 감소시켰다.[55] 이전 연구에 비해 유의한 감염률 감소라는 임상 결과 개선 효과가 나타난 것은 아셀렌산나트륨 용량이 여전히 낮지만 환자가 더 위중하고, 투여 기간이 더 길었기 때문으로 생각된다.

4 패혈증에서의 고용량 아셀렌산나트륨 투여 임상시험

아셀렌산나트륨 투여가 중환자에서 효과적인지에 대한 생물학적 개연성은 충분하다. 아셀렌산나트륨 투여는 미토콘드리아 기능을 회복시키고, 염증/산화스트레스를 감소시키며(CRP 감소 및 병원성 폐렴 감소), 장기기능 이상을 해소한다(SOFA 및 APACHEII 점수 개선).

그러나 패혈증에서의 고용량 셀레늄 보충에 대한 부정적인 연구 결과도 있다. 포세빌 연구[36]가 그것이다. 이 연구에서는 고용량 아셀렌산나트륨의 항염증, 항세포사멸적 작용을 시험하기 위하여 첫 날 아셀렌산나트륨 4000μg 을 투여 후 이후 9일간 1000μg 을 투여했으나 주요 종료점에서의 유의한 차이는 없었고 오히려 아셀렌산나트륨 투여로 장기부전의 발생이 증가하는 경향이 있었다.

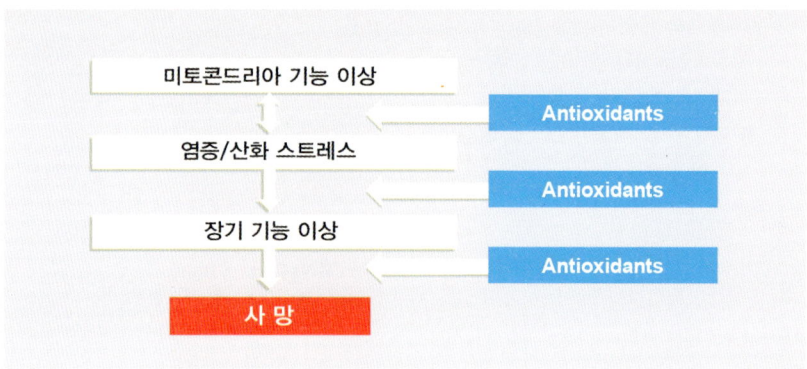

하지만 포세빌 연구 환자의 85%가 ICU 입원 48시간 이내에 연구에 포함되어 아셀렌산나트륨 투여가 다소 늦다. 독일에서 실시된 SIC연구는 ICU 입원 24시간 이내에 아셀렌산나트륨이 투여됐었다.

(1) SIGNET 연구

최근 스코틀랜드에서 진행된 하나의 연구를 소개하고자 한다.[14] SIGNET 연구로 ICU에 입원한 환자 중 비경구영양이 필요할 것으로 판단된 환자를 요인설계를 이용 총 4가지 군으로 무작위 배정하였다.

스코틀랜드 10곳의 ICU와 준중환자실에서 실행되었으며 ICU에 최소 48시간 입원할 것으로 예상되는 환자 중 영양요구량의 50% 이상이 TPN인 환자를 대상으로 하였다.

사망하거나 TPN을 중단해야 하는 경우를 제외하고 최대 7일 동안 글루타민 20g/d, 아셀렌산나트륨 500μg/일, 둘 다 투여, 아무것도 투여하지 않는 그룹으로 나뉘었고 1차 종료점은 새로운 감염 발생, 사망률(ICU/준중환자실 입원 기간 동안과 6개월 후)이다.

---

14) 역자 주- 본 강연은 2010년도에 진행되었고 SIGNET 연구는 2011년도에 정식으로 발표되었다. 여기에 포함된 SIGNET 연구에 대한 자료는 헤일랜드(Heyland) 박사가 본 강연을 위해 연구 저자들로부터 개인적으로 전달받은 것이다.

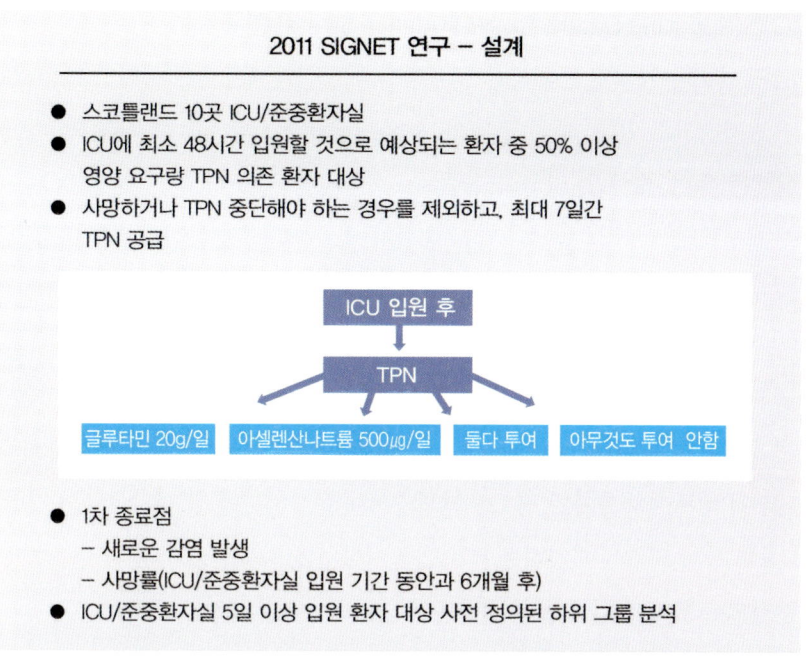

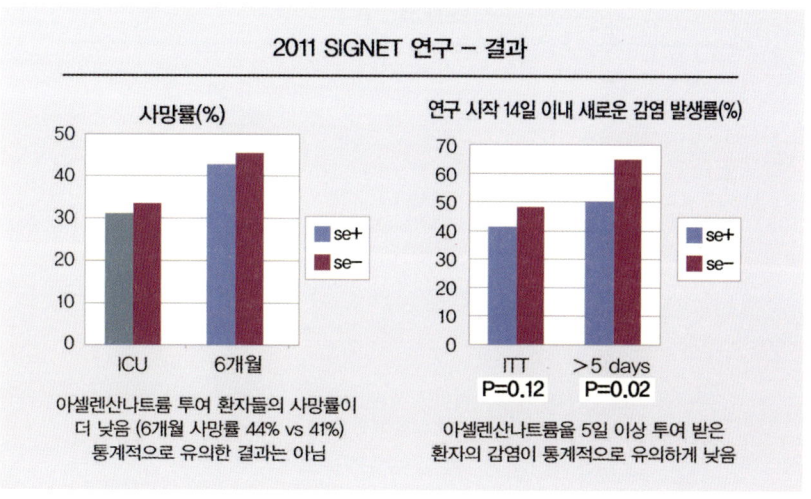

아셀렌산나트륨 투여 환자들의 사망률이 더 낮았지만 통계적 유의성은 없었다. 그러나 아셀렌산나트륨을 5일 이상 투여 받은 환자의 감염이 유의하게 감소하였다.

(2) REDOXS(Reducing Deaths from OXidative Stress) 연구

SIGNET 연구와 마찬가지로 중환자에 글루타민과 항산화제를 투여하지만 다른 치료 접근법을 적용한 연구를 진행하고 있다. 짧게 줄여 REDOXS(Reducing Deaths from OXidative Stress) 연구로 부르는 이 임상시험에는 유럽, 캐나다, 미국의 집중치료 센터들이 참여하고 있다. REDOXS 연구는 비경구 영양법만 실시했던 SIGNET 연구와 달리 중환자에 글루타민과 항산화제를 비경구 영양과 경장 영양 방식 모두를 사용하여 투여했다.

이 연구를 통해 급성 다발성 장기 기능이상의 임상적 증상을 보이는 경장 영양을 받는 중환자에서 28일째 사망률에 대한 위약에 비교된 글루타민과 항산화제 보충 효과를 밝히고자 한다. 아셀렌산나트륨 정맥 투여의 효과가 장기부전 개수 4개 이상의 위중한 환자군에서 가장 유익했다는 SIC 연구의 하위 분석 결과에 착안하여 최소 2개 이상의 장기부전을 가진 환자 1200명을 REDOXS 연구에 최종적으로 포함시킬 계획이다.

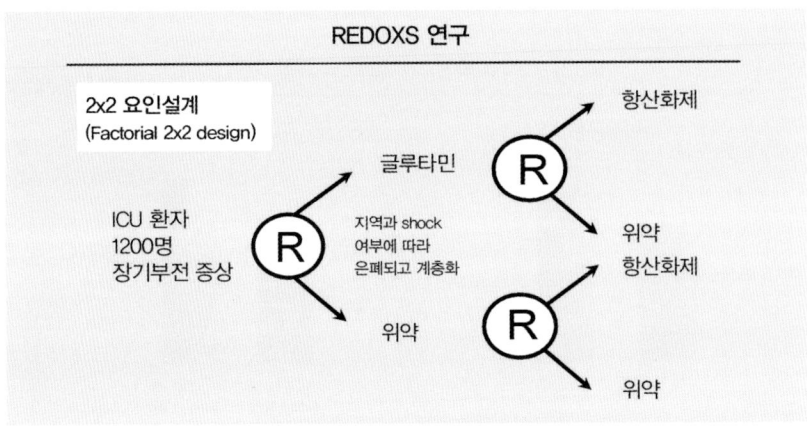

[산화스트레스로 인한 사망 감소]

2x2 요인 설계 결과 총 4개의 환자 군이 생성되었다. 같은 영양이라고 하더라도 전달 되는 방식의 차이(경장 영양 vs 비경구 영양)로 인해 작용 기작이 다를 수 있으므로 두 가지 다른 투여 경로를 동시에 사용하는 전략을 수립하여 치료 효과를 극대화하고자 했다.

REDOXS 연구에서 사용된 비경구, 경장 영양의 용량은 2007년 임상1상 연구에서 독성 없이 안전하게 투여될 수 있는 용량으로 확인된 바 있으며 여러 수치적 개선이 있는 것으로 나타났다. 2010년 현재 1200명 환자 중 730명이 REDOXS 연구에 포함되었다.[15]

	비경구적	경장적
글루타민/day	0.35gms/kg	300gms
항산화제/day	아셀렌산나트륨: 500μg	비타민C: 1500mg
		비타민E: 500mg
		베타카로틴: 10mg
		아연: 20mg
		아셀렌산나트륨: 300 μg

5 중환자에게 아셀렌산나트륨 투여는 최적의 치료 전략이 될 것이다.

2010년 현재 캐나다 가이드라인은 관련 문헌들을 종합적으로 검토하여 중환자에 있어 셀레늄을 다른 항산화제와 함께 투여하는 것을 권장한다. SIC 연구와 주요 메타 분석 결과를 토대로 총 3단계로 구성된 가이드라인("강력히 권장", "권장", "고려할 만함") 종류 중 가장 약한 단계 수준의 권고 수준이 결정되었다.

용량에 관해서는 ICU 입원기간 동안 일일 500-1000μg 의 아셀렌산나트륨을 사용하는 것이 중환자를 위한 최적의 치료 전략이 될 것이다.[16]

---

15) 역자 주. REDOXS 연구 결과는 2013년 발표되었고 결론적으로 초기에 글루타민이나 항산화제를 투여하는 것은 임상적 예후를 개선하는 효과가 없었으며 오히려 글루타민은 다발성 장기부전 환자의 사망률 증가와 관련 있었다. 환자들의 셀레늄 결핍 정도가 심하지 않아 셀레늄 보충의 효과가 두드러지지 않았지만 글루타민에 비교하면 셀레늄은 사망률에 어떠한 부정적 영향도 주지 않았다.

16) 역자 주. 2015년 현재 셀레늄 투여에 대한 캐나다 가이드라인은 다음과 같다.
"중환자에 있어 셀레늄을 단독 혹은 다른 항산화제와 함께 투여하는 것을 고려 할 만하다"(2013,2015)

제IV부

패혈증 치료에 있어서 아셀렌산나트륨의 의학적 기전과 임상효과

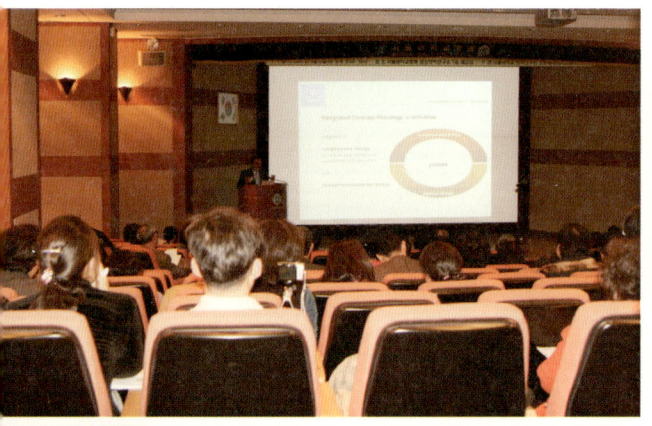
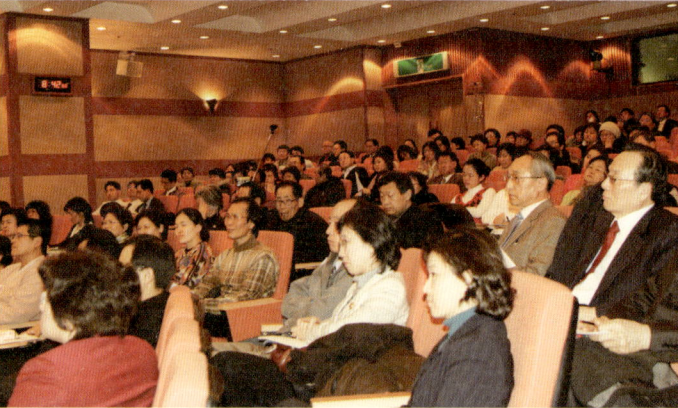
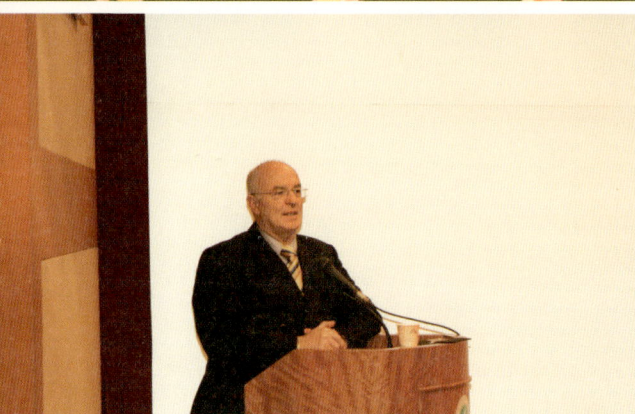
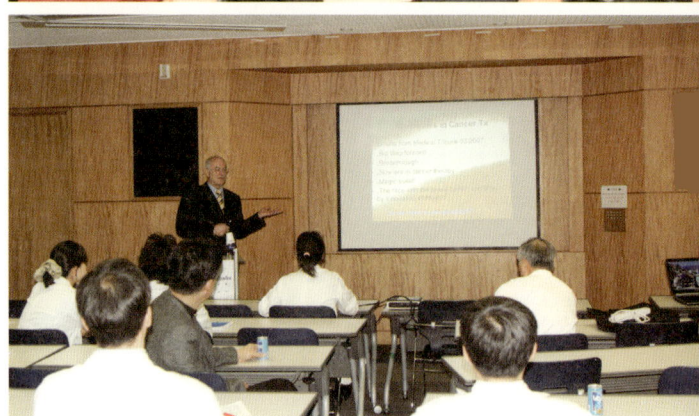

한독생의학학회 2007년 독일 임상의사 서울대학교 초청강연

셀레늄: 인체 필수 미량영양소

1 셀레늄 : 인체의 필수 미량영양소

셀레늄은 원소 주기율표 16족에 속하는 원소로 황 바로 아래에 위치해있다. 셀레늄은 1817년 발견된 이래 1957년이 되어서야 비로소 필수 미량영양소로 인정을 받았고 그로부터 30년 후 셀레늄 효소를 합성하기 위해 유전자 코드가 확장되었다는 것이 밝혀졌다.

자연계가 황 함유 효소 대신 셀레늄 효소를 사용하는 것은 셀레늄 효소가 10-100배 가량 더 효율적이고 하나의 전자를 전이하는 반응을 촉매하기 때문이다.[56] 단백질의 3차 구조를 통해 암호화되는 다른 생화학 분자들과 달리 셀레늄 효소는 DNA에 직접 암호화되어 있다. 셀레늄 효소 합성에는 정상적인 라이포솜 생성 경로 외에 추가적으로 여러 보조인자들의 도움이 필요하다.[57]

2 셀레늄 : 참고범위와 결핍

셀레늄 결핍은 육안으로 확인이 불가능하므로 측정을 통해 결핍을 알아내야 한다. 셀레늄은 혈구(65%)와 혈장(35%)에 골고루 분포되어 있으므로 전혈에서 측정해야 가장 정확한 결과를 얻을 수 있다. 현재 유효성을 인정받은 셀레늄 측정법은 원자흡수분광법(AAS, Atomic Absorption Spectroscopy), 유도결합플라즈마 질량분석법(ICP-MS, Inductively coupled plasma mass spectrometry) 두 가지가 있다.

독일내 건강한 성인의 혈중 셀레늄 참고 범위는 전혈 100-140μg/l, 혈청 80-120μg/l 이다. 그러나 이는 나라 또는 지역마다 다르게 나타나는 일반적인 참고 범위일 뿐이고 의학적 관점에서의 보편적으로 적용 가능한 셀레늄 최적 범위는 논의 중이다.

셀레늄 연구자인 영국의 마가렛(Margaret P. Raymond) 박사는 미국, 유럽의 대규모 암 예방 연구로부터 혈청 내 셀레늄 최적의 수치는 122μg/l, 최적의 범위는 130-150μg/l라고 추정하였다.[58] 이는 전혈 기준으로 152.5μg/l(167-188μg/l)에 해당하며 독일 내 셀레늄 참고 범위 상한선인 전혈 내 140μg 보다 더 높은 값이다.

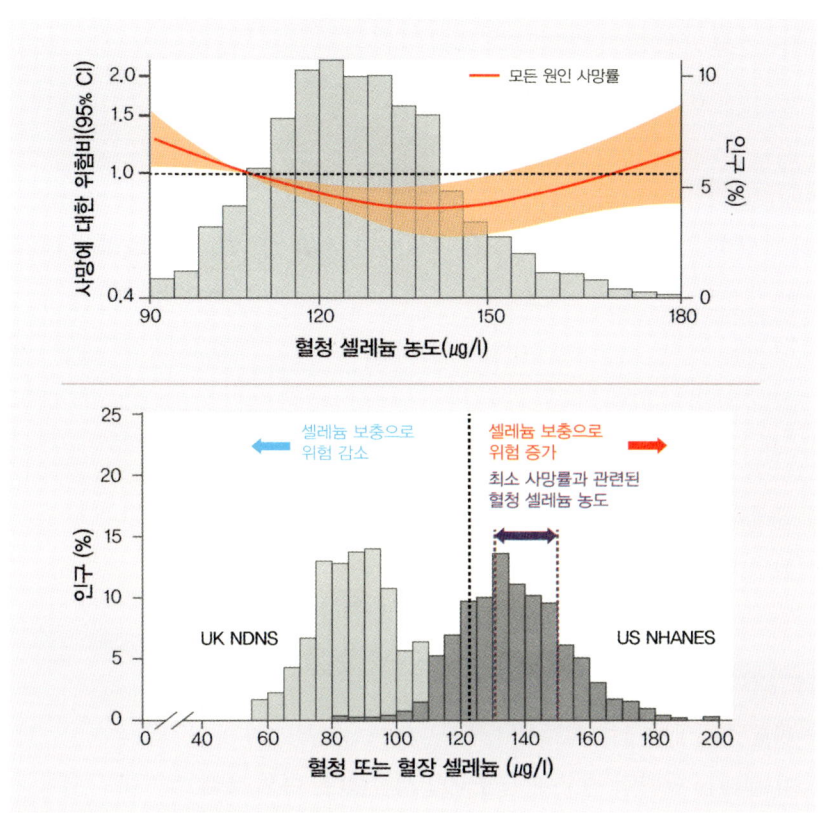

3 한국인의 셀레늄 결핍?

한국인 혈청 셀레늄에 관한 전형적인 데이터는 없다.

혈청 셀레늄 수치	피험자	참고문헌
남성 264μg/l, 여성 245μg/l	건강한 한국인	Kim, L., et al.: Korean J. Nutr. 31: 324-332(1998)
여성 123.9μg/l, vs 94.5μg/l, vs. 91.6μg/l	여성 96명 (젊은 여성, 중년/노년 여성)	Okhee, L., et al.: Koeran J. Nutr. 36: 491-499(2003)
건강한 남성 116.8μg/l, 전립샘 암환자 110.2μg/l	한국 남성 390명 (전립샘암 환자 112명, 대조군 278명)	Song, S.H., et al.: Koeran J Urol. 47: 150-153(2006)

여성 37.3μg/l	젊은 한국 여성	Kyung-Hee, K., Hyeon-Sook, K.: Korean J. Nutr. 39: 762-772(2006)
평균 112.05μg/l (32.6-190.4μg/l, 남성 103.3μg/l, 여성120.8μg/l)	건강한 한국인 지원자 100명 (남성 50명, 여성 50명, 서울 강남구)	Kim, Y.J., et al.: Biol. Trace Elem. Res. 131: 103-109(2009)
모발 분석: 0.02mg% (46명이 참고범위 0.08-0.18mg% 미만!)	중년 여성 54명, 서울	Hong, S.R., et al.: Nutr. Res. Pract. 3: 212-219(2009)

한국인의 셀레늄 상태는 결핍으로 볼 수는 없으나 중년/노년 여성, 가임기 여성 등 셀레늄 결핍 위험이 높은 고 위험군이 존재한다.

4 셀레늄의 생물학적 작용 및 작용기전

1973년 셀레늄이 글루타치온 페록시다제(Glutathione peroxidase)의 구성 성분으로 밝혀지면서 셀레늄 연구자들이 셀레늄 단백질 연구에 집중하기 시작했다. 이후 셀레늄이 세포 생화학 반응에 중요한 역할을 한다는 사실은 학계에서 큰 관심을 불러 일으켰으며 추가 발견된 티오레독신 리덕타제(Thioredoxin reductase)는 DNA 합성 및 세포주기를 조절하여 암의 촉진, 발달에 직접적 영향을 미치기 때문에 집중받게 되었다.

여기에 갑상샘의 데이오디나제(Deiodase) 효소, 혈장 내 셀레늄 단백질P까지 총 4가지 셀레늄 단백질의 기능이 규명되었고 현재 이들을 포함하여 인체에서 발견된 셀레늄 단백질은 25가지이다. 나머지 21가지 셀레늄 단백질의 기능과 작용에 대해서는 여전히 연구가 필요하다.

이것이 바로 우리가 아직까지 전혈 내 셀레늄 최적의 수치를 정확히 알수 없는 이유이다. 이제까지 알려진 셀레늄 단백질 유전자 정보는 http://www.selenodb.org/에 접속하면 확인 가능하다.

무기 셀레늄, 정확히는 셀레늄이 이온화된 아셀렌산나트륨은 곧바로 셀레늄 단백질 합성에 사용된다. 셀레나이트는 그 자체로 활성산소 제거자로서 역할을 하며 또한 셀레늄 효소 합성을 위해 특이적으로 삽입된다. 인체에 흡수된 아셀렌산나트륨은 투여 후 10분 정도면 셀레늄 단백질 합성이 시작된다.

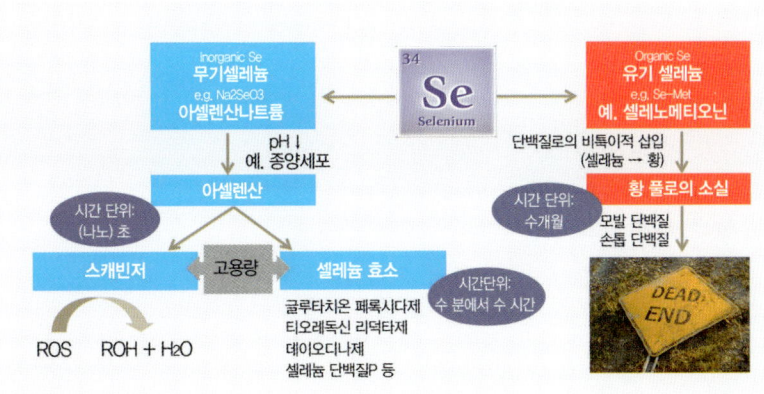

　현재 세계적 GMP 기준에 따라 제조되는 셀레늄 의약품의 주성분(API)으로 사용될 수 있는 셀레늄 화합물은 아셀렌산나트륨 오수화물($Na_2SeO_3 \cdot 5H_2O$)[17] 뿐이다.

---

[17] 독일 비오신 社: 유럽 최초의 생명공학회사 중 하나로써 1984년에 설립되었으며 독일에 본사가 있고 리히텐슈타인, 오스트리아, 미국에 지사가 있다. 분자생물학분야에서의 새로운 지식을 기반으로 하여 부작용은 적으면서도 효과는 뛰어난 의약품을 연구개발 및 유통하는 것을 목표로 수익의 25%를 연구개발에 투자하는 연구 중심 제약회사이다. 지난 15년 간 내분비학, 수술, 종양학, 중환자의학 등의 분야에서 20개 이상의 임상시험을 지원했으며 독일을 비롯한 유럽, 미국 내 25개의 대학과 협력 관계에 있다. 주력 제품으로는 전 세계 22개국에서 판매 중인 셀레늄 의약품인 셀레나제가 있다. 셀레나제의 주성분인 아셀렌산나트륨 오수화물은 비오신 특허의 결정화, 정제화 제조공정을 통해 제조되며 비오신은 국제적으로 인정받는 GMP 기준에 따라 아셀렌산나트륨 오수화물을 유럽 약전 규격의 요구 사항을 모두 충족시키면서 제조하는 세계 유일의 기업이다.

아셀렌산나트륨과 패혈증

- 패혈증 중증도와 관련되어 셀레늄 수치가 하락한다
- 셀레늄 수치와 APACHE II, SAPS II 점수는 역의 상관관계에 있다
- 최소 셀레늄 농도는 ICU 사망률의 독립적 예측인자이다
- 혈청 셀레늄의 절단 값인 36㎍/l 미만의 패혈증 환자의 생존 가능성은 매우 낮다
- 조기(6시간 이내) 셀레나제 투여가 매우 중요하다

1 패혈증 중증도와 관련되어 셀레늄 수치가 하락한다

2007년 실시된 한 연구에서 주로 심장 수술 이후 SIRS(전신성염증반응증후군)가 발생한 ICU 환자 60명을 SIRS(전신성염증반응증후군)가 발생하지 않은 ICU 환자군 15명과 비교했다.[4] 60명 환자는 SIRS, 중증 SIRS, 중증 패혈증 또는 패혈성 쇼크 그룹으로 세분화되었다.(SIRS(n=33), 중증 SIRS(n=15), 중증 SIRS 또는 패혈성 쇼크(n=12)) ICU 입원 시 이미 환자의 92%는 독일 내 참고범위 보다 낮은 혈청 셀레늄 수치를 보였다. ICU 입원 기간 동안 셀레늄 농도는 SIRS(전신성염증반응증후군)가 발생하지 않은 대조군을 제외한 모든 환자군에서 계속해서 감소했다. 입원 당시의 혈청 셀레늄 농도 중앙값은 패혈증 중증도와 역의 상관관계에 있었다.

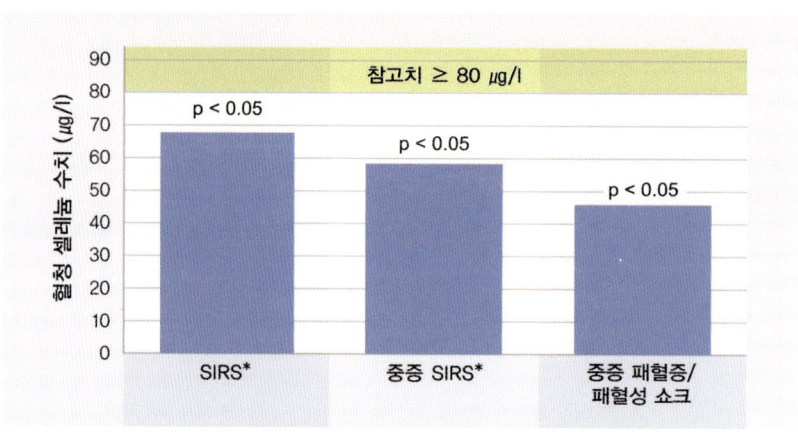

[ICU 입원 시 패혈증 환자의 혈청 셀레늄 수치는 중증도 특성에 따라 더 낮게 나타난다[4]]

2 셀레늄 수치와 APACHE II, SAPS II 점수는 역의 상관관계에 있다.

최소 혈청 셀레늄 수치는 최대 백혈구 수(R^2=0.22; $p<0.01$), 최대 혈청 C 반응성 단백질(CRP)(R^2=0.28;

$p < 0.01$), 최대 혈청 프로칼시토닌(PCT)($R^2=0.3$; $p < 0.01$), 최대 혈청 인터루킨 6(IL-6)($R^2=0.42$; $p < 0.01$)과 역의 상관 관계에 있었다. 염증인자이자 장기부전의 중증도 판단기준인 APACHE II, SAPS II 점수는 ICU 입원 기간 동안 최소 혈청 셀레늄 수치와 역의 상관관계에 있었다(APACHE II: $R^2=0.31$; $p < 0.01$; SAPS II: $R^2=0.29$; $p < 0.01$).

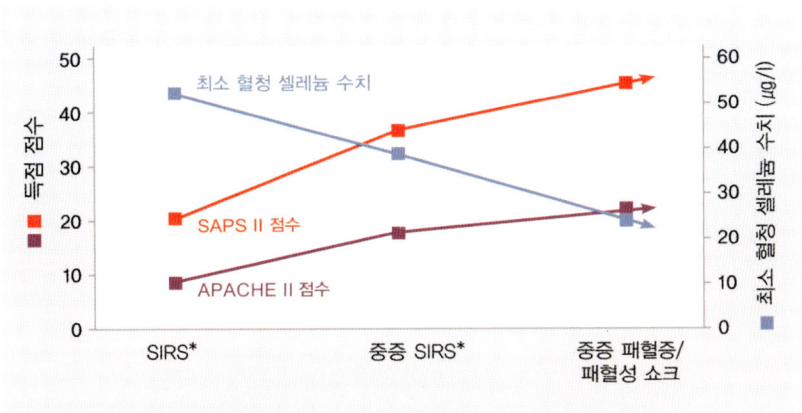

[혈청 셀레늄 수치와 APACHE II 및 SAPS II 점수와의 역의 상관관계[4]]

또한 혈청 셀레늄 농도는 ICU 체류 기간 동안 장기기능 이상과/또는 부전의 최고수치(maximum degree)와 역의 상관관계에 있다($R^2=0.42$; $p < 0.01$).

3 최소 셀레늄 농도는 ICU 사망률의 독립적 예측인자이다

초기 혈청 셀레늄 수치 뿐 아니라 최소 혈청 셀레늄 수치 또한 사망 환자에서 더 낮았다.

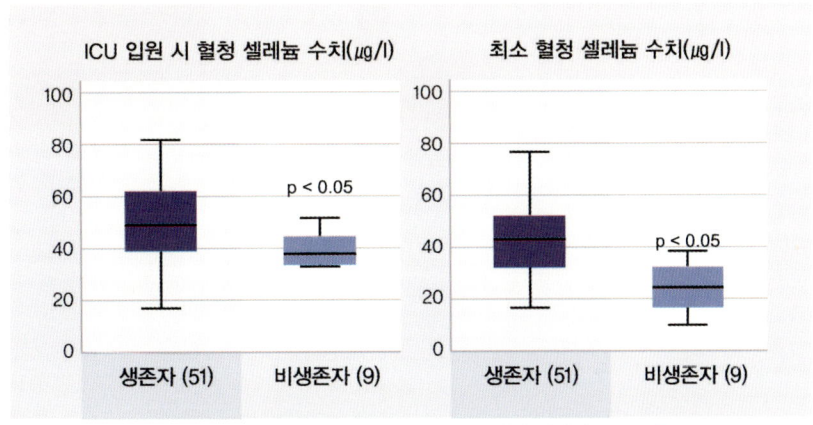

[생존하는 패혈증 환자의 혈청 셀레늄 수치가 현저히 높았다[4]]

ICU 사망률 예측을 위한 수신자조작특성(receiver operating characteristics, ROC) 분석에서 SAPS II 점수(AUC=0.903; 95% CI: 0.819-0.987, p < 0.01)와 최소 혈청 셀레늄 농도(AUC=0.867; 95% CI: 0.753-0.981, p < 0.01)가 통계적으로 가장 유의한 예측인자로 밝혀졌다.

최소 혈청 셀레늄 농도에 대한 절단값(cut-off level)이 구해졌다. 혈청 셀레늄 절단값인 36㎍/l 는 민감도 89%, 특이도 71%, 양성 예측도는 35%, 그리고 가장 중요한 음성 예측도는 95%에 달했다. 이는 패혈증 환자의 혈청 셀레늄 수치가 36㎍/l 미만이라면 생존할 가능성이 낮다는 의미이다.

4 패혈증의 진행과정 중 어디에서 아셀렌산나트륨이 개입하는가?

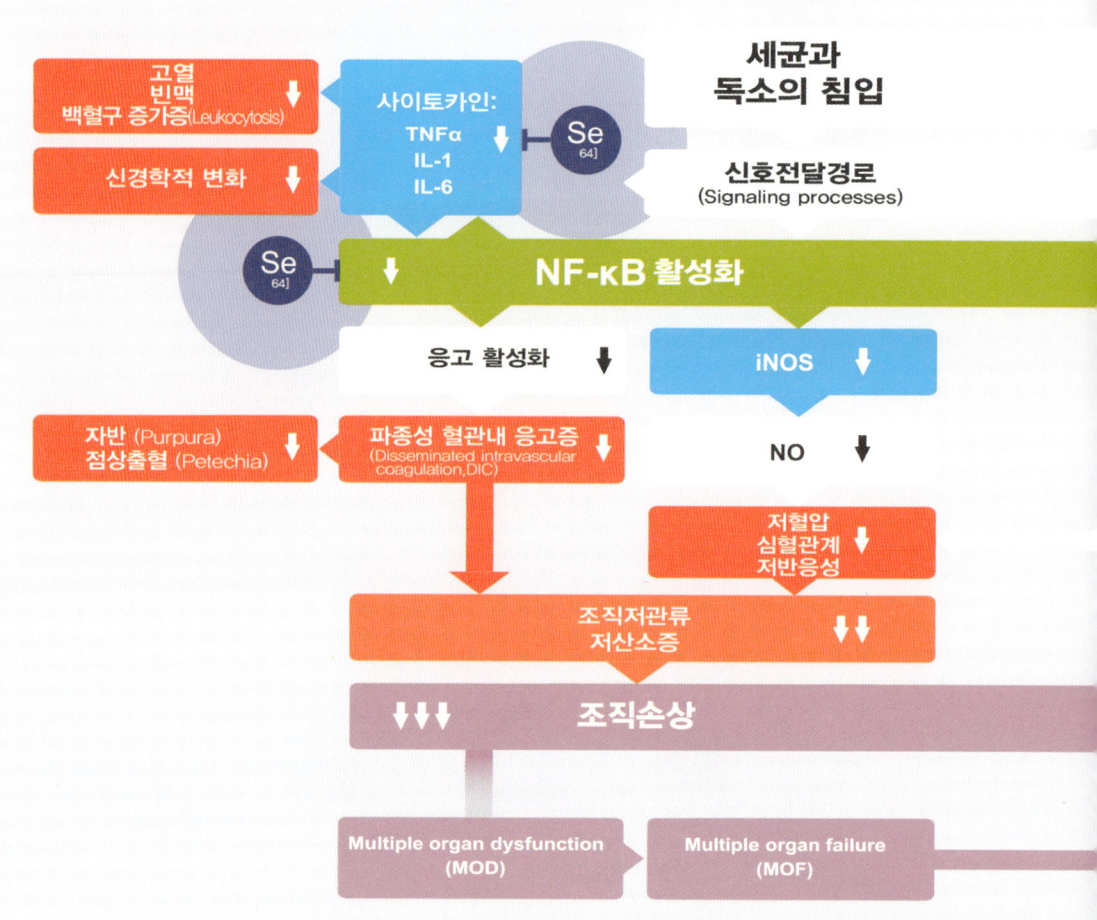

5 ROS 생성이 생존에 어떤 영향을 미치는가?

휴엣(Huet) 박사 연구진은 반응성 산소(ROS)의 생성이 패혈성 쇼크의 중증도에 미치는 영향을 연구했다.[51] 연구를 위해 패혈성 쇼크 환자 21명에서 추출된 혈장을 naive HUVEC(인간제대정맥 내피세포)에 첨가하여 유도된 ROS 생성을 수량화했다.

HUVEC에서 혈장 유도된 ROS 생성은 대조군에 비해 패혈성 쇼크 환자 혈청 처리된 시험관에서 현저히 높았는데, ROS 생성은 SAP II 점수(p=0.028), SOFA 점수(p=0.0012)와 통계적으로 유의한

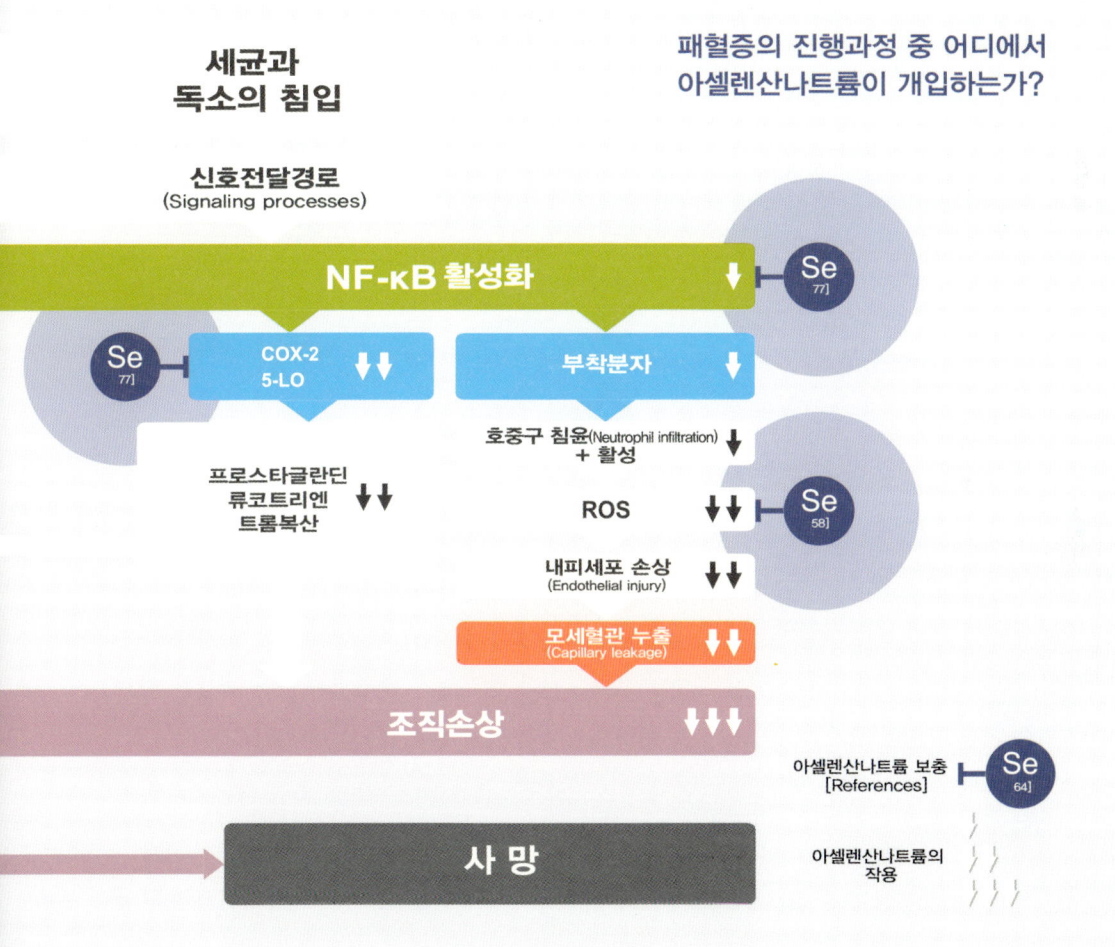

상관관계를 갖고 있었다. 더욱이, 비생존자의 ROS 생성은 생존하는 환자보다 현저히 더 높았다 (p=0.0015).

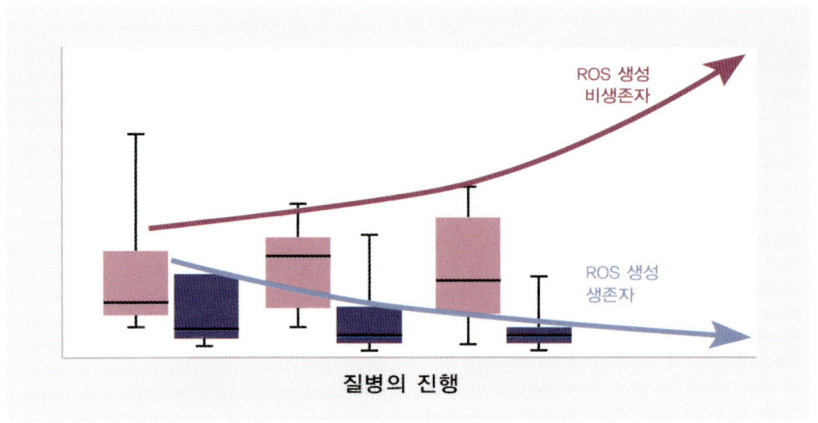

[생존하는 환자와 생존하지 않는 환자에서 ROS 생성의 현저한 차이(p=0.0015)[51]]

아셀렌산나트륨으로 패혈증 환자의 ROS 생성을 초기에 차단하는 것은 환자의 생존 가능성을 높이는 것이다.

6 왜 패혈증 환자의 셀레늄 수치가 감소하는가?

임상적 패혈증은 셀레늄 수치의 현저한 감소와 연관 있다.[59, 60] Lipopolysaccharides(LPS)는 패혈증 발생의 주원인이다. 이 독성 화합물은 공격하는 세균(bacteria)이 분열할 때 생성되지만 항생제가 병원체를 활발히 공격할 때 생성 되기도 한다. 쥐에서의 LPS 주입은 급성기 반응을 유도하고 혈청, 간의 셀레늄 수치 유도를 현저히 감소시킨다.[60]

최근 몇몇 연구에서 근원적 기전의 일부가 밝혀졌다. LPS 유도 급성기 반응은 간에서의 셀레늄 단백질 생합성의 감소를 초래한다는 것이 입증되었다.[61] 간은 셀레늄 단백질 P(selenoprotein P)가 생합성되는 주요 근원지인데, 셀레늄 단백질 P는 혈장으로 방출되어 셀레늄을 다른 조직으로 운반하는 역할을 한다. 인체 간세포에서 셀레늄 단백질 P 프로모터(promoter)는 염증 촉진 사이토카인들에 의해 음성적으로 조절된다.[17]

패혈증의 병원성 순환(pathogenic cycle)은 패혈증과 염증성 사이토카인 때문에 간에서의 셀레늄 단백질 P 합성이 감소할 때 촉발된다. 이는 다른 조직내 셀레늄 수치 감소를 야기할 뿐 아니라 산화 스트레스를 증가시키고 염증성 반응을 더욱더 고조시킨다.

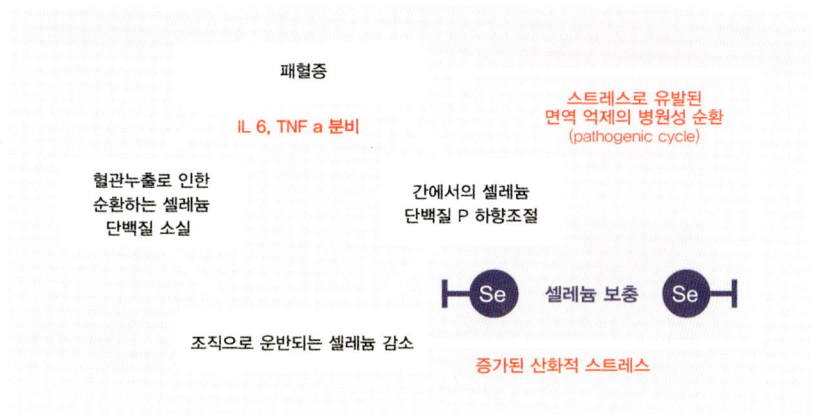

[패혈증에서의 순환적 셀레늄 수치 감소와 이를 중재하는 셀레늄 보충[51]]

면역학적 측면에서, 낮은 셀레늄 상태는 림프구 운반능(transport capability)을 감소시킬 뿐 아니라 스트레스로 유발된 림프구감소증(lymphopenia)을 초래한다.[62]

7 왜 아셀렌산나트륨(셀레나제) 조기 투여가 중요한가?

레비(Levy) 박사 연구진은 패혈증 초기에 심근 조직의 사이토크롬c 산화효소(myocardial cytochrome c oxidase)에 의해 사이토크롬 c(cytochrome c)의 산화가 경쟁적으로 저해된다는 것을 입증했다.

사이토크롬c 산화효소(myocardial cytochrome c oxidase)는 전자전달계(electron transport chain)의 최종 산화효소이다.[63] 미토콘드리아 내에서 발생하는 이런 산화적 스트레스는 미토콘드리아 기능 장애를 가져오고 일단 조직 저산소증이 시작된 후 48시간이 경과하면 이 손상은 돌이킬 수 없게 된다.

비가역적 손상은 산화적 인산화(oxidative phosphorylation)를 방해하여 패혈증 관련 심억제(sepsis associated cardiac depression)를 초래한다. 항산화 전략의 성공을 위해서는 패혈증 개시 후 최대한 빨리 아셀렌산나트륨이 투여되어야 한다.

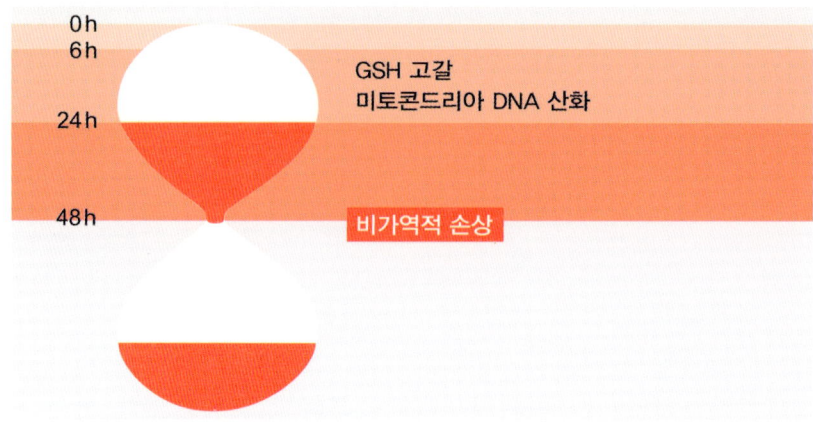

[중증 패혈증에 있어 48시간 이후의 사이토크롬c 산화효소의 비가역적 손상[63]]

용량증강의 임상 1상 시험에서, 위중한 환자의 글루타치온 수치는 아셀렌산나트륨 용량 증가에 의해 감소하지 않았다(p=0.03).[53] 추가적으로, 아셀렌산나트륨 용량 증가는 thiobarbituric acid reactive substances(TBARS)농도를 현저히 낮춤으로써(p=0.03) 산화적 스트레스를 감소시켰다.

모토야마(Motoyama) 연구진은 패혈증 환자에 있어 증가하는 TBARS농도는 더 높은 SOFA 점수(p < 0.001)와 상관관계에 있음을 밝혔다.[49] 혈장 TBARS 농도는 MOF가 없는 환자에 비해 MOF가 있는 환자에서 현저히 더 높았다(57.1% vs. 15.8%, p < 0.001). 뿐만 아니라, 혈액 세포의 미토콘드리아 DNA/nuclear DNA ratio(RATIO)는 셀레늄 농도가 증가함에 따라 감소했는데(p=0.001), 이는 미토콘드리아 기능 개선을 암시하는 것이다.

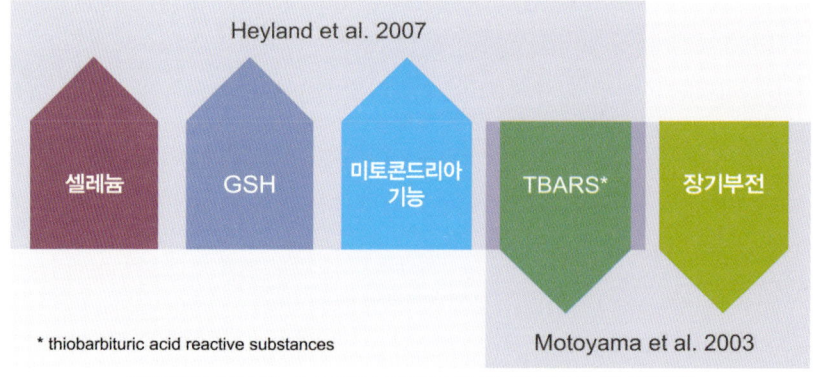

[미토콘드리아 기능은 오로지 고용량의 셀레늄에 의해서 개선된다[53]]

8 왜 아셀렌산나트륨을 볼루스(bolus)로 투여하는가?

양을 이용한 실험적 패혈증 동물 모형에서 2000㎍ 아셀렌산나트륨(셀레나제) 고용량 볼루스(bolus) 투여가 시간 당 4㎍/kg 지속 주입에 비해 패혈증에 더 유익한 효과를 나타냈다.[37]

이것이 의미하는 것은 중증 패혈증과 패혈성 쇼크의 초기 염증단계(pro-inflammatory state)를 역전시키는데 치료적 전략으로 사용될 수 있는 아셀렌산나트륨의 빠르고 일시적인 산화촉진(pro-oxidative)효과이다.

패혈성 쇼크의 초기 단계에서의 볼루스(bolus) 투여는 이황화 결합(disulfide bonds)을 통하여 NF-kB가 DNA에 결합하는 것을 저해한다. 이는 유전자 발현과 염증성 사이토카인의 합성을 조절한다.[64] 게다가, 볼루스(bolus) 투여는 직접적 바이러스 박멸 효과 또는 항균 효과를 발휘할 뿐 아니라 활성화 된 염증 촉진 세포(pro-inflammatory cells)에 대하여 세포자멸사와 세포 독성을 유도한다.[65, 66]

Day 1	6h-	원칙적으로 ICU 입원 6시간 이내에 치료를 시작한다
	일시주사(볼루스)로써	1,000 – 2,000 μg Se [9, 67–69]
	이후 지속주입 (continuous infusion)	1,000 – 1,600 μg Se [9, 67–69]
Day 2-10	유지요법 (maintenance therapy)	1,000 – 1,600 μg Se / day [9, 67–69]

아셀렌산나트륨과 연관된 패혈증 연구

- 아셀렌산나트륨 보충은 셀레늄 수치를 정상범위 내로 높인다
- 아셀렌산나트륨 보충 받은 환자 사망률 현저히 감소
- 아셀렌산나트륨 보충과 프로칼시토닌 사이의 가능한 연관성
- 고용량 아셀렌산나트륨 투여는 병원성 폐렴 발생률과 패혈증 중증도를 감소시킨다

1 아셀렌산나트륨 보충은 셀레늄 수치를 정상범위 내로 높인다

SIRS(전신성염증반응증후군) 환자에서 아셀렌산나트륨 보충 효과를 조사한 무작위, 대조군, 전향적, 오픈라벨 예비 연구가 있다.[1]

아셀렌산나트륨 보충군(n=21)에 아셀렌산나트륨(셀레나제)을 용량을 낮춰가며 3일간 535㎍/일, 3일간 285㎍/일, 3일간 155㎍/일, 이후 35㎍/일 투여했다. 대조군(n=21)은 전체 치료기간 동안 매일 아셀렌산나트륨 35㎍를 투여 받았다.

ICU 입원 시 혈청 셀레늄 농도는 정상범위(39.5±19㎍/l)보다 현저히 낮았다. 글루타치온 페록시다제(Glutathione peroxidase) 활성 역시 너무 낮았다. 관찰 기간 동안 대조군의 혈청 셀레늄 수치는 변함 없는 반면, 아셀렌산나트륨 보충군은 3일부터 혈청 셀레늄 농도가 정상 범위 이내로 증가했다.

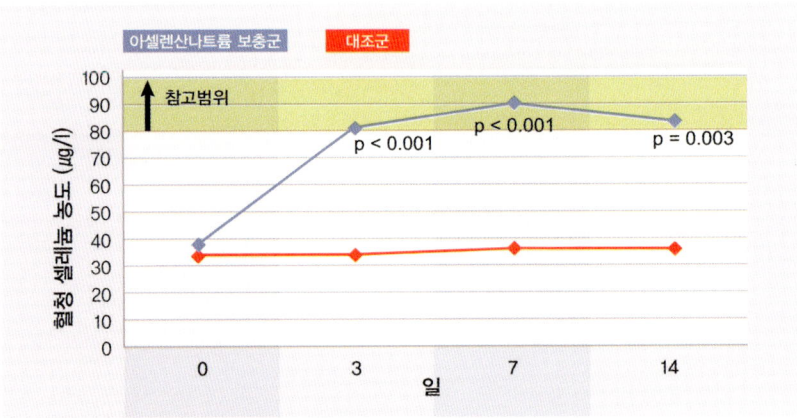

[아셀렌산나트륨 보충군에서 혈청 셀레늄 농도가 정상 범위 이내로 현저히 증가[9]]

자료들은 SIRS(전신성염증반응증후군) 환자의 혈중 셀레늄 농도를 정상 범위에 도달 시키기 위해서는 500μg 보다 높은 셀레늄 용량이 필요하고 가까스로 정상 범위 내 낮은 수준으로 수치가 회복되더라도 이를 유지하기에 일일 아셀렌산나트륨 155 μg은 불충분한 용량임을 보여준다.

2 아셀렌산나트륨 보충은 SIRS(전신성염증반응증후군) 환자의 임상적 예후를 개선한다

두 환자 군의 연구 전 APACHE III 점수는 똑같았고 이는 ICU 입원 기간 동안 감소했다. 그러나 APACHE III 점수는 아셀렌산나트륨 보충 군에서 현저히 더 개선됐다(7일째: p=0.019, 14일째: p=0.041). 게다가, ICU 입원 시점과 비교 시 14일째 APACHE III 점수가 더 높게 나타난 환자는 대조군 42%, 아셀렌산나트륨 투여군 12%에 불과했다(p < 0.05).

병원 퇴원 시의 사망률 차이는 아셀렌산나트륨 투여군 33.4%, 대조군 52.4%였다(p=0.135).

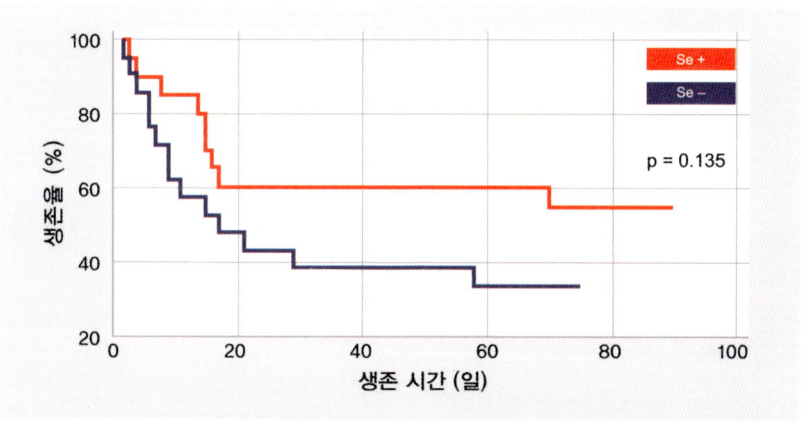

[아셀렌산나트륨 보충군(n=21)과 대조군(n=21) 생존에 대한 Intention-to-treat 분석[1]]

APACHE III 점수 54점 이상 환자를 비교해보면 아셀렌산나트륨이 사망률에 미치는 유익한 영향은 명확해진다. 비록 이 하위그룹 분석에서 환자 집단은 20명(아셀렌산나트륨 투여군(n=11)과 대조군(n=9))으로 줄어들었으나, 대조군(9명 중 8명(89%))에 비해 아셀렌산나트륨 투여군에서 현저한 사망률 감소가 있었다(11명 중 4명(36%))(p=0.0053).

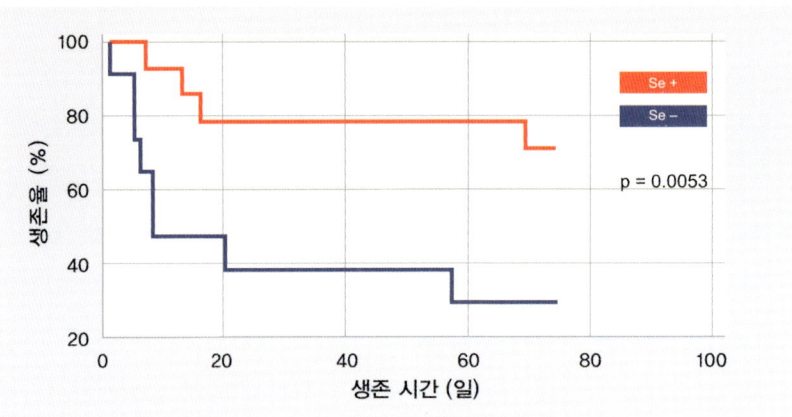

[APACHE III 54점 이상 환자(아셀렌산나트륨 보충군(n=11)과 대조군(n=9))의 생존에 대한 Intention-to-treat 분석[1]]

3 SIC 연구(집중치료에서의 아셀렌산나트륨) : 임상3상

예비연구의 결과가 임상 3상에서 재현되는지 조사하기 위해 독일 내 11개 집중 치료에서 전향적, 다기관, 무작위 배정, 이중 맹검 제 3상 임상시험이 실시됐다.[9] APACHE III 점수 71점 이상인 SIRS(전신성염증반응증후군), 패혈증, 패혈성 쇼크 환자 총 249명이 무작위 배정되었다. 투여된 아셀렌산나트륨(셀레나제) 용량은 1000μg 30분 내 볼루스(bolus) 주입 후, 14일간 일일 1000μg 지속 주입으로 증가되었다. 위약군에게는 일일 아셀렌산나트륨 100μg이 비경구영양요법에 추가로 허용되었다.

무작위 배정된 249명 중 11명은 여러 이유로 제외되었다. 그리하여, intention-to-treat 분석은 238명 환자를 포함했다.

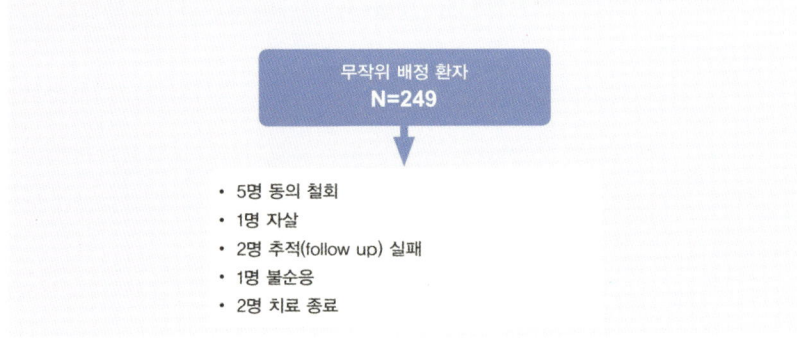

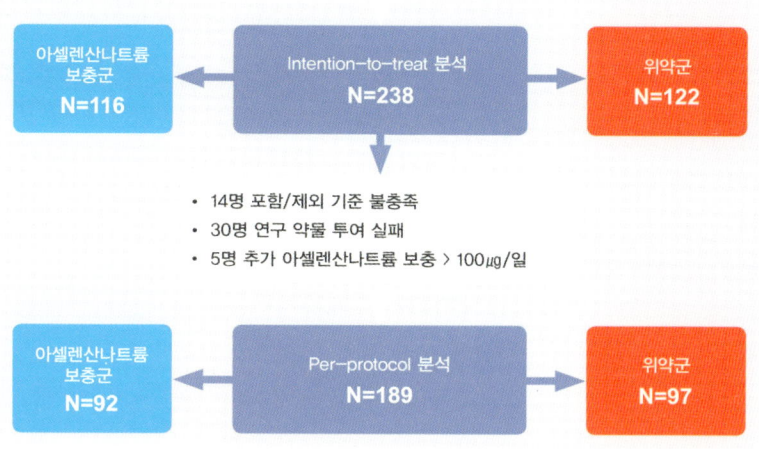

[SIC 연구 개요[9]]

238명 중 또 다른 49명은 포함 기준을 만족시키지 않았거나(n=14) 임상 시험 계획을 심각히 위반하여(n=35) per-protocol 분석 시 배제해야 했다. 따라서, per-protol 분석에는 아셀렌산나트륨 치료군 92명, 위약군 97명 총 189명 환자만 포함되었다.

(1) 오직 아셀렌산나트륨 보충군에서만 현저히 증가한 셀레늄 수치

ICU 입원 시 셀레늄 수치가 매우 낮다는 것은 SIC 연구에서도 드러났다.

	아셀렌산나트륨 보충군	위약군
ICU 입원시 모든 환자의 혈청 셀레늄 농도(n=249)	37.9 ± 18.2 μg/l	36.3 ± 12.6 μg/l
ICU 입원시 모든 환자의 전혈 셀레늄 농도(n=249)	58.4 ± 17.4 μg/l	58.4 ± 12.6 μg/l
per-protocol 분석에 포함된 환자의 ICU 입원시 혈청 셀레늄 농도(n=189)	37.9 μg/l	35.5 μg/l
14일 후 혈청 셀레늄 농도	161.9 μg/l	47.4 μg/l
14일 후 전혈 셀레늄 농도	144.5 μg/l	64.0 μg/l

[아셀렌산나트륨 보충군과 위약군의 셀레늄 농도 비교 $p < 0.001$[9]]

셀레늄 농도는 아셀렌산나트륨 보충군에서만 현저히 증가했다(p < 0.001). 매일 아셀렌산나트륨을 고용량으로 투여했음에도 불구하고, 마지막 날 측정한 아셀렌산나트륨 보충군의 셀레늄 수치 중앙 값은 전혈 내 144.5㎍/l, 혈청 내 161.9㎍/l 로 증가했을 뿐이었다. 중재 종료 후 셀레늄 수치는 일주일 내에 다시 현저히 떨어졌다.

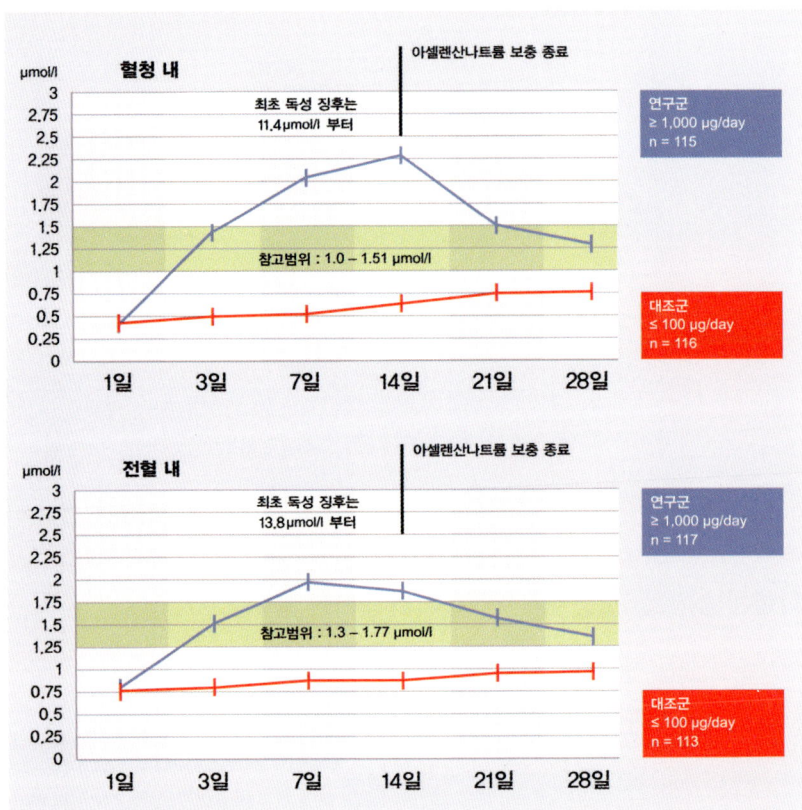

[아셀렌산나트륨 보충하는 동안과 종료 후 시간 경과에 따른 전혈 및 혈청 셀레늄 농도 변화[2]]

연구에서 고용량 아셀렌산나트륨이 원인이 될만한 어떤 특정한 부작용도 없었다. 전반적으로 아셀렌산나트륨군(90.2%)과 위약군간(96%) 부작용에 있어 현저한 차이는 없었다.

이 임상적 경과 동안의 혈청 및 전혈 셀레늄 농도를 비교한 결과는 혈청 보다 전혈에서 측정한 수치가 신체의 셀레늄 흡수율(uptake)을 더 잘 반영한다는 것을 보여줬다. 혈청 내 셀레늄 수치가 14일까지 증가한 반면, 전혈 셀레늄 농도는 7일째보다 14일째에 더 낮았다.

비록 셀레늄은 전혈에 더 많이 존재하지만(그래서 참고 범위가 다름), 전혈의 중앙값은 혈청 수치와 유사하거나 더 낮았다.

(2) 아셀렌산나트륨 보충군의 통계적으로 유의한 사망률 감소

Intention-to-treat 분석(n=238)에서 사망자는 아셀렌산나트륨 보충군 116명 중 46명, 위약군 122명 중 61명이었다. 아셀렌산나트륨 보충은 사망률을 통계적으로 유의하지 않게 10.3% 감소시켰다(p=0.109; OR, 0.66; 95% CI, 0.39-1.10).

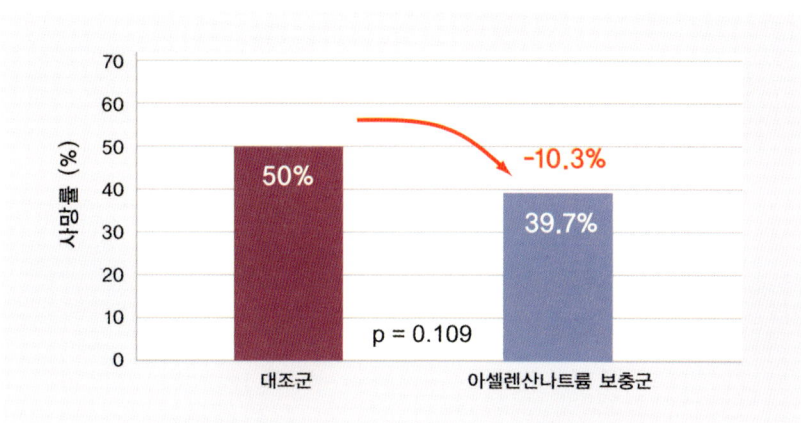

[Intention-to-treat 분석에서의 28일째 사망률(n=238)⁷⁾]

평균 정체 생존은 위약군 17.6일에서 아셀렌산나트륨 보충군 20.3일로 연장됐다(p=0.098).

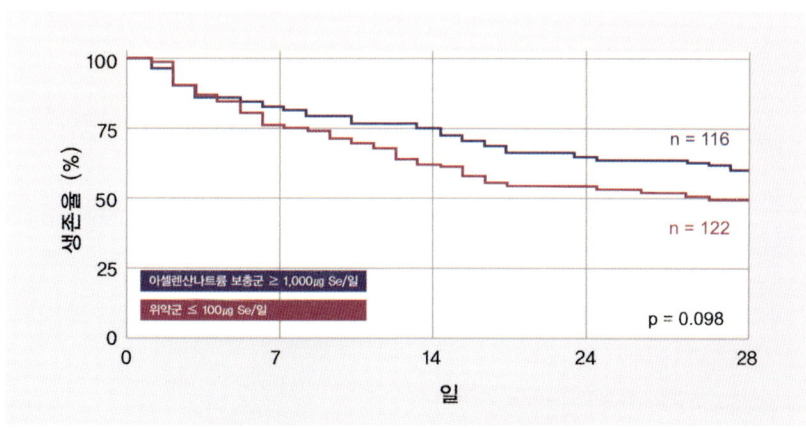

[Intention-to-treat 분석에서의 생존율⁷⁾]

앞서 언급했듯이, 49명은 per-protocol 분석에서 제외됐다. 포함기준을 불충족하거나(n=14) 임상시험계획의 심각한 위반해서였다(n=35). 따라서 per-protocol 분석은 아셀렌산나트륨 치료 군 92명, 위약군 97명 총 189명 환자들만 포함했다.

per-protocol 분석에서 아셀렌산나트륨 보충군의 28일째 사망률은 56.7%에서 42.4%로 유의하게 감소했다(p=0.049; OR, 0.56; CI, 0.32-1.00).

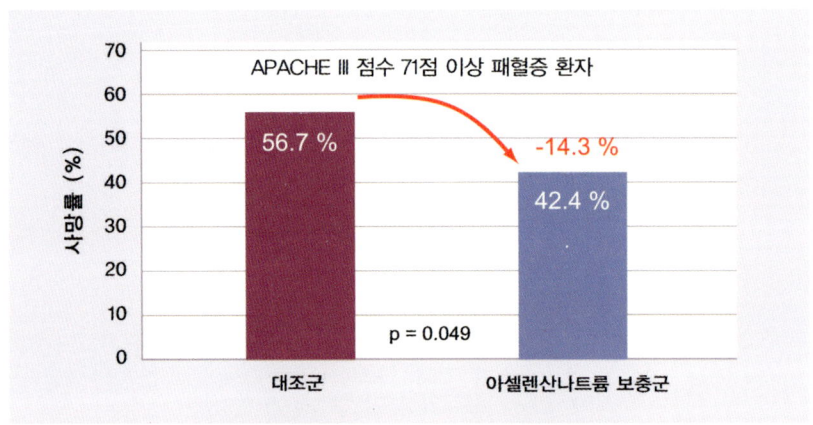

[Per-protocol 분석에서의 28일째 사망률(n=189)[9]]

평균 전체 생존은 위약군16.4일에서 아셀렌산나트륨 보충군 19.7일로 연장됐다(p=0.048).

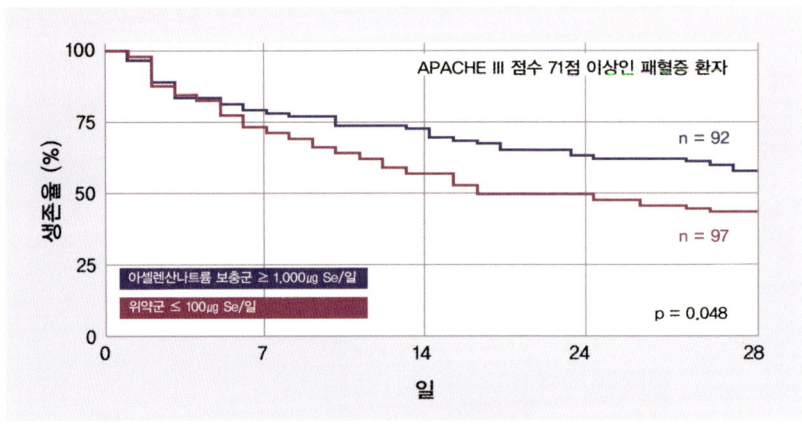

[Per-protocol 분석에서의 생존율[9]]

(3) 아셀렌산나트륨 보충군의 하위그룹에서 통계적으로 유의한 사망률 감소

연구 계획에 하위그룹 분석이 이미 규정되어 있었다.

APACHE III 점수 103점 이상(각 그룹내 n=27) 환자에서 아셀렌산나트륨 보충의 유익함이 더 컸다.

사망률 감소		NNT (Number needed to treat)	
SIC 연구 전체	- 14.3 % (p = 0.049)		= 7
사전 정의된 하위그룹:			
패혈성 쇼크	- 26.1 % (p = 0.018)		= 4
APACHE III > 102	- 25.9 % (p = 0.040)		= 4
장기부전 개수 > 3	- 22.6 % (p = 0.039)		= 4-5

[SIC 연구의 아셀렌산나트륨 보충군 하위분석에서 더 뚜렷한 사망률 감소[9]]

이 하위그룹의 28일째 사망률은 81.5%에서 55.6%로 25.9% 감소했다(p=0.04; OR, 0.28; 95% CI, 0.08-0.97). 패혈성 쇼크 환자의 28일째 사망률은 위약군 66.7%(45명 중 30명)에서 아셀렌산나트륨 보충군 40.5%(37명 중 15명)로 26.3% 감소했다(p=0.018; OR, 0.34; 95% CI, 0.14-0.84).

장기부전 개수 4개 이상 환자의 28일째 사망률은 위약군(65.1%; 43명 중 28명)에 비해 아셀렌산나트륨 보충군(42.5%; 40명 중 17명)에서 22.6% 낮았다(p=0.039; OR, 0.40; 95% CI 0.16-0.96). 이들 하위 그룹 분석은 아셀렌산나트륨의 유익한 효과가 패혈증 중증도가 높을수록 더욱 명확해진다는 사실을 강조한다.

4 SIC와 SÉRÉNITÉ 연구비교

SIC와 마찬가지로 전향적, 다기관, 무작위 배정, 이중 맹검, 다기관 임상시험인 SÉRÉNITÉ 연구는 프랑스에서 실시되었다. 이 연구는 총 60명 환자(SIC연구의 4분의 1)을 포함했고[36] 이들은 모두 중증 패혈성 쇼크 환자였다.

SIC 연구가 ICU 입원 6시간 내 환자를 연구에 등록시켜 등록 후 곧바로 볼루스(bolus) 주입을 실시한 반면, SÉRÉNITÉ 연구 환자 90%는 ICU 입원 48시간 이후에 등록됐다. 뿐만 아니라 SIC 연구와는 다르게, 아셀렌산나트륨 4000μg을 볼루스(bolus)가 아닌 지속주입 형태로 투여했다. 볼루스

(bolus) 주입의 장점은 패혈증 환자의 아셀렌산나트륨 저장량을 최대한 일찍, 빠르게 보충하는 것이다. 이는 인체가 산화적 스트레스 및 염증 등에 맞서 싸울 수 있게 한다.

아셀렌산나트륨 용량을 두 배로 늘렸음에도 아셀렌산나트륨 투여가 너무 느려서, 발생된 손상을 더 이상 보상할 수 없었다. SÉRÉNITÉ 연구는 ICU 입원시점은 물론이거니와 연구 과정 중에도 셀레늄 수치를 한 번도 측정하지 않았다. 따라서, 입원 당시 환자들의 셀레늄 농도를 확인하는 것이 불가능하다. 많은 연구를 통해 입원 시점의 셀레늄 수치가 사망률과 역의 상관관계에 밝혀졌기 때문에, SÉRÉNITÉ 연구 환자들이 SIC 연구 환자들에 비해 더 위중했던 건 아닌지 의문이 제기된다. 또 다른 차이는 아셀렌산나트륨 투여기간이 14일에 비해 9일로 더 짧았다는 것이다. 여기에서도 역시 더 짧은 아셀렌산나트륨 투여기간이 셀레늄 수치에 어떤 영향을 주었는지 다시 말해, 셀레늄 농도가 참고 범위로 회복됐고 중재 완료 후 어느 정도까지 떨어졌는지 확인할 방법이 없다. 이런 차이 들을 고려하면 아셀렌산나트륨 투여군에서 사망률 감소가 없었던 것은 놀랄 일이 아니다.

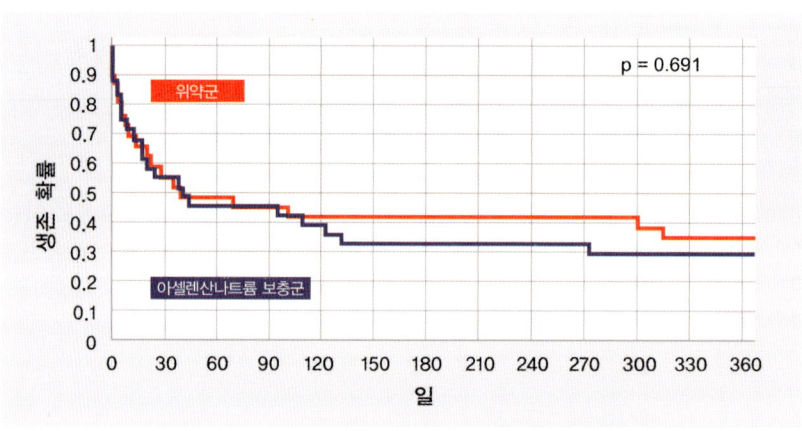

[SÉRÉNITÉ 연구의 아셀렌산나트륨 투여군과 위약군 사망률[36]]

SÉRÉNITÉ 연구에서도 아셀렌산나트륨 투여가 원인인 부작용은 없었다. 1일에 투여된 아셀렌산나트륨 4000μg이 환자에 어떠한 유해한 작용도 미치지 않았다는 것은 주목할 만하다.

5 Valenta외 2011 : 아셀렌산나트륨 보충과 PCT 사이의 연관성 증거

발렌타(Valenta) 박사 연구진의 2011년 연구는 다른 흥미로운 결과를 냈다.[70] 이 전향적, 무작위,

오픈라벨, 단일 기관 임상시험에는 SIRS(전신성염증반응증후군)/패혈증 환자 150명이 등록되었으며 SOFA 점수5.75를 초과하는 환자에게 1일 아셀렌산나트륨(셀레나제 티프로 주사) 1000㎍, 2-14일 아셀렌산나트륨(셀레나제 티프로주사) 500㎍을 오전 시간에 30분내로 주입하였다.

아셀렌산나트륨 보충군과 대조군 모두 비경구영양요법에 일일 아셀렌산나트륨 표준용량 75㎍ 미만을 공급했다.
이 연구에서도 아셀렌산나트륨 보충의 3가지 효과가 드러났다.

· 아셀렌산나트륨 보충군에서 투여 전 매우 낮은 셀레늄 수치와 글루타치온 페록시다제(Glutathione peroxidase) 활성이 대조군에 비교해서 정상범위 내로 증가했다.

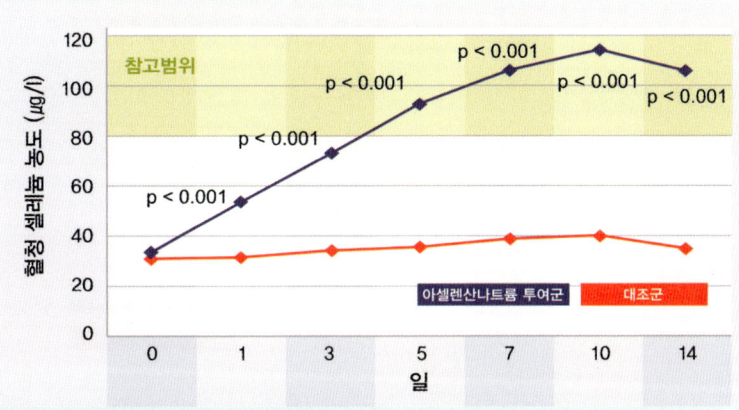

[아셀렌산나트륨 보충 동안 시간 경과에 따른 혈청 셀레늄 농도 변화[41]]

· 두 환자군의 28일 이후에 생존하는 환자들은 비생존자에 비해서 혈청 셀레늄 수치가 더 높은 경향이 있었다(59.2±45.7 vs. 56.1±44.2 ㎍/l; p=0.068).
· 고용량 아셀렌산나트륨 보충에도 불구하고, 어떠한 부작용이나 독성 작용이 발생하지 않았다. 799개 혈청 샘플 중 아셀렌산나트륨 보충군 9명에서 채취된 17개의 검체만이 참고범위 보다 높은 셀레늄 수치를 보였다(163.4±14.2㎍/l, 참고범위 80-120㎍/l). 이 9명 환자는 모두 생존했다.

이 연구는 또한 혈청 셀레늄 수치 및 여러 염증 인자와 ICU입원시의 패혈증 중증도 사이의 역의 상관관계를 보여줬다.

	r-value	p-value
프로칼시토닌(procalcitonon, PCT)	- 0.172	0.035
C-반응성 단백질(C-reactive protein, CRP)	- 0.187	0.022
SOFA 점수	- 0.277	0.001

[ICU 입원시점의 셀레늄 수치 및 염증지표와 패혈증 중증도 사이의 음의 상관관계[41]]

아셀렌산나트륨 보충군과 대조군간 28일째 사망률에 통계적으로 유의한 차이는 없었다(25.3% vs. 32%; p=0.367). 한 하위그룹 분석에서 아셀렌산나트륨 보충군의 APACHE II점수 29 이상 환자에서 사망률이 더 낮은 경향이 나타났다(32.6% vs. 51.6%; p=0.100).

발렌타(Valenta) 박사 연구진은 이 연구에서 흥미로운 발견을 했다. 아셀렌산나트륨 군과 대조군 사이 PCT와 CRP 수치 비교에서, 14일간의 경과 관찰기간 동안 비록 PCT 와 CRP 수치가 아셀렌산나트륨 보충과 관계없이 감소했지만 아셀렌산나트륨 보충군의 감소가 더욱 두드러진 것이 관찰된 것이다. 특히 7일째의 아셀렌산나트륨군과 대조군의 PCT 수치 차이가 통계적으로 유의했다.

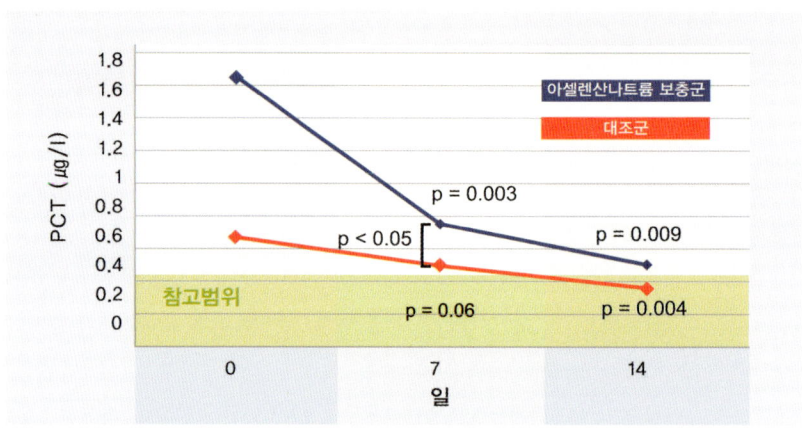

[아셀렌산나트륨 보충군에서 현저히 더 크게 하락하는 PCT. 0일째 두 환자군간 PCT 수치가 달랐지만, 통계적으로 유의한 차이는 아니었다(p=0.108).[70]]

이는 셀레늄과 PCT 사이의 생물학적 상관관계를 의미하는 것이다.

Intensive Care Med
DOI 10.1007/s00134-011-2153-0

ORIGINAL

Jiri Valenta
Helena Brodska
Tomas Drabek
Jan Hendl
Antonin Kazda

High-dose selenium substitution in sepsis: a prospective randomized clinical trial

패혈증 환자 고농도 셀레늄 대용법:
전향적, 무작위 임상 연구요약[70]

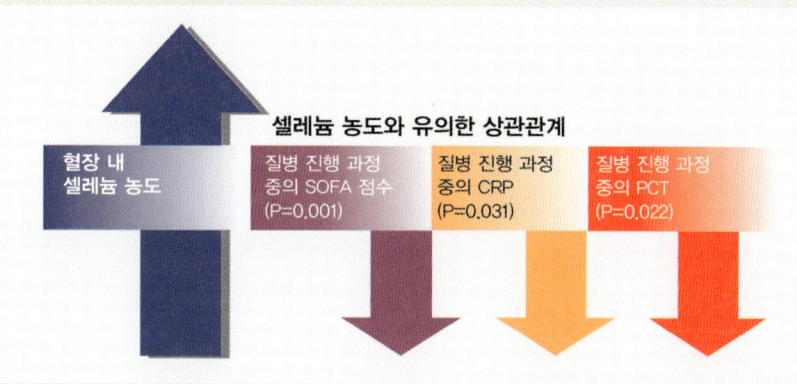

- **목적** : SIRS(전신성염증반응증후군)과 패혈증은 중환자들의 사망률을 높이는 주요 원인이다. 셀레늄 의존형 효소를 포함한 항산화 수용력의 감소는 이러한 전신 염증 증후군과 패혈증을 일으키는 요인이다. 패혈증 환자에게 아셀렌산나트륨 공급을 해줌으로써 이러한 불상사를 예방할 수 있다. 그래서 우리는 아셀렌산나트륨 공급이 염증, 영양, 항산화 방어력의 표지자를 개선하고 사망률을 감소시킨다는 가설을 세웠다.

- **방법** : 전향적, 무작위, 오픈-레벨, 단일 임상 연구로 SIRS(전신성염증반응증후군)/ 패혈증 환자 SOFA 수치 5이상인 환자 150명을 상대로 임상을 실시했다. 아셀렌산나트륨 그룹 환자들은(75명) 14일간 아셀렌산나트륨을 투여받았다(1일 1000㎍, 이후 2-14일 일일 500㎍). 대조군 그룹 환자들(75명)과 아셀렌산나트륨 그룹 환자들 모두 기본적인 아셀렌산나트륨을 공급받았다(셀레늄<75㎍/d). APACHE ll와 SOFA 점수에 따라 측정한 플라즈마 셀레늄, 전혈 글루타치온 페록시다제(Glutathione peroxidase) 활동성 C-reactive protein(CRP), Procalcitonin(PCT-혈중의 칼슘 농도를 조절하는 호르몬인 칼시토닌의 전구 펩타이드), 알부민, 프리알부민과 콜레스테롤 수치는 초기, 1~7일과 14일에 확인했다. 사망률은 28일째 되는 날 측정했다.

- 결과 : 플라즈마 셀레늄과 글루타치온 페록시다제(Glutathione peroxidase) 활동성은 아셀렌산나트륨 그룹에서 하루 이후 증가했다. 플라즈마 셀레늄과, CRP(p=0.035), PCT(p=0.022), SOFA(p=0.001) 사이는 투여했을 당시는 음의 상관 관계였지만 7일, 14일째는 아니었다. 프리알부민과 콜레스테롤은 상대적인 베이스라인에 비해 아셀렌산나트륨 그룹에서 증가했다. 사망률은 두 그룹에서 비슷했고 성에 따른 차이는 없었다.
- 결론 : SIRS(전신성염증반응증후군)와 패혈증 환자에게 사용한 고농도 아셀렌산나트륨 용법은 플라즈마 셀레늄 수치와 글루타치온 페록시다제(Glutathione peroxidase) 활동성을 증가시켰지만 사망률은 감소하지 않았다. 두그룹에서 염증 표지자들은 유사하게 줄어들었다.

6 Manzanares외 2010: 고용량 아셀렌산나트륨 보충은 병원성 폐렴 발생을 감소시키고 패혈증의 중증도를 낮춘다

이 위약대조군, 무작위, 전향적, 단일 맹검 임상 3상 연구는 APACHE II 점수 15점 이상 SIRS(전신성염증반응증후군) 환자 35명을 등록시켰다.[71] 아셀렌산나트륨 보충군은 아셀렌산나트륨을 2000μg 볼루스(bolus) 주입 받은 후, 이후 10일간 일일 1600μg을 정맥 지속주입 받았다. 두 환자 군 모두 평균 아셀렌산나트륨 77μg과/ 또는 73μg을 경구적으로 보충받았다.

아셀렌산나트륨 보충군에서 초기 인공호흡기 관련 폐렴(ventilator- associated pneumonia)이 31% 현저히 감소했다(p=0.04).

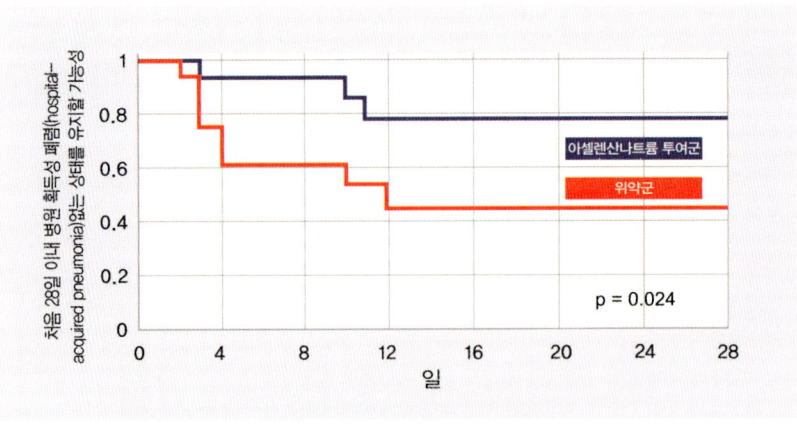

[아셀렌산나트륨은 환자가 병원성 폐렴에 걸릴 확률을 감소시켰다[71]]

병원성 폐렴 발생률도 19% 감소했다(p=0.03) 저자들은 다음에 열거되는 볼루스(bolus) 투여의 3가지 효과가 초기 인공호흡기 관련 폐렴에 영향을 미칠 수 있다는 것을 고려하여 고용량 볼루스(bolus) 투여로 인하여 이런 유익한 효과가 발생한 것으로 보았다.[64]

―NF-kB의 DNA 결합을 가역적으로 저해
―활성화 된, 염증촉진 세포에 대한 세포자멸사 및 세포 독성유도
―직접적 바이러스 박멸 효과 또는 항균효과

ICU에서 초기 인공호흡기관련 폐렴이 이환율, 사망률, 비용의 주요 원인이다. 아셀렌산나트륨을 통한 초기 인공호흡기관련 폐렴 발생의 감소가 이들을 줄이는데 중요한 공헌을 할 수 있을 것이다. 더 나아가, SOFA 점수가 위약군에 비해 10일 째 아셀렌산나트륨 보충군에서 감소했다(p=0.0001). 아셀렌산나트륨 보충군의 SOFA 점수가 3일~10일까지 계속해서 현저히 감소한 반면, 위약군의 SOFA 점수는 사실상 거의 변동 없었다.

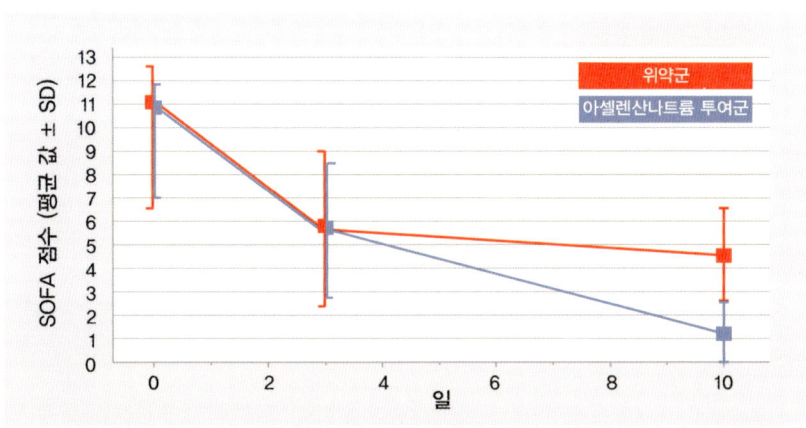

[아셀렌산나트륨은 SOFA 점수로 산출한 패혈증 중증도를 현저히 개선시켰다(p=0.0001)[71]]

Intensive Care Med
DOI 10.1007/s00134-011-2212-6

ORIGINAL

William Manzanares
Alberto Biestro
María H. Torre
Federico Galusso
Gianella Facchin
Gil Hardy

High-dose selenium reduces ventilator-associated pneumonia and illness severity in critically ill patients with systemic inflammation

고용량의 셀레늄을 투여하면 SIRS(전신성염증반응증후군) 중증 환자의 인공호흡기 관련 폐렴과 병의 중증도가 감소한다.[72]

- 목적: 초기에 부하용량(loading dose)로 정맥 볼루스(bolus) 투여 후 정맥 지속주입 된 고용량의 셀레늄이 중증 SIRS(전신성염증반응증후군) 환자의 임상 결과에 미치는 효과와 약리학적 작용을 규명하고자 했다.

- 방법 : 대학종합병원 집중치료실(ICU)에서 전향적, 위약-대조군, 단일 맹검 2상 연구를 진행하였다. 18세 이상, APACHE II 점수 15점 이상인 SIRS(전신성염증반응증후군) 환자 35명을 두 그룹으로 무작위 배정하여 위약 또는 셀레나이트를 부하용량(loading dose)으로서 2000μg 정맥 볼루스(bolus) 주입 후 10일간 1600μg 정맥 지속주입하였다. 무작위 배정 전, 연구 3일, 7일 10일째 혈액을 채취해 분석하였다. 임상 결과는 SOFA 점수로 평가했다. 인공호흡기 관련 폐렴(VAP)을 포함한 병원 감염성 폐렴과 이상반응, 그 밖의 안전성 변수들은 이차 종료점으로써 모니터 되었다.

- 결과 : 10일간 SOFA 점수는 셀레나이트 투여 환자군에서 현저히 감소했다(1.3 ± 1.2 vs. 4.6 ± 2.0, $p=0.0001$). 초기 인공호흡기 관련 폐렴(VAP) 비율(6.7% vs. 37.5%, $p=0.04$)과 ICU 퇴원 후 병원성 폐렴 발생률도 셀레나이트 투여 환자군에서 더 낮게 나타났다($p=0.03$) 글루타치온 페록시다제(Glutathione peroxidase) 3 활성도(GPx-3)는 두 그룹에서 모두 증가했으나 연구 7일째 셀레나이트 투여 환자 군에서 최대 활성도를 나타냈다. 셀레나이트로 인한 이상반응은 보고되지 않았다.

- 결론: 셀레나이트로 셀레늄을 초기에 볼루스(bolus)로 2000μg 투여 후 매일 1600μg을 주입하는 방법은 단기간 부작용이 없는 새로운 시도였다. 고용량으로 비경구 투여된 셀레나이트는 ICU 입원 SIRS(전신성염증반응증후군) 환자들의 혈중 셀레늄 농도를 현저히 높여 질병의 중증도를 개선시키고 초기 인공호흡기 관련 폐렴을 포함한 병원성 폐렴 발생률을 감소시켰다.

- Keywords: 셀레늄 · 글루타치온 페록시다제(Glutathione peroxidase) · 전신 염증 · 인공호흡기 관련 폐렴 · 병원성 폐렴

7 SIGNET 연구 : 아셀렌산나트륨을 5일 이상 투여 받는 환자에서 새로운 감염 감소

SIGNET 연구는 502명 대상의 무작위, 이중맹검, 요인연구(factorial), 대조군 다기관 연구이다.[73] 요인 설계(factorial design)때문에, 환자들은 다음의 연구 군으로 배정되었다

> 위약군(n=125) 표준 제제(standard formulation)를 포함하는 비경구적 영양;
> ─아셀렌산나트륨군(n=127): 표준 제제(standard formulation)에 아셀렌산나트륨 500㎍ 추가
> ─글루타민 군(n=126): 글루타민 20.2g 포함하는 제제(formulation)
> ─아셀렌산나트륨+글루타민 군(n=125): 아셀렌산나트륨 500㎍+글루타민 20.2g 포함하는 제제(formulation).

56% 환자에서만 패혈증이 발생했다. 글루타민 보충군에 비해 아셀렌산나트륨 보충군에서 새로운 감염 발생률이 5% 감소하였다(p=0.24). 아셀렌산나트륨을 5일 이상 투여 받은 환자에서 새로운 감염이 13% 감소하였다(p=0.03).

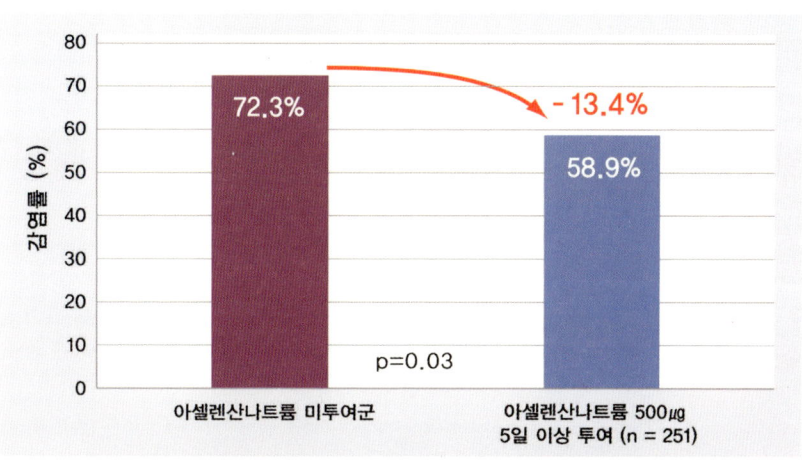

[최소 5일이상 아셀렌산나트륨 투여군에서 새로운 감염률 현저히 감소[73]]

8 REDOXS 연구 : 환자들의 셀레늄 결핍 정도가 심하지 않아 셀레늄 보충의 효과가 두드러지지 않았지만 글루타민에 비교하면 셀레늄은 사망률에 어떠한 부정적 영향도 주지 않았다.

REDOXS 연구는 다발성 장기부전의 중증 환자 1223명을 대상으로 한 무작위, 대조군, 이중맹

검, 2x2 요인설계, 다기관 연구이다.[74] 환자들은 ICU입원 24시간 내 각각 글루타민, 항산화제 단독 투여, 병행, 또는 위약을 최대 28일 투여 받았다(셀레나제로서 아셀렌산나트륨 500μg 포함).

연구 집단		수	보충	투여
1	글루타민	303	글루타민 0.5g/ 체중 1kg	비경구
			글루타민 30g	경장
2	항산화제	308	아셀렌산나트륨(셀레나제) 500μg	비경구
			아셀렌산나트륨 300μg, 아연 20mg, 비타민 E 500mg, 베타카로틴 10mg, 비타민 C 1500 mg	경장
3	글루타민 + 항산화제	310	1 + 2	
3	위약	302	-	

[REDOXS 연구의 연구집단[74]]

ICU 입원 시 주요진단 결과 패혈증 환자는 겨우 31% 였다. 연구 환자 중 ICU 입원시의 셀레늄 수치가 정상범위를 벗어나지 않는 환자는 66명이나 됐으며, 정상범위의 상세한 정의가 명시되지 않았다. 이들이 패혈증 환자였는지 알 수 없다. 셀레늄 수치는 각각 항산화제 군 86μg/l, 항산화제 미투여군 80μg/l로 패혈증 환자의 혈청 셀레늄 수치인 30-40μg/l 을 현저히 상회했다. 앞서 언급된 패혈증 연구는 인구 내 평균 셀레늄 수치가 확실히 혈청 내 80μg/l 아래인 유럽 지역에서만 실시되었다. REDOXS 연구는 캐나다, 미국 뿐 아니라 유럽에서 진행됐다. 캐나다와 미국은 모두 셀레늄 수치가 참고 범위 80μg/l을 상회하는 곳이다.

항산화제 군에서 혈청 내 셀레늄 수치가 현저히 증가한 반면($p < 0.001$) 항산화제 미투여군의 셀레늄 수치는 아주 약간의 증가만을 보였다.

	항산화제 투여군		항산화제 미투여군		p-value
	n	중앙값 [Q1, Q3]	n	중앙값 [Q1, Q3]	
ICU 입원 1일	31	86 (71 – 98)	30	80 (65 – 85)	0.08
ICU 입원 4일	28	142 (137 – 164)	26	85 (67 – 95)	< 0.0001
ICU 입원 7일	25	156 (134 – 174)	19	89 (82 – 107)	< 0.0001

[항산화 군의 혈청 셀레늄 수치 증가[74]]

셀레늄 농도의 현저한 증가에도 불구하고, 저자들은 두 환자 군의 셀레늄 수치의 중앙값이 모든 측정 시점에 정상범위에 있었다고 보고했다. 항산화제 중재를 하지 않은 환자 군에 비해 항산화제 보충은 28일째 사망률에 영향을 주지 않았다(30.8% vs. 28.8%; p=0.48). 위에 언급한 한계점에 추가로, 항산화제 투여가 늦은 점, 너무 낮은 아셀렌산나트륨 용량, 비타민 C 와의 아셀렌산나트륨 병용 투여로 인한 상호작용 때문에 아셀렌산나트륨의 효과가 상쇄됐을 수 있다.

9 Sakr외 2014 : 의사들이 아셀렌산나트륨(셀레나제)를 현저히 더 위중한 환자에 투여했다.

2014년에 실시된 대규모 후향적 연구에서 사크르(Sakr) 박사 연구진은 2004년부터 2010년까지 6년 간 외과계 ICU에서 중증 패혈증으로 치료 받은 1,047명 환자에서 아셀렌산나트륨 보충의 효과를 조사했다.[75] 연구의 후향적 특성으로 인하여 아셀렌산나트륨 보충군은 413명(39%)에 불과했다. 대조군은 일일 아셀렌산나트륨 100μg을 투여 받았고 아셀렌산나트륨 보충군은 아셀렌산나트륨(셀레나제) 1000μg을 볼루스(bolus) 주입 후 최대 14일 간 일일 1000μg을 지속 주입 받았다.

보조적 아셀렌산나트륨 치료 기간의 중앙값은 8일 이었다(IQR=4-12).

두 환자 군은 현저하게 다른 환자 특성을 보여줬다. 특히, 더 높은 SAPS II 점수(50.8 vs. 47.7, p=0.001)과 더 높은 암환자 비율(32.4% vs. 24.6%; p=0.005)이 연구 분석에 영향을 미쳤을지 모른다. 이런 차이는 염증과 장기 기능을 시험하기 위하여 측정된 파라미터들에서도 명백했다(C-반응성 단백질, PCT, 혈중 젖산).

특성	대조군	아셀렌산나트륨군	p-value
SAPS II	47.7 ± 17	50.8 ± 17.7	0.001
암	24.6%	32.4%	0.005
C-반응성 단백질	78 (13 – 193)	146 (46 – 235)	< 0.0001
프로칼시토닌	2.3 (0.7 – 7.2)	3.7 (0.9 – 12.9)	< 0.0001
혈중 젖산	2.5 (1.6 – 5.3)	2.9 (1.7 – 5.6)	0.031

[아셀렌산나트륨군과 대조군의 현저히 다른 환자 특성[75]]

(1) 외과적 패혈증(surgical sepsis) 환자는 내과적 패혈증(medical sepsis) 환자와 다른(더 높은) 용량을 필요로 하는가?

다른 무엇보다 외과적 중재가 수술 도중과 수술 후 체 내 셀레늄 소모를 현저히 높이는 산화석

스트레스를 촉발하는 것으로 알려져 있다. 그러므로 유사한 유익한 효과 달성을 위해 외과적 환자는 내과적 환자보다 더 높은 아셀렌산나트륨 용량을 필요로 한다고 추정할 수 있다.

심장 수술에서의 아셀렌산나트륨 보충에 관한 연구는 아셀렌산나트륨 보충이 없는 수술은 셀레늄 수치를 수술 전에 비해 약 25% 감소시킨다는 것을 보여줬다. 그러나 이 연구에서 셀레늄 수치가 측정되지 않았다는 사실(명시되지 않았을 수도 있음)은 ICU 입원시의 셀레늄 농도가 내과적 패혈증 환자에서보다 외과적 패혈증 환자에서 더 낮은지에 대한 결론을 내리는 것이 불가능하다.

10 아셀렌산나트륨 보충군의 현저히 더 높은 질환 중증도가 중증 패혈증 환자에서의 아셀렌산나트륨 보충에 관한 후향적 연구 분석을 왜곡시켰다.

이 후향적 연구에서 전체 ICU 사망률은 31.3%, 병원 내 사망률은 41.8%였다. 두 환자군 간 ICU 사망률에 현저한 차이가 없는 반면(29.5% vs. 33.9%; p=0.135), 아셀렌산나트륨 투여군에서 병원 내 사망률이 더 높게 나타났다(39.15 vs. 46%; p=0.027). ICU 입원과 병원 내 체류기간 모두 아셀렌산나트륨 보충군에서 현저히 더 길었다(각각 p=0.01, 0.001). 그러나, 다변량 분석에서 보조적 아셀렌산나트륨 치료는 더 불량한 병원 내 사망률과 독립적인 연관성이 없었다(OR=1.19, 95% CI=0.86-1.65; p=0.288). 다변량 변수 분석에는 연령, 성별, SAPS II 점수, 수술 유형, 동반이환율, 패혈증에 대한 중점도, SOFA 하위 점수, 혈중 젖산 농도가 포함됐다.

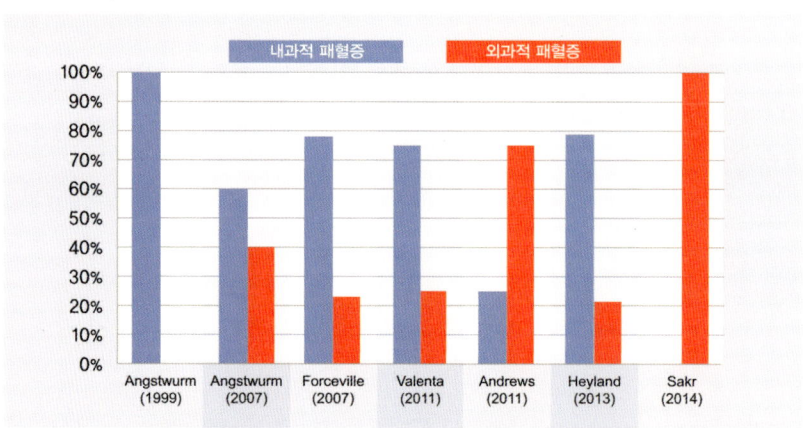

[여러가지 다른 패혈증 연구에서의 내과적, 외과적 패혈증 환자 비율[1, 9, 36, 71, 73, 74, 75, 76]]

저자들은 그들의 연구에서 스스로 아셀렌산나트륨 보충군에 현저히 위중한 환자의 수가 더 많은 것이 더 높은 병원 사망률과 더 오랜 ICU 및 병원 체류기간의 원인임을 지적한다. 뿐만 아니라 저자들은 또한 외과 환자의 비율이 13%에서 40%까지 변동을 보이는 초기 다른 연구들과 달리 그들의 연구는 100% 외과 환자를 포함했음을 언급한다.

아셀렌산나트륨의 고농도 투여는 안전한가?

1 고용량 투여가 항상 효과가 좋은 것은 아니다(SÉRÉNITÉ 연구의 교훈)

패혈증 환자에게 아셀렌산나트륨을 하루 1,000μg 이상 투여했을 때 항상 효과가 좋았던 것은 아니었다.

(1) SÉRÉNITÉ 연구의 개요

프랑스에서 실시된 SÉRÉNITÉ 연구에서 보았듯이 아셀렌산나트륨을 4,000μg을 투여 후 9일간 1,000μg을 투여했을 때 효과가 좋지 않았다. 이 연구 결과를 근거로 저자들은 하루에 800μg 이상의 아셀렌산나트륨을 투여하지 않아야 한다는 결론을 내렸다.

(2) SÉRÉNITÉ 연구의 실패원인

① 아셀렌산나트륨 투여가 너무 늦었다. SÉRÉNITÉ 연구에 참여한 대부분의 환자들(대조군 79%, 아셀렌산나트륨 90%, p=0.405)은 ICU 입원 후 4시간 이내에 연구에 포함되었다. 즉, 대조군과 아셀렌산나트륨 군으로 무작위 배정될 때까지 ICU 입원부터 약 48시간이라는 긴 시차가 존재했으며 심지어 아셀렌산나트륨 군 환자의 10%는 ICU 입원 48시간이 지난 후에 연구에 포함되었다. 반면 SIC연구에서는 ICU 입원 후 6시간 이내에 환자의 배정 및 아셀렌산나트륨 투여가 이뤄졌고 이 기준에 부합하지 않은 환자는 연구 프로토콜 위반으로 간주되어 최종 분석에서 제외되었다.

② 아셀렌산나트륨을 볼루스(bolus)로 즉시 투여하지 않고 지속적으로 주입했다.

패혈증 환자는 아주 짧은 시간 내에 다량의 아셀렌산나트륨을 필요로 하는데, 만약 이를 충족시키지 못한다면 임상적으로 좋은 결과를 얻지 못할 것이다. 그럼에도 불구하고, SÉRÉNITÉ 연구에서는 아셀렌산나트륨을 볼루스(bolus)가 아닌 지속 정맥 주입으로 투여함으로써 급증한 셀레늄 요구량을 충족시키지 못했고 그 결과 4000μg 이라는 고용량을 사용했지만 생존율에 관련 아무런 효과를 보여주지 못했던 것이다.

(3) 결론

만약 28일 사망률 기준으로 임상적 이득을 기대하려면

1. 아셀렌산나트륨을 즉시 투여하고(< 6시간),

2. 볼루스(bolus)로 투여(SIC 연구처럼 적어도 1000㎍)해야 하며,

3. SIC 연구와 같이 전체적으로 높은 용량을 사용하거나(15,000㎍) 만자나레스 연구(18,000㎍)처럼 좀 더 높은 용량을 투여해야 할 것이다.

현재, 독일과 스위스에서는 다른 적응증에 있어 훨씬 더 높은 용량을 사용하는 다양한 연구가 진행중에 있다. 한 마디로 요약하자면 집중치료 환자에게 아셀렌산나트륨을 "초기에, 강하게 그리고 충분히 오래" 투여해야 한다.

	SIC 연구 (Angstwurm 외, 2007)	SÉRÉNITÉ 연구 (Forceville 외, 2007)	SÉRÉNITÉ 연구 에 관한 논평
환자수	치료군 116/위약군 122 = 238명	치료군 31/ 위약군 29 = 60명	너무 적은 환자 수
용량	1일: 아셀렌산나트륨 2000㎍ (1000㎍ 볼루스 + 1000㎍ 지속 주입) 2일~14일: 아셀렌산나트륨 1000㎍ (지속주입)	1일: 아셀렌산나트륨 4000㎍(지속주입) 2~9일: 아셀렌산나트륨 1000㎍(지속 주입)	초기에 아셀렌산나트륨이 집중적으로 부여되지 않았다. (볼루스 투여 아닌 지속 주입)
투여 시작	연구 포함 6시간 이내	연구 포함 48시간 이내	투여가 늦었다.
결과	PPT(계획서 순응 피험자)의 사망률 14.3% 감소 부작용 없음	사망률 감소 없음 부작용 없음	보다 더 고용량인 4000㎍의 아셀렌산나트륨을 투여해도 부작용은 없었다.

[SÉRÉNITÉ 연구와 SIC 연구 비교 분석]

2 아셀렌산나트륨은 화상환자의 병원 내 폐렴을 감소시켰다.(Berger 외 2006)

베거(Berger) 박사는 2006년에 발표한 연구에서 최적의 아셀렌산나트륨 용량은 500~750 ㎍이고, 750㎍ 이상은 천장 효과를 줄 가능성이 있다고 주장했다. 화상 환자에 투여된 매우 낮은 용량(315~380㎍)의 아셀렌산나트륨의 효과를 확인하고자 실시된 이 연구에서 아셀렌산나트륨 투여는 환자들의 감염률을 현저히 감소시켰고 이는 주로 폐렴 감소에 기인한 것이었다. 반면, 피부 감염

에서는 아셀렌산나트륨을 투여받은 환자와 대조군 사이에 유의한 차이가 발견되지 않았다.

폐는 보호되는 반면에 왜 피부는 아니었을까?

다양한 가설로 이 차이를 설명할 수 있을 것이다.

첫째, 아셀렌산나트륨이 중추 정맥 카테터를 통해 지속적으로 주입됐기 때문에 폐를 먼저 통과했을 것이고 셀레늄의 농도는 피부보다 폐에서 높았을 것이다. 피부 내 셀레늄 함량이 나중에 증가했다는 사실이 이 가설을 지지한다. 투여된 아셀렌산나트륨 용량이 너무 낮아서 폐에서 우선적으로 소모가 되었고 말초신경까지 도달하기엔 아셀렌산나트륨이 충분하지 않았던 것이다. 지금까지 아셀렌산나트륨의 약리학적, 독성학과 관련해서 750㎍ 이하 사용에 대한 절대적인 논쟁도 없다. 그리고 천장 효과의 가설을 설명한 논문도 없다.

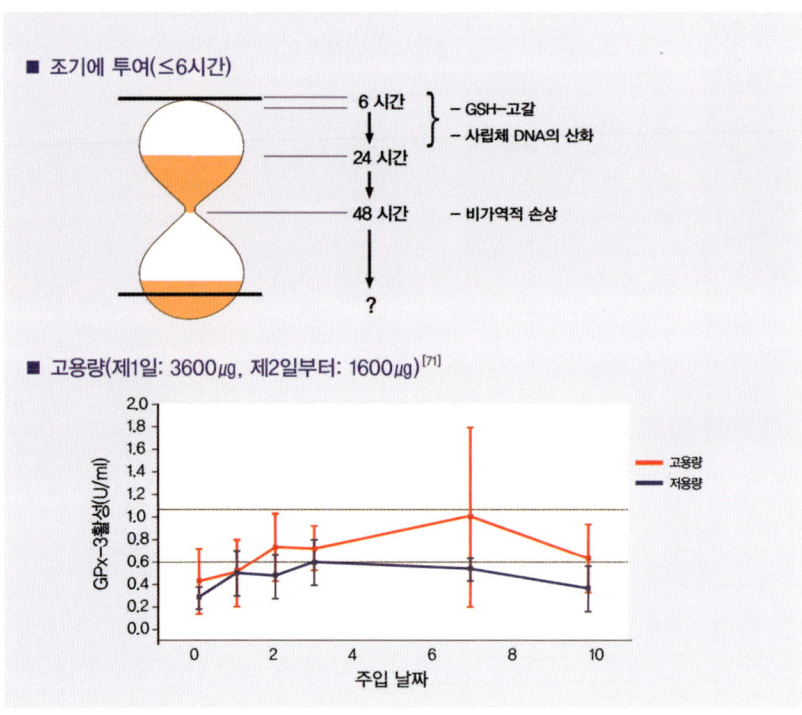

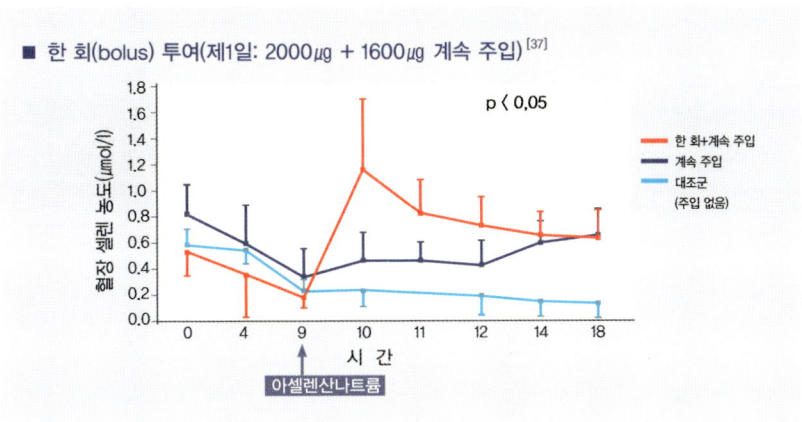

3 중환자의 아셀렌산나트륨 투여용량

고용량의 아셀렌산나트륨이 효과가 있을 수도 있고 없을 수도 있다. 그러나 근래의 연구에서, 적정선의 아셀렌산나트륨 양을 유지하는 것이 중요하며 환자의 증상을 개선한다는 점에 주목하고 있다. 일반적, 영양학적 레벨을 하루 200μg(장기간 투여량)이라고 할 때, 이는 단지 건강한 사람을 위한 영양학적 공급량이다. 약리학적 레벨은 더 높아야 한다(단기, 1개월 또는 2개월).

중증일 수록 더 고용량이 필요하다. 생명을 위협하는 질병은 하루 1,000~2,000μg을 14일 이상 (SIC 연구) 투여를 하한선으로 두고 있다.

※ 자료제공: 본 자료는 독일 비오신(biosyn Arzneimittel GmbH)의 임상 연구 책임자인 Dr. Guenther Stoll가 제공한 자료를 바탕으로 편집하였습니다.

스톨 박사(Dr. rer. Nat. Günther Stoll ; M.Sc., Ph. D)

— 슈투트가르트 대학 생물학 전공, 식물 생리학 학사
— 에버하르트 가를 튀빙겐대 생유기화학 박사학위 취득
— 생명과학/의학 분야 저널리스트와 편집자로 활동.
— 생명과학 및 생명공학 출판물 다수 발행.
— 現 비오신 제품(천연물 신약, 생물학적 반응 조절제) 및 프로젝트 관리 부서 근무
— 現 마케팅 자료 정보 책임자
— 現 약물 부작용 감시 책임자(Qualified Person)
— 現 임상 연구 책임자

[발표 문헌]

—The Integrative Concept of Oncology. A proposal for therapy optimization. DZO 35: 37-51(2003)(2003-종양학의 통합적인 개념. 치료 최적화를 위한 제안. 독일 종양학 저널)

—Selen in der Tumorprävention. DZO 39: 58-63(2007)(2007-종양 예방에 있어 셀레늄. 독일 종양학 저널)

—Nachrungsergänzungsmittel in der Onkologie. EHK 55: 555-559(2006)(2006-종양학에 있어 영양 보충. 독일 임상의학회 저널) 외 다수

아셀렌산나트륨의 가이드라인

1 패혈증 관련 국제적 아셀렌산나트륨 가이드라인

	성인	저체중 신생아	영유아 (미숙아, 만삭아)	화상환자	패혈증 환자	일반 집중치료실 환자
독일영양학회(DGEM) 비경구영양가이드라인 2007 Biesalski HK et al.: Wasser, Elektrolyte, Vitamine und Spurenelemente. [Water, electrolytes, vitamins and trace elements.] Akt Ern Med 2007; 32, Sup 1:S30–S34.	O	O	O	O	O	
유럽임상영양대사학회(ESPEN) 비경구영양가이드라인 Clinical Nutrition (2009) 28, 387–400.	O			O	O	O
독일 패혈증 가이드라인 Prävention, Diagnose, Therapie und Nachsorge der Sepsis [Prevention, diagnosis, therapy and follow-up care of sepsis] Reinhart K, Brunkhorst FM, AWMF online 2010.					O	
캐나다 임상실무가이드라인 2013 www.criticalcarenutrition.com					O	O
성인 중환자에서의 영양지원치료 제공 및 평가 가이드라인: 미국 중환자의학회(SSCM)과 정맥경장영양학회(A.S.P.E.N.) McClave et al., Jpen 33 (2009) 3, 277–316.	O					O
유럽소아소화기영양학회 소아정맥영양가이드라인 J of Pediatr Gastroenterol Nutr. 41:S39–S46, November 2005 ESPGHAN			O			
성인에 대한 영양지원: 경구영양지원, 경장영양 및 비경구영양(영국국립보건임상연구원) National Institute for Clinical Excellence Feb 2006, UK	O					

2 미국 패혈증 관련 아셀렌산나트륨 가이드라인

미국 중환자의학회(Society of Critical Care Medicine(SCCM))와 미국 비경구영양학회(American Society for Parenteral and Enteral Nutrition(A.S.P.E.N.))에서는 2009년 "성인 중환자에서의 영양지원치료 제공 및 평가 가이드라인"[78]을 통하여 성인 중증 환자들의 내/외과적 관리를 위해 ICU 에서 2~3 일 이상 치료가 필요한 환자들에게 특히 셀레늄을 비롯한 미량 미네랄과 항산화제 비타민들의 병행 투여는 특수 영양 요법이 필요한 중증 환자들에게 반드시 제공되어야 한다(Grade B)고 제시하였다.

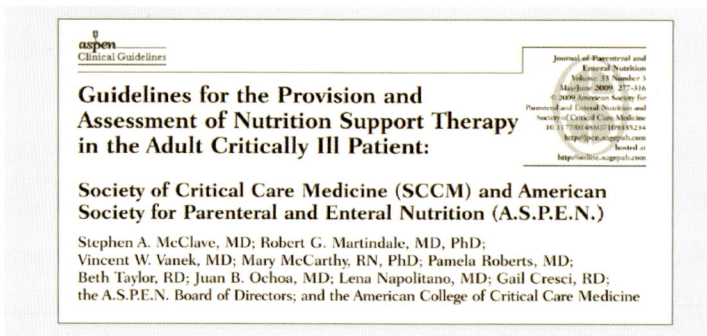

항산화제들 중 아셀렌산나트륨을 비경구 요법으로 단독으로 투여한 결과[9, 79] 패혈증환자와 패혈성 쇼크 환자의 사망률이 감소했다(RR=0.59; 95% CI 0.32-1.08; P=0.08).[5]

이로 인해 중증환자에게 아셀렌산나트륨을 고용량으로 투여했을 때 효과가 있다는 사실을 공식적으로 인정받게 되었다.

3 독일 패혈증 관련 아셀렌산나트륨 가이드 라인

독일에서는 2007년 독일 영양학회(DGEM)을 통해 비영구영양가이드라인으로 아셀렌산나트륨 치료가 선정된데 이어 2010년 독일 패혈증학회(DSG)와 집중의학/응급의학에 대한 독일 제분야(諸分野)(DIVI)의 S-2k 가이드라인의 1차 개정판을 통해 중증 패혈증 및 패혈성 쇼크를 앓는 환자의 사망률을 줄일 수 있는 새로운 치료의 선택으로 아셀렌산나트륨의 투여를 고려할 수 있다는 내용을 발표하였다.

> **Prävention, Diagnose, Therapie und Nachsorge der Sepsis**
>
> 1. Revision der S-2k Leitlinien der Deutschen Sepsis-Gesellschaft e.V. (DSG) und der Deutschen Interdisziplinären Vereinigung für Intensiv- und Notfallmedizin (DIVI)
>
> K. Reinhart, F.M. Brunkhorst, H.-G. Bone, J. Bardutzky, C.-E. Dempfle,
> H. Forst, P. Gastmeier, H. Gerlach, M. Grundling, S. John, W. Kern, G. Kreymann,
> W. Krüger, P. Kujath, G. Marggraf, J. Martin, K. Mayer, A. Meier-Hellmann,
> M. Oppert, C. Putensen, M. Quintel, M. Ragaller, R. Rossaint, H. Seifert, C. Spies,
> F. Stüber, N. Weiler, A. Weimann, K. Werdan und T. Welte
>
> Verabschiedet von den Vorständen der beteiligten Fachgesellschaften am 15. Februar 2010
>
> **Selen**
> Eine neue Therapieoption, die Letalität zu senken.
>
> **Der Einsatz von Selen in der Behandlung von Patienten mit schwerer Sepsis oder septischem Schock kann erwogen werden.**

이를 근거로 독일 내 패혈증 환자의 10%(16,000-20,000명)에서 아셀렌산나트륨(셀레나제)이 투여되고 있으며, 루드빅스부르크 종합병원(http://www.klinikum-ludwigsburg.de/)은 집중 치료실 등에서는 패혈성 쇼크 환자에게 치료 첫날 2000μg 볼루스(bolus) 주입 후 퇴원시까지 매일 1000μg의 고용량 아셀렌산나트륨(셀레나제)을 투여하도록 지침이(Standard Of Operation: SOP)이 정해지기도 하였다.

아셀렌산나트륨 관련 패혈증 연구 개관

	연구 설계	환자 수	중재
Angstwurm et al. (1999)	대조군, 무작위, 전향적, 오픈라벨 예비 연구 (단일 기관)	N (셀레늄) = 21 N (대조군) = 21	**연구 약물군:** 3일간 535μg/일, 3일간 285μg/일, 3일간 155μg/일, 그 이후 35μg/일 **위약군:** 35μg/일
Angstwurm et al. (2007)	전향적, 무작위, 이중맹검, 다기관 임상 3상	N (셀레늄) = 92 N (대조군) = 97	**연구 약물군:** 볼루스: 1,000μg 14일 간 셀레나제 1,000μg/일 **위약군:** < 100ug/일 아셀렌산나트륨
Forceville et al. (2007)	전향적, 무작위, 이중맹검, 다기관	N (셀레늄) = 31 N (대조군) = 29	**연구 약물군:** 볼루스: 4,000μg 9일 간 아셀렌산나트륨 1,000μg/일
Valenta et al. (2011)	전향적, 무작위, 오픈라벨 연구 (단일기관)	N (셀레늄) = 75 N (대조군) = 75	**연구 약물군:** 1일 셀레나제 1,000μg 14일 간 셀레나제 1,500μg/일 **대조군:** < 75μg/일 아셀렌산나트륨
Manzanares et al. (2011)	위약대조군, 무작위, 전향적, 단일맹검, 임상 2상 연구 (단일기관)	N (셀레늄) = 15 N (대조군) = 16	**연구 약물군:** 볼루스: 2,000μg 10일 간 셀레나제 1,600μg/일 **위약군:** 셀레나제 73 ± 16μg/일
Andrews et al. (2011)	무작위, 대조군, 이중맹검, 요인연구 (factorial), 다기관 연구	N (셀레늄) = 127 N (글루타민) = 126 N (셀레늄 + 글루타민) = 124 N (위약군) = 125	**위약군:** 표준 비경구영양요법 글루타민군: 글루타민 20.2g **아셀렌산나트륨 군:** 아셀렌산나트륨 500μg 아셀렌산나트륨+글루타민군: 셀레늄 500μg + 글루타민 20.2g
Heyland et al. (2013)	무작위, 대조군, 이중맹검, 2x2 요인설계, 다기관 연구	N (항산화제) = 308 N (글루타민) = 303 N (항산화제 + 글루타민) = 310 N (위약군) = 302	**항산화제 군:** 셀레나제 비경구 500μg/일 + 경구적 아셀렌산나트륨 300μg, 아연 20mg, 비타민E 500mg, 베타카로틴 10mg, 비타민 C 1500mg **글루타민 군:** 비경구적 0.5g/체중 1kg + 경구적 글루타민 30g
Sakr et al. (2014)	후향적 연구	N (셀레늄) = 413 N (대조군) = 634	**연구약물 군:** 볼루스: 1,000μg 14일 간 셀레나제 1,000μg **위약군:** 100μg/일 아셀렌산나트륨

결 과	한계점
ICU 입원시 셀레늄 수치가 뚜렷하게 정상 아래 **연구 약물군**: 셀레늄 수치↑ (p = 0.003) APACHE III 점수↓ (p = 0.041) 사망률↓ (-19%; p = 0.135) **APACHE III > 53 환자**: 사망률(퇴원 시)↓ (-53%; p = 0.0053) 셀레나제 부작용 없음, 독성 증상 없음	• 표본 수 • 위약군 없음 • 낮은 아셀렌산나트륨 용량
ICU 입원시 셀레늄 수치가 뚜렷하게 정상 아래 **연구 약물군**: 셀레늄 수치↑ (p > 0.001) 28일 째 사망률↓ (-14%; p = 0.048) **패혈성 쇼크 환자**: 28일 째 사망률↓ (-26%; p = 0.018) **APACHE III > 102 환자**: 28일 째 사망률↓ (-26%; p = 0.040) **장기부전 개수 > 3 환자**: 28일 째 사망률↓ (-23%; p = 0.039) 셀레나제 부작용 없음, 독성 증상 없음	
연구 약물군: 기계환기 동안=현저한 차이 없음 사망률 = 현저한 차이 없음 아셀렌산나트륨 부작용 없음, 독성 증상 없음	• 표본 수 • 환자 등록이 너무 늦음(48시간 이후) • 초기 셀레늄 수치 알 수 없음 • 셀레늄 수치 측정 하지 않음
ICU 입원시 셀레늄 수치가 뚜렷하게 정상 아래 **연구 약물군**: 셀레늄 수치↑ (p > 0.001) 28일째 사망률↓ (-7%; p = 0.367) **APACHE II < 28 환자**: 28일째 사망률↓ (-19%; p = 0.100) 대조군에 비교시 PCT 현저한 감소(p < 0.05) 셀레나제 부작용 없음, 독성 증상 없음	• 볼루스 주입 없음
연구 약물군: SOFA↓ (p = 0.0001) 초기 인공호흡기 관련 폐렴↓ (-31%; p = 0.04) 병원성 폐렴↓ (-19%; p = 0.03) 셀레나제 부작용 없음, 독성 증상 없음	• 표본 수 • 초기 셀레늄 수치 알 수 없음 • 셀레늄 수치 측정 하지 않음
아셀렌산나트륨 군: 새로운 감염↓ (-5%, p = 0.24) 5일 이상 아셀렌산나트륨 투여 환자의 새로운 감염↓ (-13%, p=0.03) 6개월 후 사망률 = 현저한 차이 없음	• 56% 환자만이 패혈증 환자 • 초기 셀레늄 수치 알 수 없음 • 셀레늄 수치 측정 하지 않음
ICU 입원시 셀레늄 수치 참고 범위내 **항산화제 군**: 셀레늄 수치↑ (p = < 0.001) 28일 째 사망률 =현저한 차이 없음	• 31% 환자만이 패혈증 환자 • 아셀렌산나트륨 보충을 늦게 시작 • 낮은 셀레늄 농도 • 비타민 C 병용투여로 인한 상호작용
아셀렌산나트륨 군: ICU 사망률 = 현저한 차이 없음, 병원 사망률↑ (+7%; p = 0.027) ICU 체류↑ (p = 0.001), 병원 입원↑ (p=0.001) 아셀렌산나트륨 보충은 더 불량한 예후와 독립적 상관관계가 없음 (OR = 1.19, p = 0.288) 다변량 분석 결과 아셀렌산나트륨 보충은 병원 사망률과 연관 없음	• 후향적 연구 • 아셀렌산나트륨군 환자들이 더 뚜렷하게 위중함 • 아셀렌산나트륨 보충 시작에 대한 정확한 기준이 없음 • 모든 환자가 외과석 패혈증 환자

전신성 염증 반응 증후군(SIRS)과 패혈증 환자에게 있어 아셀렌산나트륨

1 메커니즘

■ 전신성염증반응증후군/패혈증의 병태생리

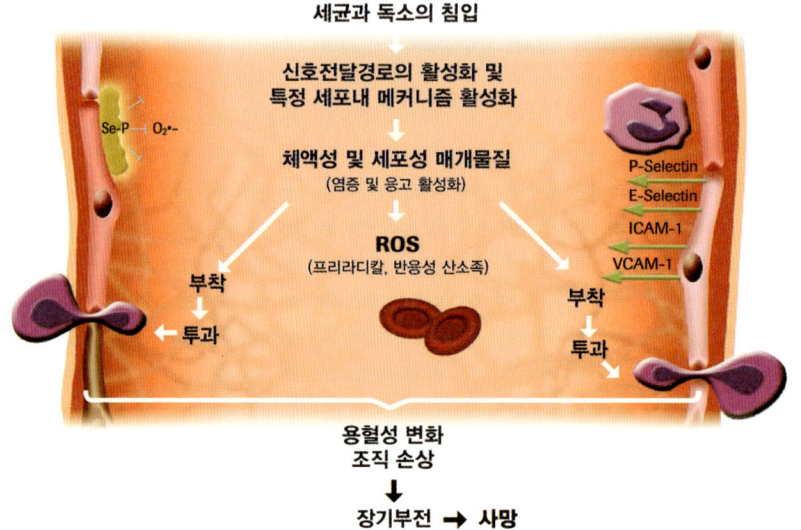

■ 전신성염증반응증후군/패혈증의 병태생리에서 셀레나제의 작용기전

NF-kB	셀레나이트는 GPX1과 GPX4 의 활성화를 통해서 뿐 아니라 그 자체로 NF-kB를 활성 억제한다.
보체	셀레나이트는 보체 활성을 억제한다.
사이토카인	셀레늄은 면역계에 필수적이고 면역조절제로 작용한다(항산화 및 항염증 작용)
ROS	셀레나이트 뿐 아니라 GPX 1,2,3,4, TR은 과산화물을 감소시키고 세포의 산화환원 반응을 조절한다. 산화 스트레스는 GPX와 TR의 발현을 유도한다.
지질 매개물질	셀레늄이 존재로 인하여 GPX3과 GPX4의 활성이 충분해지면 프로스타글란딘의 합성을 촉진하는 트롬복산의 합성이 저해된다: 혈관확장↑ 응고↓
부착	셀레나이트는 TNFa 로 유도된 내피세포부착분자 발현을 억제한다 (ICAM-1, VCAM-1, ELAM-1, E-selectin, P-selectin).
내피세포	1. 내피세포는 GPX1, GPX4, TR을 생산한다. 이들은 혈관 긴장도($O_2^{\bullet -}$/$NO^{\bullet}$ - 균형 유지), 세포 부착(세포 부착분자의 조절과 발현), 세포사멸 신호 조절효소(apoptosis signal-regulating kinase 1 : ASK-1), 에이코사노이드 생성(사이클로옥시게나제와 리폭시게나아제 활성 조절)을 조절한다. 2. 산성환경(염증)은 SelP의 내피세포 부착을 촉진한다(초과산화물 음이온($O_2^{\bullet -}$)과 일산화질소 라디칼($NO^{\bullet}$)로부터 페록시나이트리트 생성 억제

2 용법 및 용량

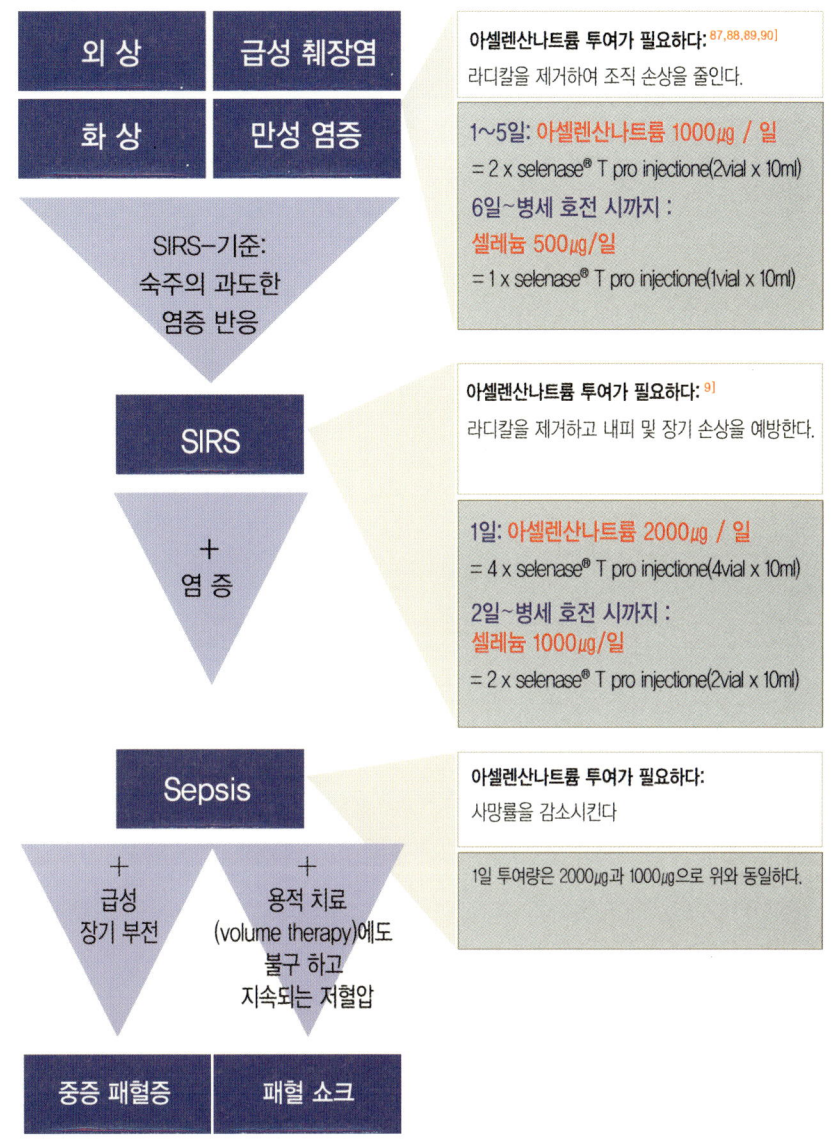

137

부록

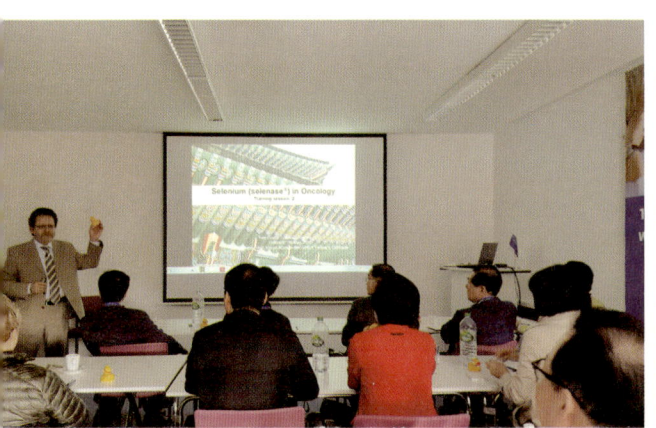
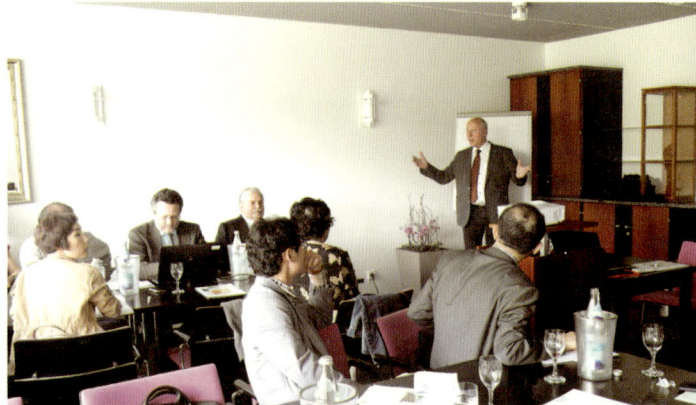
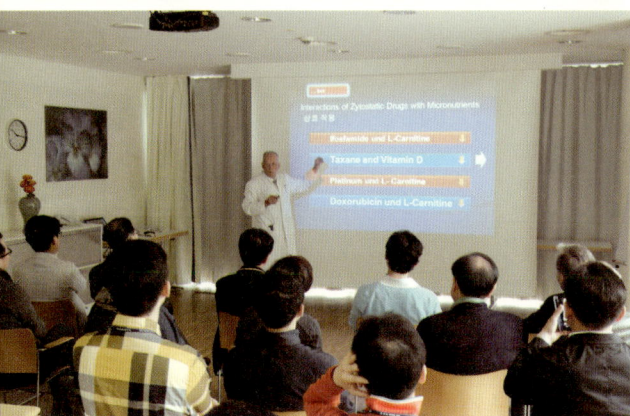
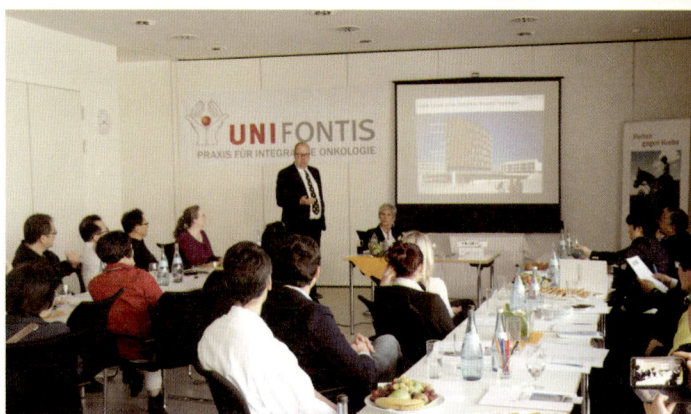

한독생의학학회 2015년 독일 암재활센터 연수

[부록1] 세계 패혈증의 날

1 세계 패혈증의 날

2012년 9월 13일에 처음으로 "세계 패혈증의 날"이 제정되었다.

"세계 패혈증의 날" 제정 취지는 패혈증의 예방, 조기진단, 적절한 치료를 통해서 패혈증의 희생자를 줄이는 것이다. 글로벌패혈증연합(GSA : Global Sepsis Alliance)에서는 이날 전세계적으로 패혈증 희생자들을 기리는 뜻에서 사망자 100명당 한 개의 촛불을 밝히는 캠페인을 권유하였는데 이를 통하여, 일반인들에게 패혈증의 심각성을 알리고, 보건 정책 당국의 보다 적극적인 패혈증 대책을 촉구하고, 패혈증에 대한 연구가 활발이 이루어 질 수 있는 환경을 갖추고자 함이었다.

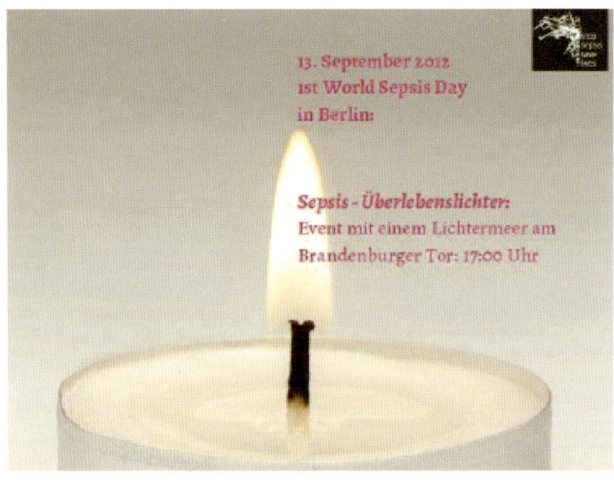

개발 도상국의 경우, 매해 사망하는 신생아와 어린이의 60~80%는 패혈증으로 목숨을 잃고 연간 약 6백만 이상이 패혈증으로 죽음을 맞이 하고 있다. 또한 산모로부터 감염되는 경우도 10만건 이상이다. 미국의 경우 116만 명 이상이 매해 패혈증으로 고통을 받고 있으며 영국과 독일에서는 연간 백 만 명 이상인 것으로 파악되고 있다.

(1) 유명 인사들 또한 인간이기에 병에 걸릴 수 밖에 없다.

2011년 3월, 가수인 릴리 앨른은 임신 6개월 만에 아들을 낳은 후 패혈증이 발병했다. 그녀의 상태는 일시적으로 매우 위험한 상태였다. 앨른은 회복되었고 이후 건강에 대한 뉴스는 더 이상 없었다. 선진국의 경우 임산부 패혈증은 거의 없는 편이지만 앨른의 경우처럼 여전히 누구에게나 일어날 수도 있다.(www.ranker.com)

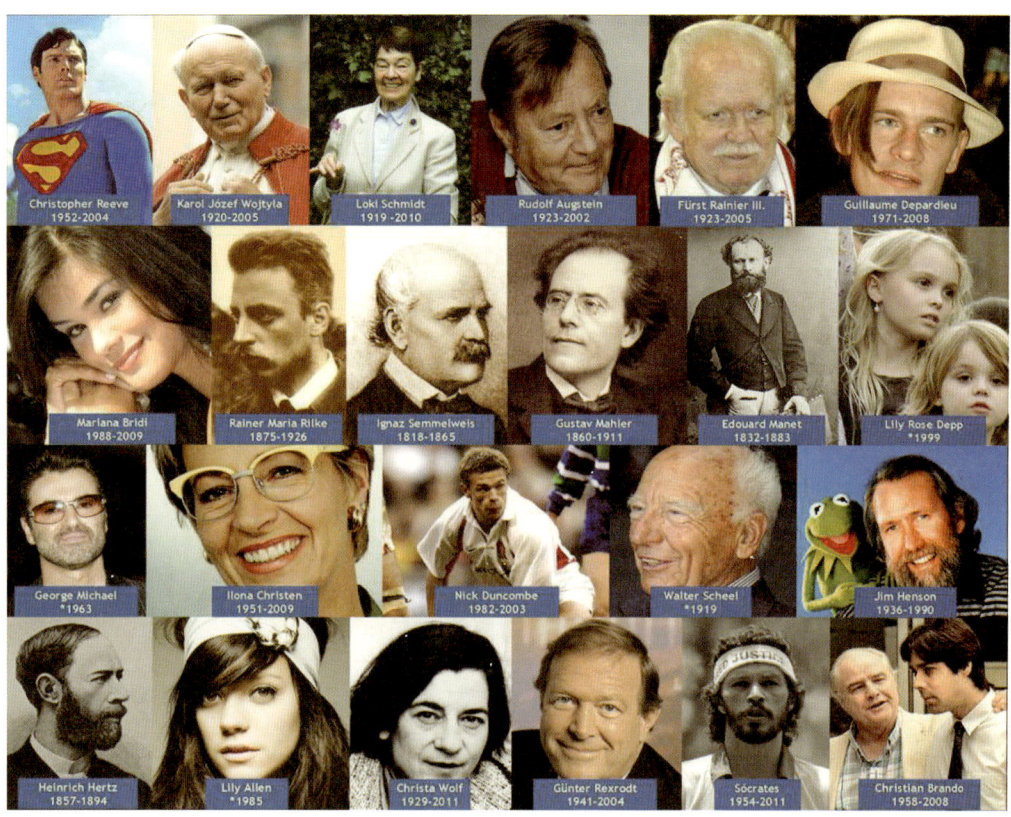

이미지 참조 : sepsis-hilfe.org

>>패혈증으로 사망한 다른 유명인들
- 짐 헨슨 : 폐렴 발병 후 패혈증으로 사망
- 요한-폴 2세 교황 : 요로감염증(UTI) 발병 후 패혈증으로 사망
- 배우 크리스터퍼 리브(슈퍼맨) : 욕창으로 감염된 이후 패혈증으로 사망

2 세계패혈증학회 전문가 network

(1) 글로벌패혈증연합(GSA: Global Sepsis Alliance)

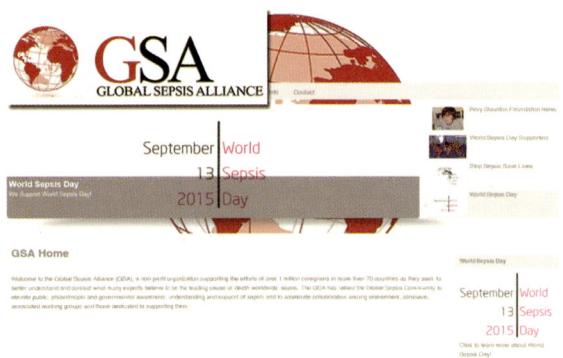

글로벌패혈증연합회(GSA) 홈페이지
http://www.european-hospital.com

글로벌 패혈증 연합(GSA)은 비영리 단체로써 70개국이상에서 모인 약 60만명의 후원자들의 지원을 받고 있다.

GSA는 전세계 주 사망 원인 중 하나가 패혈증임을 많은 전문가들이 인식할 수 있도록 좀더 나은 이해와 방안을 찾기 위해 노력하고 있다. GSA는 공적, 박애적, 정부차원의 인식과 패혈증에 관한 이해와 지원을 고취시키고, 연구원, 임상의, 관련 그룹의 협력을 강화하기 위해 글로벌 패혈증 커뮤니티에 합류 했다.

(2) 독일패혈증학회(DSG: German Sepsis Society)

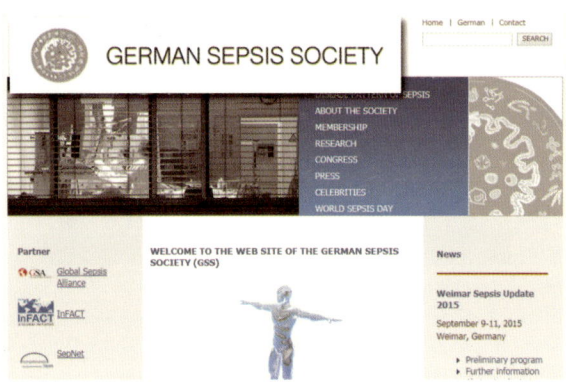

독일패혈증학회 홈페이지
http://www.sepsis-gesellschaft.de

독일 패혈증 학회는 일반인과 의료인들 모두가 패혈증이라는 질병에 대한 이해를 좀 더 강화하기 위해 조직된 의료인 전문 기관이다 목표에 도달 하기 위해 2010년 패혈증에 대한 예방, 진단, 치료에 관한 S-2k 가이드라인을 수정, 발표했다. 이 뿐만 아니라, DSG는 환자와 가족들을 도와야 한다는 주된 사명감을 가지고 국제 학회와 기존 연구 플랫폼을 포함한 트레이닝 이벤트를 조직했다.

(3) 패혈증 가이드 모바일 APP

패혈증 앱은 어른과 소아 환자의 진단과 관리 정보를 담고 있다. 가이드라인은 리딩 기관들, 유

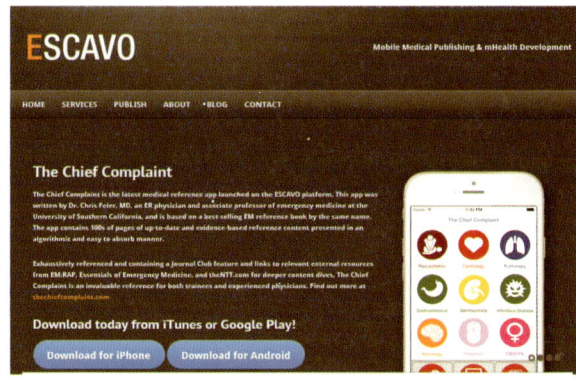

용한 알고리즘과 설명을 포함하고 있고, 약품 정보 외에도 여러 진단과 예후 계산법을 알려준다. 모든 정보는 참고 문헌들을 바탕으로 철저히 준비되어 있고, 이 분야의 수정된 내용들이 자동적으로 반영되며 정규적으로 업데이트 된다. 앱은 무료로 제공되고 있다.

[패혈증 가이드 모바일 앱(www.escavo.com)]

패혈증 임상 가이드 앱은 iOS(iPhone/iPod/iPad와 안드로이드 2.3 Gingerbread)이 장착된 안드로이드 장비 또는 새로운 장치에서 이용 가능하다. 앱은 www.escavo.com 또는 iTunes, App store를 통해서 바로 다운로드 할 수 있다.

(4) 독일 biosyn社(biosyn Arzneimittel GmbH)

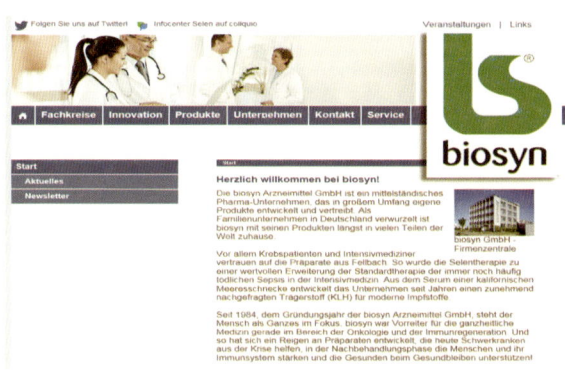

독일 비오신社 홈페이지(www.biosyn.de)

비오신은 20년간 패혈증에 관해 연구하고 독일 패혈증 학회의 전문가 네트워크 그룹(the Competence Network Sepsis: SepNet Study Group)과 긴밀한 협조를 하고 있다.

비오신은 독자적 원천 연구 외에 패혈증 임상 연구에 백만 달러 이상을 투자했다. 그리고 현재 중환자실에서 사용할 수 있는 아셀렌산나트륨 주사(셀레나제 티프로 주사)의 세계 리더로 자리매김하고 있다. 비오신은 셀레늄 단백질(Selenoprotein)에 의한 면역 시스템을 향상 시켜야 한다는 사명감을 가지고 있다.

3 세계 패혈증의 날 후원: 비오신 프리젠테이션

(1) 누구나 알아야 할 패혈증 정보

제 1회 세계 패혈증의 날, 2012년9월13일

《 패혈증 생존을 위한
캠페인:
사망자 60,000명 기준
100명당 1개의 촛불

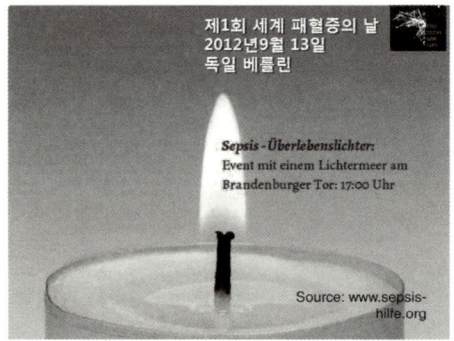

① 패혈증 발생 현황

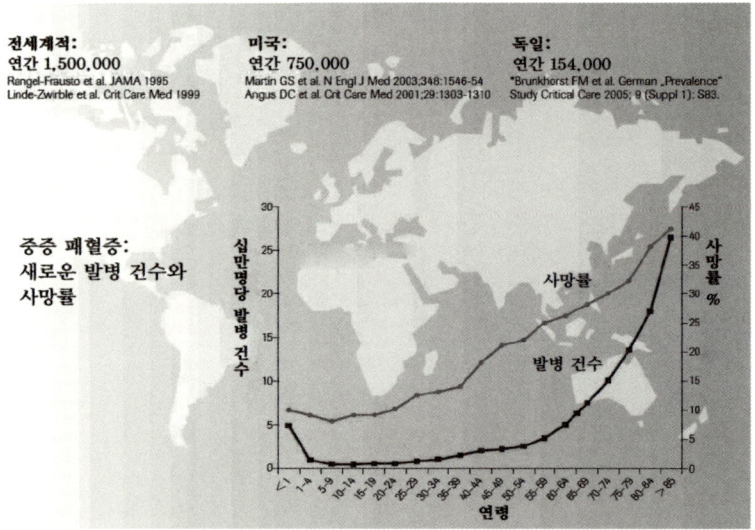

중증 패혈증:
새로운 발병 건수와
사망률

■ 패혈증- 과소평가된 위협

—미국 주요 7개 주 조사결과[21]

패혈증	약 215,000 건/ 사망률 29%
급성 심근경색	약 171,000 건/ 사망률 19%
뇌졸중	약 158,000 건/ 사망률 23%

■ 패혈증- 과소평가된 위협

: 중환자의 약 50%는 집중 치료실 입원 당시 이미 장기부전을 앓고 있다.

—SOAP 연구(급성 중환자 패혈증 연구)[20]

장기 부전이 없을 때	6%의 사망률
장기 부전이 있을 때(≥ 4)	65%의 사망률

■ 패혈증- 경제적 문제이기도 하다!

—독일의 패혈증 환자 치료 비용: 25.000 € ~ 55.000 €

—독일의 연간 지출 비용: 약 5,000,000,000 €

② 패혈증의 진단- 비전문가도 이해할 수 있는!

—비전문가로서 패혈증 진단하는 법
- 고열(≥ 38°C / ≥100°F) 또는 저체온(≤36°C / ≤ 96.8°F)
- 갑작스런 인지력 상실
- 맥박수 증가
- 낮은 혈압
- 호흡수 증가
- 창백하고 잿빛을 띠는 피부

—매우 불특정한 증상 · 확실성이 떨어지는 진단!

| 감염 | SIRS | 패혈증 | 중증 패혈증 |

I. 병원균의 확인

- 미생물학적인 기준 또는 임상적 증상으로 감염 진단30% 환자에서만 균혈이 발견(혈액 내 병원균), 병원균이 검출이 되지 않는 경우도 많다!

II. 전신성 염증 반응 증후군(최소한 2가지 조건 충족)

- 고열(≥38°C / ≥100°F) 혹은 저체온(≤36°C / ≤96.8°F)
- 빈맥(심박수 증가 90회/분)
- 빈호흡(호흡수 증가 20회/분) 혹은 과호흡 증후군
- 백혈구 장애: 백혈구 증가(≥ 12000/mm³) 혹은 백혈구 감소(≤ 4000/mm³)

III. 급성 장기 부전(최소한 1가지 조건 충족)

- 중추신경계(급성 뇌병증: 착란, 섬망 등)
- 혈액응고(≥ 30% 혈소판 감소/ 24 시간 혹은 ≤ 100,000/mm³)
- 순환(저산소증, PaO_2≤10kPa 또는 ≤ 75 mm Hg 산소 보충하에서)
- 신장(혈역학적 보조에도 불구 최소 두 시간 동안 이뇨 ≤ 0.5ml/kg/ h, creatinin x2)
- 대사성산증(혈액의 산성화)

패혈증	조건 I & II
중증 패혈증	조건 I, II & III
패혈증 쇼크	조건I &II 에 추가로 수혈에도 불구 저혈압 지속 되는 경우(수축기 혈압 ≤ 90mm Hg 또는 MAP(평균 동맥압 ≤ 65mg Hg)

■ 패혈증의 진행

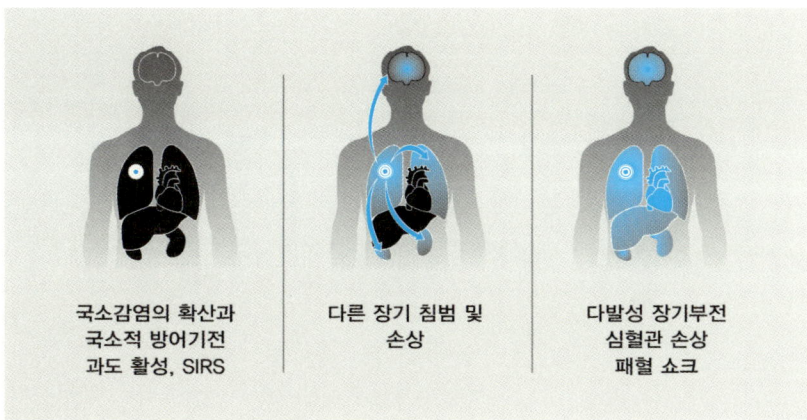

| 국소감염의 확산과 국소적 방어기전 과도 활성, SIRS | 다른 장기 침범 및 손상 | 다발성 장기부전 심혈관 손상 패혈 쇼크 |

■ 패혈증 : 세균(또는 독소)가 원인[86]

포도상구균 (Staphylococcus aureus)	30%
녹농균 (Pseudomonas species)	14%
대장균 (Escherichia coli)	13%

[패혈증의 원인균]

매 초가 중요하다[26]

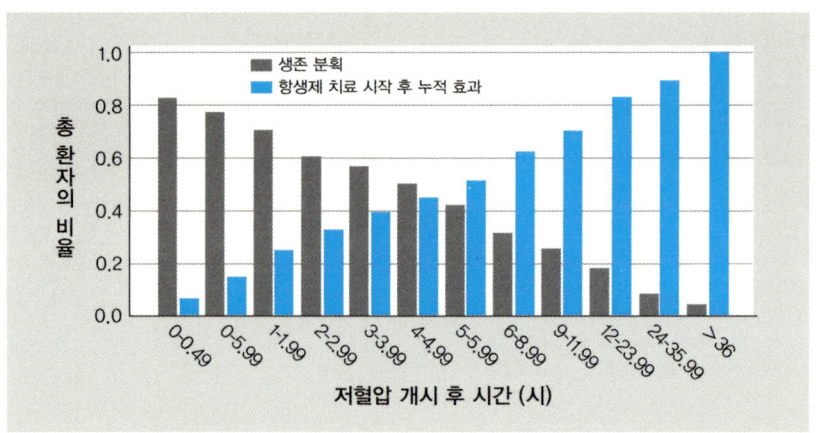

- 패혈 쇼크 환자에서 항생제 치료가 지연될 경우 시간 당 사망률 7.6% 증가
- 패혈증의 골든 타임 · 최대 5시간 동안의 집중 치료.
- 항생제 치료 시작이 늦을 수록 생존율 낮아진다

③ 패혈증 치료

■ 패혈증 치료의 4가지 핵심사항

- 근절에 초점
- 감염 조절-항생작용
- 보조 치료: Early Goal Directed Therapy(조기목적지향치료)
- 부가적, 보조적 치료

■ 근절에 초점[27]

─중환자실(ICU) 내 사망원인 1위는 감염
- 51.5% 복합 장기 부전
- 35.3% 심혈관 문제
─2007.05.08일에 발표된 EPIC-II study 연구 결과(75개국 1,265개 시설 ICU 대상)
- 총 분석 대상 환자 중 51%가 감염증 진단

- 71%가 항균제 투여
- 감염증 진단 환자 중 64%가 호흡기 유래 감염

—서부 유럽:
- 63.3% 호흡기 감염(폐 집중)
- 21.1% 복부 감염(복부 집중)
- 14.8% 혈액
- 11.2% 요로감염

■ 항감염 치료(TARRAGONA 전략)

강하게	광범위 항생제 다량 투여
집중적으로	약력학적 요구 조건에 따라 조직 내 농도를 최고치로 도달
집중, 집중, 집중	가능한 빨리 투여량을 줄이고 가급적 연장 투여는 피할 것
지역별 특수성	각 지역별 병원균을 고려한 맞춤 치료
환자별 특수성	개인별 맞춤 치료(동반 질환, 삽관법 사용 기간, 이전 항생제 치료 받은 내역)

■ 심장 혈관계 안정[29]

—혈류 역학적 보조·표적:
- 중심 정맥압(CVP) 자연상태 ≥ 8mm Hg / 인공호흡 ≥ 12mm Hg
- 평균 동맥압(MAP) ≥ 6 mm Hg
- 이뇨(소변배설) ≥ 0.5ml / kg KG • h
- 중심정맥산소포황도 > 70%
- 젖산에 의한 혈액 산성화 ≤ 1.5mmol / L 또는 젖산의 감소

■ 추가적 조치[11]

- 저용량의 코티솔(200-300mg / 24 h)
- 강화 인슐린 요법

- 폐 보호 호흡
- 아셀렌산나트륨

■ 혈장 셀레늄 농도와 생존율[4]

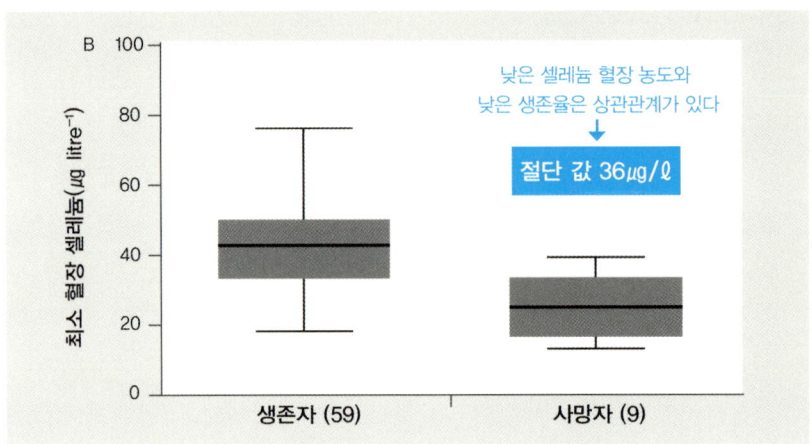

■ 보조 치료로서 아셀렌산나트륨[9]

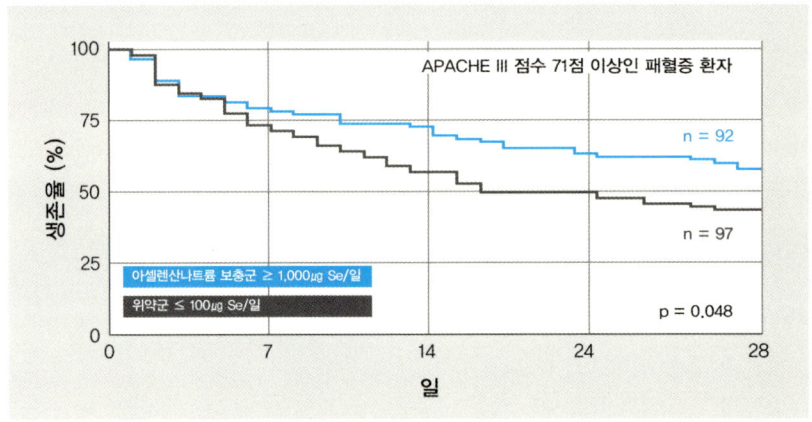

■ 병원에서의 패혈증 치료 경로- Gießen, Germany[29]

Sepsis-Pathway ☑

1 h

Breitspektrum-Antibiotikatherapie

Hämodynamische Stabilisierung

H E R S A N I E R U N G

2 h

Hämodynamische Optimierung:
- ZVD 8-12-15 mmHg; (Volumensubstitution, EK/FFP bei gegebener Indikationsstellung)
- MAP ≥65 (75); <95 mmHg, Vasopressor (Arterenol)
- Zentralvenöse Sauerstoffsättigung (ScvO2) ≥70%, BE < -6, Laktat <4 mmol/l, Hb >7 g/dl,- Inotropika (Dobutamin)
- ggf. PiCCO, Echokardiographie

Lungenprotektive Beatmung (ARDS Network-Protokoll):
- Tidalvolumen 6 ml/kg berechnetes KG
- Endinspir, Plateaudruck <30 cmH₂O, PEEP

Blutglucosekonzentration-Zielwert:
- Blutglukosekonzentration: 110-(150)-180 mg/dl, Insulin-Perfusor

ggf. Stressulkusprophylaxe:

Thromboseprophylaxe:
- Heparin Startdosis 400 IE i.v./h

24 h

Adjunktive Therapie?
- ggf. Hydrokortisontherapie
  bei Volumen und katecholaminrefraktären septischen Schock, Perfusor 200-300 mg/24h
- ggf. Selentherapie
  Initialbolus 1000 μg, dann Perfusor 1000 μg/24h
- ggf. Aktiviertes Protein C
  Indikationen und Kontraindikation beachten

④ 사후관리와 재활

■ 패혈증 완치가 끝이 아니다!

—심리적 결과
- 외상 후 스트레스 장애 / 우울증, 공황발작, 악몽

—신체적 결과
- 체중감소(cachexia), 신부적 혹은 간 부전 / 수행능력 장애

—신경학적 결과
- 신경과 근육 손상(말초신경병증, 다발성근증)
- 물리치료, 운동요법, 언어치료, 일상생활에서의 보조요법

⑤ 보다 더 자세한 정보

■ 세계 패혈증 선언

—세계적 목표:
- 패혈증이 비용을 발생시킨다는 인식을 높여 정치적으로 우선 순위를 두게 한다.
- 패혈증을 예방하고 통제하는 전략이 가장 도움이 필요한 사람들을 목표로 하도록 이해 관계자들을 동원한다.
- 국제적 패혈증 지침을 이용하여 패혈증의 조기발견의 중요성과 효율적인 패혈증 치료와 예방법을 알린다.
- 패혈증 환자와 패혈증으로 가족을 잃은 이들을 패혈증 발병률 감소를 위한 전략 수립에 참여시킨다.
- 급성 패혈증과 장기간의 치료가 필요한 패혈증 환자를 위해 충분한 재활시설과 잘 훈련된 의료진을 확보한다.

■ 주요 발행물

› Bernhard, M., et al.: Sepsis für Nichtintensivmediziner – Früherkennung und initiale Behandlung. In: Kuckelt, W., Tonner, P.H.: Jahrbuch Intensivmedizin 2011 / 2012. S. 26 – 46. Lengerich 2011

› Hagel, S., Brunkhorst, F.M.: Sepsis. Intensivmed. 48: 57 – 73(2011)

› Kochanek, M., et al.: Sepsis Update 2012. Dtsch. Med. Wschr. 137: 1565 – 1567(2012)

› Reinhart, K., Brunkhorst, F.M.: Prävention, Diagnose, Therapie und Nachsorge der Sepsis. Thieme, Stuttgart 2010

■ 관련 웹사이트

- www.world-sepsis-day.org
- www.sepsis-hilfe.org
- www.sepsis-gesellschaft.de
- www.biosyn.de
- wikipedia

4 집중치료 전문 클리닉 사례

루드빅스부르크 종합병원(Klinikum Ludwigsburg)

1) 병원 소개

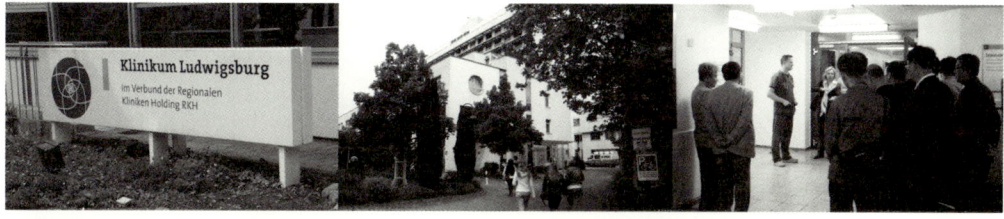

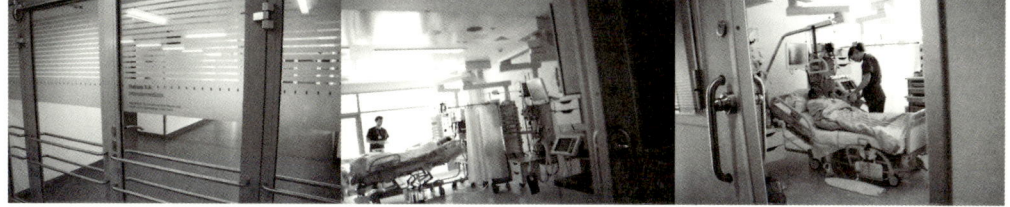

위치	독일 바덴 뷔르텐베르크 루드빅스부르크
웹사이트	http://www.klinikum-ludwigsburg.de/

규모 (2012년 기준, http://www.tk.de)	병상수: 994 입원 환자: 40,496 당일 입/퇴원 환자: 312 외래 환자: 86,071
진료 부문	수술, 마취 통증의학과, 안과, 부인과, 이비인후과, 내과, 흉부외과, 소아과, 구강 악안면 외과, 핵의학과, 신경외과, 정신과, 방사선 종양학, 외상학, 비뇨기과

2) 아셀렌산나트륨(셀레나제) 치료 현황

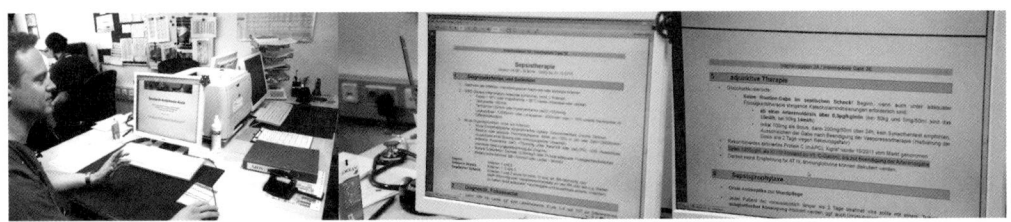

— 독일 내 패혈증 환자 10%(16,000명-20,000명)에서 아셀렌산나트륨(셀레나제)가 투여됨

— 루드빅스부르크 집중 치료실에서는 패혈 쇼크 환자에 고용량의 아셀렌산나트륨 투여(셀레나제 첫날 2000μg 볼루스 주입, 이후 퇴원 시까지 매일 1000μg 볼루스 주입)

[부록2] SIC연구(패혈증 환자 대상 아셀렌산나트륨 임상시험)

Selenium in Intensive Care (SIC): Results of a prospective randomized, placebo-controlled, multiple-center study in patients with severe systemic inflammatory response syndrome, sepsis, and septic shock*

Matthias W. A. Angstwurm, MD; Lothar Engelmann, MD; Thomas Zimmermann, MD; Christian Lehmann, MD; Christoph H. Spes, MD; Peter Abel, MD; Richard Strauß, MD; Andreas Meier-Hellmann, MD; Rudolf Insel, MD; Joachim Radke, MD; Jürgen Schüttler, MD; Roland Gärtner, MD

Objective: Sepsis is associated with an increase in reactive oxygen species and low endogenous antioxidative capacity. We postulated that high-dose supplementation of sodium-selenite would improve the outcome of patients with severe sepsis and septic shock.
Design: Prospective randomized, placebo-controlled, multiple-center trial.
Setting: Eleven intensive care units in Germany.
Patients: Patients were 249 patients with severe systemic inflammatory response syndrome, sepsis, and septic shock and an Acute Physiology and Chronic Health Evaluation (APACHE) III score >70.
Interventions: Patients received 1000 μg of sodium-selenite as a 30-min bolus injection, followed by 14 daily continuous infusions of 1000 μg intravenously, or placebo.
Measurements and Main Results: The primary end point was 28-day mortality; secondary end points were survival time and clinical course of APACHE III and logistic organ dysfunction system scores. In addition, selenium levels in serum, whole blood, and urine as well as serum gluthation-peroxidase-3 activity were measured. From 249 patients included, 11 patients had to be excluded. The intention-to-treat analysis of the remaining 238 patients revealed a mortality rate of 50.0% in the placebo group and 39.7% in the selenium-treated group ($p = .109$; odds ratio, 0.66; confidence interval, 0.39–1.1). A further 49 patients had to be excluded before the final analysis because of severe violations of the study protocol. In the remaining 92 patients of the study group, the 28-day mortality rate was significantly reduced to 42.4% compared with 56.7% in 97 patients of the placebo group ($p = .049$, odds ratio, 0.56; confidence interval, 0.32–1.00). In predefined subgroup analyses, the mortality rate was significantly reduced in patients with septic shock with disseminated intravascular coagulation (n = 82, $p = .018$) as well as in the most critically ill patients with an APACHE III score ≥102 (>75% quartile, n = 54, $p = .040$) or in patients with more than three organ dysfunctions (n = 83, $p = .039$). Whole blood selenium concentrations and glutathione peroxidase-3 activity were within the upper normal range during selenium treatment, whereas they remained significantly low in the placebo group. There were no side effects observed due to high-dose sodium-selenite treatment.
Conclusions: The adjuvant treatment of patients with high-dose sodium-selenite reduces mortality rate in patients with severe sepsis or septic shock. (Crit Care Med 2007; 35:118–126)
KEY WORDS: selenium; antioxidants; systemic inflammatory response syndrome; sepsis; septic shock; organ failure

The mortality rate in patients with sepsis and septic shock is still between 28% and 50% (1), and efforts to reduce mortality are a great challenge in intensive care medicine (2, 3). Although intensive insulin treatment (4), substitution of activated protein C (5), and supplementation of hydrocortisone in patients with reduced adrenal reserve in septic shock (6, 7) have been shown to reduce the mortality rate in severe sepsis and septic shock, it is still unsatisfying.

Besides cytokine activation, oxidative stress and free oxygen species might con-

*See also p. 306.
From Medizinische Klinik Innenstadt, Ludwig-Maximilians Universität München, München, Germany (MWAA, RG); Universitätsklinikum Leipzig A.oe.R., Einheit für Multidisziplinäre Intensivmedizin, Leipzig, Germany (LE); Chirurgische Klinik, Technische Universität Dresden, Dresden, Germany (TZ); Anaesthesiologie Ernst-Moritz-Arndt Universität, Greifswald, Germany (CL); 2. Medizinsche Abteilung, Klinikum Neuperlach, Städtisches Klinikum München GmbH, München, Germany (CHS); Klinik für Innere Medizin B, Ernst-Moritz-Arndt Universität, Greifswald, Germany (PA); Medizinische Klinik I, Friedrich-Alexander-Universität Erlangen, Erlangen, Germany (RS); Klinik für Anästhesie, Intensivmedizin und Schmerztherapie, HELIOS Klinikum Erfurt, Erfurt, Germany (AMH); Klinik für Anästhesie und Intensivmedizin, Ruppiner Kliniken GmbH, Neuruppin Germany (RI); Klinik für Anaesthesiologie Martin-Luther Universität Halle-Wittenberg, Halle, Germany (JR); and Klinik für Anästhesiologie der Friedrich-Alexander Universität Erlangen, Erlangen, Germany (JS).

The authors have not disclosed any potential conflicts of interest.

The study was designed and organized by the principal investigator. Study medication, central determination of selenium and GPx-3 activities, prints of CRF, funding of the external monitor and data analysis (GKM, Munich), and expenditures of the centers were sponsored by biosyn Arzneimittel GmbH, Fellbach, Germany. None of the investigators received any personal funding from the company. The funding company had no direct role in inclusion procedures; collection, management, analysis, or interpretation of the data; writing the report; or the decision to submit the paper for publication. All authors had full access to all data and the final responsibility for the decision to submit the paper for publication.

Copyright © 2006 by the Society of Critical Care Medicine and Lippincott Williams & Wilkins

DOI: 10.1097/01.CCM.0000251124.83436.0E

tribute to the development of multiple organ failure in septic shock (8). Reactive oxygen species and reactive nitrogen species have been shown to modulate cell signaling, proliferation, apoptosis, and cell protection (9, 10). The selenium-dependent glutathione-peroxidases (GPx) as well as thioredoxin reductases are important compounds responsible for the maintenance of the redox system in all cells including the immune-competent cells. According to present knowledge, the activity of these enzymes is mainly regulated by the availability of selenium (11–14). During severe oxidative stress like sepsis or septic shock, the requirement of selenium might be increased, as patients with systemic inflammatory activity (SIRS), sepsis, and septic shock exhibit low selenium and GPx activities. The GPx-3 activity, which is the main GPx activity in serum, is negatively correlated with the severity of the diseases (15, 16). In preterm infants, a selenium supplementation decreased morbidity (17, 18).

A recently published meta-analysis of all available small intervention studies with selenium in critically ill patients revealed a tendency toward mortality reduction ($Z = 1.70$; $p = .09$), with the best results obtained with high doses of sodium-selenite (19).

We present the results of a first multiple-center, prospective, double-blind, placebo-controlled study, the Selenium in Intensive Care (SIC) study, where the efficacy and safety of a high-dose selenium supplementation in patients with severe SIRS, sepsis, and septic shock are shown.

METHODS

Study Design

The study was designed as a phase III, multiple-center, double-blind, randomized placebo-controlled trial. All patients fulfilling the inclusion criteria were enrolled in the study. Eleven independent German intensive care units (medical, surgical, and anesthetic) participated in the trial. The study design was approved by the local ethic committee of each single center and conformed with ethical guidelines (Declaration of Helsinki) and the International Conference on Harmonization (ICH), and all patient files were monitored by an external institute (GKM, Gesellschaft für Therapieforschung mbH Munich, Germany). Data were collected by independent data managers and compared with the case report form.

Patients were randomly assigned to treatment (Se1) or placebo (Se0). The study group (Se1) received 1000 μg of sodium-selenite within 30 mins intravenously followed by 1000 μg of sodium-selenite during 24 hrs continuously for 14 days; thus, the total amount of selenium was 15 mg within 14 days. This dosage was chosen on the basis of efficacy in previous pilot studies (20, 21) and later was shown to be effective in a meta-analysis (17). The placebo group (Se0) received sodium chloride 0.9% in the same regimen. Additional selenium supplementation up to 100 μg of selenium per day, together with other trace elements during parenteral nutrition, was allowed in all patients.

The inclusion criteria were as follows:

Males and females ≥18 yrs with an Acute Physiology and Chronic Health Evaluation (APACHE) III score (22) ≥70 and at least two of the following criteria (23):

Rectal body temperature >38°C or hypothermia <36°C

Heart rate >90 beats/min

Respiratory frequency >20' and $Paco_2$ <32 mm Hg (<4.3 kPa)

Leukocytes >12,000/μL or <4 000/μL or >10% immature leukocytes

Decrease of platelet count >50% within the first 24 hrs or platelets <150,000/μL at admission

Admission into the study after diagnosis within 24 hrs

Beginning of treatment within 1 hr after inclusion

Informed consent either from the patient or the relative/close friend

The exclusion criteria were as follows:

Pregnancy

Missing informed consent of the patient or the relative/intimate friend of the patient

Withdrawal of informed consent by patient or next of kin after inclusion into the study

Participation in any other clinical trial currently or within the last 30 days

Prior participation in this clinical trial

Cerebral injury due to hypoxia after cardiopulmonary resuscitation

Primary concomitant disease with an expected high mortality within 2 months

Do-not-resuscitate code

Malignant primary disease as the cause of SIRS or sepsis, for example, agranulocytosis as a result of chemotherapy or idiopathic bone marrow aplasia

Hemorrhagic-necrotizing pancreatitis without infectious complications

Treatment Assignments

Patients were randomly assigned in a one-to-one ratio to receive vials containing 48 mL of study medication intravenously. The study medication had to be started within 1 hr after inclusion, with a bolus injection of one vial during 30 mins, followed by a continuous infusion (2 mL/hr) for 14 days. Patients otherwise were treated according to the best practice, including parenteral or enteral nutrition together with vitamins and trace elements as necessary. No further specific directives for medical treatment, mechanical ventilation, or dialysis procedures were provided to the study centers.

Predefined severe protocol violations were as follows: study drug administration delay of >6 hrs after inclusion, interruption of study drug administration for >6 hrs, missing bolus administration, number of vial administrations lower than defined, or administration of selenite containing solutions >100 μg/day.

End Points and Safety Criteria

The primary end point was 28-day mortality. Secondary end points were as follows:

1. Time of survival after enrollment
2. Variable part of the APACHE III score (22), percentage of change between day 1 and last visit
3. Logistic organ dysfunction system score (24) at all visits or last available visit
4. Incidence of renal failure within the 28-day survey
5. Days of dialysis or chronic veno-venous hemofiltration dialysis
6. Incidence of cardiovascular failure defined as the demand for vasoactive drugs despite volume substitution
7. Number of days with vasopressor therapy to maintain adequate tissue perfusion
8. Days of mechanical ventilation
9. Incidence of nosocomial pneumonia
10. Incidence of acute respiratory distress syndrome
11. Incidence of reinfection
12. Duration of stay (days) in the intensive care unit for all patients
13. Analyses of subgroups (age, gender, severity of illness, number of organ failure, intensive insulin treatment, source of infection, surgical vs. internal) (Table 1)

The tertiary end points were the determination of selenium levels in whole blood, serum, and 24-hr urine excretion and GPx-3 activity on days 1, 3, 7, 14, 21, and 28.

The safety criteria included all adverse events like changes in vital parameters, acid-base balance, liver and kidney function tests, and hematologic variables, especially changes in whole blood and serum selenium concentrations on days 1, 3, 7, 14, 21, and 28 as well

Table 1. Mortality rate of per-protocol population

Visit, Days	Se1 (n = 92) No.	%	Se0 (n = 97) No.	%	Comparison of Treatment Groups χ^2 Test	p Value	Odds Ratio	Lower CI	Upper CI
7	20	21.7	28	28.9	1.27	.261	0.68	0.35	1.33
14	28	30.4	42	43.3	3.35	.067	0.57	0.31	1.04
21	35	38.0	51	52.6	4.02	.045	0.55	0.31	0.99
28	39	42.4	55	56.7	3.87	.049	0.56	0.32	1.00

Se1, treatment group; Se2, placebo group; CI, confidence interval.

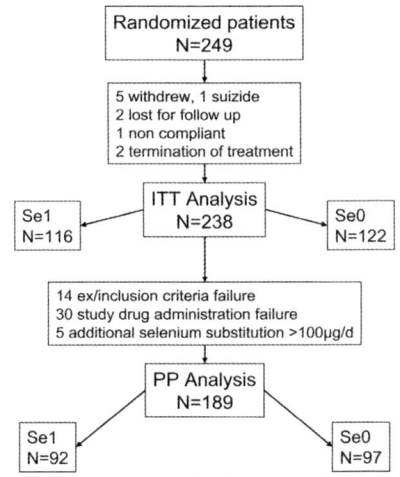

Figure 1. Trial profile. *Se1*, treatment group; *Se0*, placebo group; *ITT*, intention to treat; *PP*, per protocol.

as selenium excretion in the urine until day 21. The safety collective included all randomized patients (n = 246).

Evaluation of Patients and Laboratory Tests

Patients were followed for 28 days after inclusion. Baseline characteristics including demographic information, preexisting health conditions, organ function, markers of disease severity, infection, and laboratory tests were assessed within 24 hrs before study drug administration and on days 3, 7, 14, 21, and 28.

Probes of EDTA blood, serum, and samples of a 24-hr urinary collection were obtained at baseline and on days 3, 7, 14, 21, and 28 for the blinded determination of sodium-selenite (25) as well as GPx-3 activities (26) in a central independent reference laboratory (Institute of Clinical Chemistry, Friedrich-Schiller University Jena, Germany). The reference values for selenium for the normal population are serum selenium 0.72–1.33 μmol/L, in whole blood 0.96–1.78 μmol/L, and in 24-hr urine samples 0.02–0.79 μmol/L. The normal reference GPx-3 activity is 96–150 units/L.

Microbial samples were analyzed in the local institutes of bacteriology at the day of inclusion and throughout day 28, if new infections were suspected. All other routine laboratory tests also were determined in local laboratories.

Sepsis was defined according to the established sepsis criteria (23). Septic shock was defined as hypotension, not sufficiently responding to volume replacement, requirement for vasopressors, and decrease in platelet counts >50% within the first 24 hrs.

Statistical Analysis

Randomization was done using the program BiAS for Windows (version 7.0) and the SAS procedure PROC PLAN. Before we broke the code, the monitoring of all files and case report forms, data management, and the complete statistical analysis were done by an independent external institute (GKM, Gesellschaft für Therapieforschung mbH Munich, Germany). The data management was performed using ACCESS 2000 and the statistical analysis was performed using SAS (version 9.1).

The null hypothesis (H0) and alternative hypothesis (H1) are as follows: H0, p1 ≥ p0; and H1, p1 < p0, where p1 stands for the 28-day mortality rate under sodium-selenite and p0 for the 28-day mortality rate under placebo. The chi-square test was used, which is equivalent to the two-tailed Z-test (normal approximation). According to the one-tailed testing situation, a chi-square test at a significance level of α = .05 was used. This is equivalent to the one-tailed Z-test with α = .025.

The sample size was calculated at the base of 80% power to detect a 20% reduction in 28-day mortality rate in the study population according to the results of the pilot studies (20, 21). For the statistical analysis of the primary efficacy criterion, a one-tailed significance test at a significance level of α = .025 was performed. The trial was designed to enroll 196 eligible patients.

A planned interim analysis was carried out after 120 patients had been enrolled according to the method of O'Brian-Fleming with a significance level of α1 = .0027; the final statistical analysis was conducted with α2 = .0246. Thus, a global significance level of α = .025 was guaranteed. The one-tailed significance level α2 = .0246 corresponds to a significance level of α2 = .0492 for the chi-square test. The test statistical analysis of all secondary efficacy criteria and the tertiary efficacy criterion was conducted using two-tailed significance tests with α = .05.

For efficacy criteria, the length of stay in the intensive care unit as well as the incidence rate and number of days of acute renal failure, acute circulatory failure, development of pneumonia, and development of acute respiratory distress syndrome was assessed.

Comparisons of treatment groups with regard to incidence rates were done via statistical testing and by calculating the odds ratio (OR).

The statistical analysis of safety and tolerability criteria was performed descriptively.

RESULTS

Study Population

Between December 1999 and October 2004, 249 patients were randomized and enrolled in the study (Fig. 1). Before final analysis, three patients and the relatives of two patients withdrew consent after inclusion (2.0%), one patient committed suicide, two patients were lost for follow-up, in one patient treatment was terminated by the physicians because of a do-not-resuscitate decision, one patient was identified to suffer from acute leukemia, and one patient was incompliant. Thus, 11 patients were excluded, leaving 238 patients randomized to selenium (n = 116) or placebo (n = 122) for the intention-to-treat analysis (Table 2).

From these, 49 patients had to be excluded before breaking the code because of not fulfilling the inclusion criteria (n = 14) or severe violation of the study protocol (n = 35): study medication delayed or interrupted for >6 hrs (n = 13), no bolus administration (n = 6), number of vial administration lower than defined (n = 11), and administration of additional sodium-selenite >100 μg/day (n = 5). Therefore, the final per-protocol population consisted of 189 patients, 92 in the study group (Se1) and 97 in the placebo group (Se0).

Characterization of Patients

The characterization of patients is shown in Table 2 for all randomized patients and in Table 3 for the patients treated per protocol. Age distribution, body mass index, and severity of illness assessed by APACHE III score or organ dysfunction defined by logistic organ dysfunction system score were comparable between the groups. The SIRS criteria were fulfilled in 97.9% of patients treated per protocol.

Due to the lower number, women were not equally distributed between Se1 (18 of 92; 19.6%) and Se0 (33 of 97; 34%; $p = .025$, chi-square-test). In addition, the mean age of women (69 ± 14.2 yrs) was higher than in men (62 ± 13.3 yrs): in Se1 33.3% and in Se0 21.2% of women were older than 80 yrs, compared with 5.4% and 9.4% of men.

The mean body mass index (BMI) was similar in both groups, but in the Se1 group 10.3% of patients had a low (<20 kg/m^2) BMI and 7.5% a high BMI (>40 kg/m^2) compared with Se0 (5.1% low BMI, 1.5% high BMI).

The mean whole blood selenium concentrations (0.74 ± 0.22 μmol/L in Se1, 0.74 ± 0.16 μmol/L in Se0) as well as serum selenium concentrations (0.48 ± 0.23 μmol/L in Se1, 0.46 ± 0.16 μmol/L in Se0) were similarly low in both groups at admission. Also, the mean C-reactive protein and procalcitonin levels were similar in both groups.

Intensive insulin treatment was received by 54 patients (25 of Se1 and 29 of Se0), documented by blood glucose levels <120 mg/dL in more than ten determinations per day. Hydrocortisone (200 mg/day) was substituted in 56 Se1 and 67 Se0 patients. No patient was treated with activated protein C.

Efficacy

28-Day Mortality. The interim analysis after inclusion of 120 patients revealed a reduction in mortality rate from 48.4% in the placebo group (n = 62) to 37.9% in the treatment group (n = 58; $p = .25$; OR, 0.65, 95% confidence interval [CI], 0.31–1.35).

In the intention-to-treat analysis (n = 238), 46 of 116 patients in the Se1 group and 61 of 122 Se0 patients died ($p = .109$; OR, 0.66; 95% CI, 0.39–1.10). The estimated mean survival time was 20.3 days in group Se1 and 17.6 days in group Se0 ($p = .098$).

In the per-protocol analysis (n = 189), 39 of 92 (42.4%) patients in the Se1 group compared with 55 of 97 (56.7%) in the Se0 group died within 28 days

Table 2. Characterization of randomized patients

Variable	Se1	Se0	Total
Demographics			
Age, yrs, n (mean ± SD)	116 (63.9 ± 13.8)	122 (65.3 ± 14.1)	238 (64.6 ± 14.0)
Male gender, n (%)	86 (74.1)	76 (62.3)	162 (68.1)
Body mass index, kg/m^2, n (mean ± SD)	107 (27.1 ± 6.8)	117 (26.7 ± 5.0)	224 (26.8 ± 5.9)
Severity of illness			
APACHE III score, total, n (mean ± SD)	116 (92.2 ± 19.2)	122 (91.2 ± 20.5)	238 (91.7 ± 19.8)
<80, n (%)	32 (27.6)	36 (29.5)	68 (28.6)
80–90, n (%)	25 (21.6)	32 (26.2)	57 (23.9)
90–100, n (%)	24 (20.7)	21 (17.2)	45 (18.9)
100–110, n (%)	16 (13.8)	14 (11.5)	30 (12.6)
≥110, n (%)	19 (16.4)	19 (15.6)	38 (16.0)
LOD score, total, n (mean ± SD)	116 (7.7 ± 3.1)	122 (7.7 ± 3.0)	238 (7.7 ± 3.1)
<5, n (%)	13 (11.2)	19 (15.6)	32 (13.4)
5–10, n (%)	69 (59.5)	74 (60.7)	143 (60.1)
≥10, n (%)	34 (29.3)	29 (23.8)	63 (26.5)
Number of failing organs, n (%)			
1	2 (1.7)	4 (3.3)	6 (2.5)
2	14 (12.1)	22 (18.0)	36 (15.1)
3	54 (46.6)	47 (38.5)	101 (42.4)
4	30 (25.9)	36 (29.5)	66 (27.7)
5	14 (12.1)	10 (8.2)	24 (10.1)
6	2 (1.7)	3 (2.5)	5 (2.1)
Comorbidities, n (%)[a]	116	122	238
Cardiovascular disease	85 (73.3)	96 (78.7)	181 (76.1)
COPD	36 (31.0)	39 (32.0)	75 (31.5)
Chronic renal disease	58 (50.0)	55 (45.0)	113 (47.5)
Diabetes mellitus	33 (28.4)	43 (35.2)	76 (62.2)
Liver disease	28 (24.1)	25 (20.4)	53 (22.3)
Malignant disease	23 (19.8)	27 (22.1)	50 (21.0)
Site of infection, n (%)	90	109	199
Pneumonia	59 (65.6)	67 (61.5)	127 (63.8)
Peritonitis	20 (22.2)	28 (25.7)	48 (24.1)
Pyelonephritis	1 (1.1)	1 (0.9)	2 (1.0)
Skin and soft tissue infection	9 (10.0)	11 (10.1)	20 (10.0)
Endocarditis	1 (1.1)	2 (1.8)	3 (1.5)
Pathogen, n (%)[a]			
Gram positive	42 (36.2)	31 (25.4)	73 (30.7)
Gram negative	27 (23.3)	29 (23.8)	56 (23.5)
Fungi	8 (6.9)	3 (2.5)	11 (4.6)
Not classifiable	0 (0.0)	1 (0.8)	1 (0.4)
Viruses	1 (0.4)	0 (0.0)	1 (0.2)
Parasite	1 (0.9)	0 (0.0)	1 (0.4)

Se1, treatment group; Se0, placebo group; APACHE, Acute Physiology and Chronic Health Evaluation; LOD, logistic organ dysfunction system; COPD, chronic obstructive pulmonary disorder.
[a]Patients may have more than one comorbidity or pathogen.

Table 3. Characterization of the per-protocol population at study entry

Variable	Se1	Se0	Total
Demographics			
Age, yrs, n (mean ± SD)	92 (64.1 ± 13.1)	97 (65.9 ± 14.0)	189 (65.0 ± 13.5)
<50, n (%)	16 (17.4)	12 (12.4)	28 (14.8)
50–65, n (%)	26 (28.3)	27 (27.8)	53 (28.0)
65–80, n (%)	40 (43.5)	45 (46.4)	85 (45.0)
>80, n (%)	10 (10.9)	13 (13.4)	23 (12.2)
Males, n (%)	74 (80.4)	64 (66.0)	138 (73.0)
Females, n (%)	18 (19.6)	33 (34.0)	51 (27.0)
Males >80 yrs, n (%)	4 (5.4)	6 (9.4)	10 (7.2)
Females >80 years, n (%)	6 (33.3)	7 (21.2)	13 (25.5)
Body mass index, kg/m^2, n (mean ± SD)	84 (27.5 ± 7.1)	94 (26.7 ± 5.2)	178 (27.1 ± 6.2)
Severity of illness			
SIRS criteria fullfilled, n (%)	89 (96.7)	96 (99.0)	185 (97.9)
APACHE III score, n (mean ± SD)	92 (94.5 ± 18.5)	97 (94.2 ± 20.1)	189 (94.3 ± 19.2)
Logistic organ dysfunction score, n (mean ± SD)	92 (7.9 ± 3.3)	97 (8.0 ± 3.0)	189 (7.9 ± 3.1)
Number of organs failing, n (%)			
1–2	11 (12.0)	20 (20.6)	31 (16.4)
3	41 (44.6)	34 (35.1)	75 (39.7)
4	26 (28.3)	30 (30.9)	56 (29.6)
5–6	14 (15.2)	13 (13.4)	27 (14.3)
Biochemical markers			
Procalcitonin (normal <0.5 μg/L), n (mean ± SD)	61 (35.0 ± 106.1)	67 (34.9 ± 76.5)	128
CRP (normal <5 mg/L), n (mean ± SD)	91 (200.3 ± 119.1)	97 (193.9 ± 124.9)	188
Serum selenium (0.72–1.33 μM/L), n (median)	91 (0.48)	97 (0.45)	188
Pathogen, n			
Gram positive	26	19	45
Gram negative	12	12	24

Se1, treatment group; Se2, placebo group; SIRS, systemic inflammatory response syndrome; APACHE, Acute Physiology and Chronic Health Evaluation; CRP, C-reactive protein.

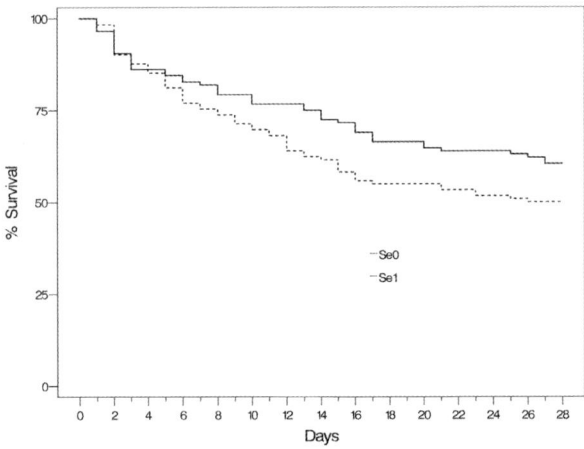

Figure 2. Survival time. Survival curves in patients of the intention-to-treat analysis were generated by the Kaplan-Meier curve. Difference between groups was calculated by the log rank test. The estimated mean survival time was 20.3 days in treated patients (*solid line*) compared with 17.6 days in the placebo group (*dotted line*) (p = .098). Se1, treatment group; Se0, placebo group.

(p = .049; OR, 0.56; 95% CI, 0.32–1.00). Thus, the absolute reduction in mortality was 14.3%; the number of patients needed to treat was seven. The differences in mortality rate between both groups was already significantly lower at day 21 in the treatment group (Se1) compared with placebo (p = .045; OR, 0.55; 95% CI, 0.31–0.99) (Table 1). The estimated mean survival time was 19.7 days in Se1 patients compared with 16.4 days in the Se0 group (p = .0476) (Fig. 2). The proportion of deaths during the first 2 days after inclusion was similar in the two treatment groups. After exclusion of these deaths (16 of 92 in Se1 and 15 of 97 in Se0), the absolute mortality reduction with adjuvant selenium treatment was 17.6% (p = .024; OR, 0.48; 95% CI, 0.25–0.91).

Predefined Subgroup Analyses

Those patients with an APACHE III score >102 (75% quartile of all patients, n = 27 in each group) revealed a significantly lower mortality rate (p = .040; OR, 0.28; 95% CI, 0.08–0.97) in the Se1 group (Table 4). Those patients with more than three organ failures also had a significantly improved survival rate of 22.6% (23 of 40 in Se1 group and 15 of 43 in Se0 group; p = .039; OR, 0.40; 95% CI, 0.16–0.96). Patients with the sepsis criteria, a continuous decrease in platelet counts below 50,000/μL (indicating disseminated intravascular coagulation), and septic shock had a survival rate of 59.5% (22 of 37) in the Se1 group, compared with 33.3% (15 of 45) in the Se0 group (p = .018; OR, 0.34; 95% CI, 0.14–0.84). Patients receiving intensified insulin treatment with tight glucose control (n = 54) had a significantly lower mortality rate (−28.4%) in the Se1 group compared with placebo (−8.2%; p = .034; OR, 0.30; 95% CI, 0.10–0.93). There were no significant differences in the survival rate of patients identified with pneumonia or peritonitis alone, without other systemic signs of septic shock, or surgical or internal medicine patients.

Whole Blood Selenium and Mortality

Mortality rate was inversely correlated with the whole blood selenium concentrations in both groups. In Se1 patients, the mortality rate was 50.0%, if whole blood selenium was constantly within the

Table 4. 28-day mortality rate in predefined subgroups of per protocol analysis

	Se1			Se0			Absolute Difference	Significance	Odds Ratio
	No.	Deceased	%	No.	Deceased	%			
Age distribution									
<50	16	3	18.8	12	3	25.0	−6.3	0.690	0.69 (0.11–4.24)
50 to <65	26	8	30.8	27	12	44.4	−13.7	0.305	0.56 (0.18–1.71)
65 to <80	40	19	47.5	45	29	64.4	−16.9	0.116	0.50 (0.21–1.19)
>80	10	9	90.0	13	11	84.6	5.4	0.704	1.64 (0.13–21.1)
Gender									
Males	74	25	33.8	64	35	54.7	−20.9	0.014	0.42 (0.21–0.84)
Females	18	14	77.8	33	20	60.6	17.2	0.214	2.28 (0.61–8.45)
APACHE III score 75% quartile									
<102	65	24	36.9	70	33	47.1	−10.2	0.230	0.66 (0.33–1.31)
≥102	27	15	55.6	27	22	81.5	−25.9	0.040	0.28 (0.08–0.97)
No. of organs failing									
1–3	52	22	42.3	54	27	50.0	−7.7	0.427	0.73 (0.34–1.58)
4–6	40	17	42.5	43	28	65.1	−22.6	0.039	0.40 (0.16–0.96)
Type of admission									
Surgical	37	19	51.4	38	24	63.2	−11.8	0.301	0.62 (0.24–1.55)
Internal	49	19	38.8	56	30	53.6	−14.8	0.130	0.55 (0.25–1.20)
Gram staining									
Positive	26	9	34.6	19	8	42.1	−7.5	0.609	0.73 (0.22–2.46)
Negative	12	6	50.0	12	8	66.7	−16.7	0.408	0.50 (0.10–2.60)
Type of infection									
Pneumonia	38	14	36.8	44	25	56.8	−20.0	0.071	0.44 (0.18–1.08)
Peritonitis	13	5	38.5	11	6	54.5	−16.1	0.431	0.52 (0.1–2.66)
Death attributable to sepsis	87	34	39.1	91	49	53.8	−14.8	0.048	0.55 (0.30–1.00)
Septic shock with DIC[b]									
Yes	37	15	40.5	45	30	66.7	−26.1	0.018	0.34 (0.14–0.84)
No	55	24	43.6	52	25	48.1	−4.4	0.645	0.84 (0.39–1.8)
Tight blood glucose control									
Yes	25	11	44.0	29	21	72.4	−28.4	0.034	0.30 (0.10–0.93)
No	67	28	41.8	68	34	50.0	−8.2	0.339	0.72 (0.36–1.42)

Se1, treatment group; Se2, placebo group; APACHE, Acute Physiology and Chronic Health Evaluation; DIC, disseminated intravascular coagulation.
[a]Mean (95% confidence interval); [b]decrease of platelet count >50% or platelet count <150,000/μL.

Table 5. Relationship between the maximal whole blood selenium concentrations after day 1 and mortality rate in selenium-treated group (Se1) and control group (Se0) except those patients who died within the first 2 days

Selenium Whole Blood[a] (Normal 0.96–1.78 μM/L)	Se1			Se0		
		Deceased			Deceased	
	No. Total	No.	%	No. Total	No.	%
<1.75	24	12	50.0			
1.75 to <2.1	25	6	24.0			
≥2.1	26	6	23.1			
			$p = .019$			
<0.88				41	27	65.8
≥0.88				37	9	24.3
						$p < .001$

[a]Maximum after day 1.

lower third of all values (<1.75 μmol/L, n = 25) but 24.0% and 23.1% when selenium was within the upper two thirds of selenium concentrations ($p = .019$). In Se0 patients, the mortality rate was 65.8% if the selenium levels were below the median of 0.88 μmol/L but 24.3% ($p < .001$) in patients with selenium levels >0.88 μmol/L (Table 5).

Secondary End Points

APACHE III Score. The variable part of the APACHE III score decreased from day 1 to day 28 in the Se1 group (−27.6%, $p = .0002$), comparable to the Se0 group (−24.1%, $p = .0002$).

Logistic Organ Dysfunction System. The resolution of organ dysfunction, calculated by changes of the logistic organ dysfunction system score during the observation time, was also similar in both groups (−2.6 ± 4.7 in Se1, −2.0 ± 4.0 in Se0).

Duration of Intensive Care Unit Stay. There was little difference between groups. The mean treatment duration was 15.1 ± 10 days in the Se1 group and 12.7 ± 9 days in the Se0 group.

Other End Points. Incidence of ventilation, hours requiring mechanical ventilation, and need for hemodialysis or vasopressor therapy were similar in both groups. The incidence of new infections was not significantly different between groups—the development of hospital-acquired pneumonia was ten (10.9%) in Se1 and ten (10.3%) in Se0 patients—and the incidence of acute respiratory distress syndrome also was not significantly different in Se1 (5.4%) and Se0 (4.1%) patients.

Tertiary End Points. C-reactive protein and procalcitonin decreased in both groups, but without a significant difference between the groups (Table 6).

The GPx-3 activity significantly increased in the Se1 group compared with

Table 6. The absolute median serum levels and their differences between days 1 and 28, or the last visit before death for glutathione peroxidase-3 (GPx-3), C-reactive protein (CRP), and procalcitonin (PCT)

	Se1		Se0	
	No.	Median	No.	Median
GPx-3 (normal 96–150 units/L)				
Day 1	90	151.5	89	155.3
Day 28/last visit	74	197.5	76	182.0
Difference	74	48.8	71	6.0
CRP (normal <5 mg/L)				
Day 1	91	184.0	97	176.0
Day 28/last visit	82	83.3	85	92.0
Difference	81	−88.8	85	−61.2
PCT (normal <0.5 μg/L)				
Day 1	61	9.7	67	5.7
Day 28/last visit	64	0.9	67	1.1
Difference	55	−6.4	57	−3.0

the placebo group ($p < .001$). The median change from baseline was 48.8 units/L in the Se1 group, whereas it was 6.0 units/L in Se0 patients (Table 6).

Safety

Adverse Effects. All safety criteria were analyzed including all randomized patients (n = 246) except three patients who withdrew informed consent. Without significant differences, adverse events occurred in 110 of 122 (90.2%) and 119 of 124 (96.0%) Se1 and Se0 patients, respectively. The sum of adverse events was 539 in Se1 and 591 in Se0 patients leading to an incidence of serious adverse events per patient year of 54.1 and 65.8 in Se1 and Se0, respectively. There were no specific adverse effects associated with the high-selenium supplementation.

Selenium Concentrations. Selenium levels were low at baseline (Se1, 0.48 μmol/L; Se0, 0.46 μmol/L) and increased significantly ($p \leq .001$) only in Se1 patients. In Se1 patients, the maximum serum selenium concentrations were found on day 14 with the highest value in one patient being 5.34 μmol/L; the maximum whole blood concentration was 3.57 μmol/L. The median concentrations were 2.05 μmol/L in serum and 1.83 μmol/L in whole blood. In patients with acute renal failure, selenium levels increased to a maximum median level of 1.80 μmol/L in serum and to 1.89 μmol/L in whole blood.

Urine selenium concentrations increased in Se1 patients from 0.20 to 1.90 μmol/L ($p \leq .001$), whereas in Se0 patients selenium excretion remained low (0.13 μmol/L).

Liver function assessed by the levels of albumin, liver enzymes, or global coagulation variables, as well as rates of renal or pulmonary failures, were not different between Se1 and Se0 patients and not related to high selenium levels.

DISCUSSION

The results of this randomized and placebo-controlled trial indicate that high-dose sodium-selenite supplementation is a new and important adjuvant therapeutic approach to improve outcome in sepsis and septic shock: The intention-to-treat analyses of all patients confirm the data of our previous pilot studies (20, 21) but the similar odds ratios (0.66, 0.65, and 0.64, respectively) indicate an underpowered study population. In the per-protocol analysis, however, the 28-day mortality rate was with 14.3%, significantly lower, in patients receiving adjuvant selenium treatment. This corresponds to a number needed to treat of seven patients. Assuming that about 140,000 sepsis-associated deaths occur per year in Germany, around 20,000 could be prevented with this adjuvant therapy. The total additional costs per saved life would only be around 1050 Euros. In the subgroup of patients with septic shock, the mortality rate was even 26.2% lower in Se1 patients, and the number needed to treat was four.

There was a direct correlation between selenium concentrations in whole blood and survival rate. High normal selenium concentrations associated with optimal selenoenzyme function obviously are necessary for the organism to cope with the challenges of severe sepsis. As the subgroup with the highest selenium whole blood concentrations had no further reduction in mortality, it could be speculated that lower dosages of selenium might be sufficient. However, there was no harm to these patients, and no selenium-specific side effects were observed.

In previous pilot studies, similar effects of selenium supplementation were found with a reduced mortality rate in the most critically ill patients (20, 21). However, due to low quality of data and no comparable supplementation regimens, a Cochrane analysis concluded, "There is insufficient evidence to recommend supplementation of critically ill patients with selenium or ebselen" (27). The results of this larger, multiple-centre trial now confirm the efficacy of high-dose sodium-selenite supplementation in patients with severe sepsis and septic shock. In patients with severe burn trauma, an adjuvant selenium substitution reduced mainly pulmonary infections (28). This could not be confirmed in our study, as the infectious complications were similar in both groups.

The mechanisms responsible for improved survival in sepsis and septic shock by selenium supplementation are still unknown. As a typical sign of an acute phase reaction (29), selenium levels are below normal already at admission to the intensive care unit (19, 20, 30). The severity of selenium depletion is correlated with survival as already shown (15). Selenium blood levels might be an unreliable marker of intracellular selenium and selenoenzyme content. It is supposed that high blood selenium supplies the organs with sufficient selenium to synthesize selenoenzymes (31, 32). As the difference in mortality rate between both groups was similar within the first days, selenoenzymes rather than sodium-selenite *per se* are responsible for these effects (12, 33).

Septic shock is associated with multiple organ failures and disseminated intravascular coagulation. Especially in these patients, the adjuvant selenium supplementation was most effective. One hypothesis is that under selenium supplementation, selenoprotein P is rapidly generated (13), preventing endothelial cells from oxidative damage followed by a diminished activation of these cells (34). Administration of sodium-selenite decreased tumor necrosis factor-α-induced intercellular adhesion molecule and selectin expression *in vitro* (35). In animal trials, selenium supplementation reduces oxidative stress, intranuclear nuclear factor-κB translocation, and cytokine formation as well as tissue damage (36) and normalizes all known selenoenzymes like intracellular GPx and thioredoxin reductase activities. These enzymes reduce hydrogen peroxide, lipid, and phospholipid hydroperoxides; dampen the propagation of free radicals and reactive oxygen species; reduce hydroperoxide intermediates in the cyclo-oxygenase and lipoxygenase pathways; diminish the production of inflammatory prostaglandins and leukotrienes; and modulate the respiratory burst (37).

Endogenous glutathione plays an important role in reducing vascular hyporeactivity to exogenous norepinephrine due to its deactivation by superoxide (38) and endothelial dysfunction in response to peroxynitrite and endotoxic shock. Depletion of glutathione also enhances the cytotoxic effects of hydrogen peroxide and free oxygen radicals in endothelial cells and smooth muscle cells in shock (39) and, specifically, the peroxynitrite-induced injury (40, 41). A low activity of GPx (42) in plasma, platelets, and leukocytes in different acute and chronic illnesses (11, 12, 13) might contribute to increased oxidative stress in several compartments and contribute to multiple organ failure but might be prevented by selenium supplementation. High GPx activity regenerates the oxidized glutathione. Whether additional glutathione supplementation would augment the effect of selenium supplementation alone has to be established.

CONCLUSION

This multiple-center trial shows that an adjuvant, high-dose selenium supplementation reduced the mortality rate in patients with severe sepsis and especially in septic shock. This therapy is inexpensive, the number needed to treat is less than seven, it is easy and safe to handle, and it is not associated with overt adverse side effects. A larger trial is now needed to confirm the results of this trial.

The exact mechanisms of the beneficial effects of this adjuvant selenium supplementation are not known. There is, however, strong evidence that selenium might enhance the activities of important selenoenzymes involved in the maintenance of redox-homeostasis and immune and endothelial cell function.

REFERENCES

1. Martin GS, Mannino DM, Eaton S, et al: The epidemiology of sepsis in the United States from 1979 through 2000. *N Engl J Med* 2003; 348:1546–1554
2. Rice TW, Bernard GR: Therapeutic intervention and targets for sepsis. *Annu Rev Med* 2005; 56:225–248
3. Vincent JL: Evidence-based medicine in the ICU: Important advances and limitations. *Chest* 2004; 126:592–596
4. van den Berghe G, Wouters P, Weekers F, et al: Intensive insulin therapy in the critically ill patients. *N Engl J Med* 2001; 345:1359–1367
5. Bernard GR, Vincent JL, Laterre PF, et al: Recombinant human protein C Worldwide Evaluation in Severe Sepsis (PROWESS) study group. Efficacy and safety of recombinant human activated protein C for severe sepsis. *N Engl J Med* 2001; 344:699–709
6. Cooper MS, Stewart PM: Corticosteroid insufficiency in acutely ill patients. *N Engl J Med* 2003; 348:727–734
7. Annane D, Bellissant E, Bollaert PE, et al: Corticosteroids for severe sepsis and septic shock: A systematic review and meta-analysis. *BMJ* 2004; 329:480–489
8. Bhattacharyya J, Biswas S, Datta AG: Mode of action of endotoxin: Role of free radicals and antioxidants. *Curr Med Chem* 2004; 11:359–368
9. Victor VM, Rocha M, De la Fuente M: Immune cells: free radicals and antioxidants in sepsis. *Int Immunopharmacol* 2004; 4:327–347
10. Melley DD, Evans TW, Quinlan GJ: Redox regulation of neutrophil apoptosis and the systemic inflammatory response syndrome. *Clin Sci* 2005; 108:413–424
11. Birringer M, Pilawa S, Flohe L: Trends in selenium biochemistry. *Nat Prod Rep* 2002; 19:693–718
12. Burk RF, Hill KE, Motley AK: Selenoprotein metabolism and function: evidence for more than one function for selenoprotein P. *J Nutr* 2003; 133:1517S–1520S
13. Schomburg L, Schweizer U, Kohrle J: Selenium and selenoproteins in mammals: Extraordinary, essential, enigmatic. *Cell Mol Life Sci* 2004; 61:1988–1995
14. Dodig S, Cepelak I: The facts and controversies about selenium. *Acta Pharm* 2004; 54:261–276
15. Forceville X, Vitoux D, Gauzit R, et al: Selenium, systemic immune response syndrome, sepsis, and outcome in critically ill patients. *Crit Care Med* 1998; 26:1536–1544
16. Forceville X, Aouizerate P, Guizard M: Septic shock and selenium administration. *Therapie* 2001; 56:653–661
17. Darlow BA, Winterbourn CC, Inder TE, et al: The effect of selenium supplementation on outcome in very low birth weight infants: A randomized controlled trial. The New Zealand Neonatal Study Group. *J Pediatr* 2000; 136:473–480
18. Darlow BA, Austin NC: Selenium supplementation to prevent short-term morbidity in preterm neonates. *Cochrane Database Syst Rev* 2003; (4):CD003312
19. Heyland DK, Dhaliwal R, Suchner U, et al: Antioxidant nutrients: A systematic review of trace elements and vitamins in the critically ill patient. *Intensive Care Med* 2005; 31:327–337
20. Angstwurm MW, Schottdorf J, Schopohl J, et al: Selenium replacement in patients with severe systemic inflammatory response syndrome improves clinical outcome. *Crit Care Med* 1999; 27:1807–1813
21. Zimmermann T, Albrecht S, Kuhne H, et al: Selenium administration in patients with sepsis syndrome. A prospective randomized study. *Med Klin.* 1997; 92(Suppl 3):3–4
22. Knaus WA, Wagner DP, Draper EA, et al: The APACHE III prognostic system. Risk prediction of hospital mortality for critically ill hospitalized adults. *Chest* 1991; 100:1619–1636
23. American College of Chest Physicians/Society of Critical Care Medicine Consensus Conference: Definitions for sepsis and organ failure and guidelines for the use of innovative therapies in sepsis. *Crit Care Med* 1992; 20:864–874
24. Le Gall JR, Klar J, Lemeshow S, et al: The Logistic Organ Dysfunction System: A new way to assess organ dysfunction in the intensive care unit. ICU Scoring Group. *JAMA* 1996; 276:802–810
25. Tiran B, Tiran A, Rossipal E, et al: Simple decomposition procedure for determination of selenium in whole blood, serum and urine by hybrid generation atomic absorption spectroscopy. *J Trace Elem Electrolytes Health Dis* 1993; 7:211–216
26. Sando K, Hoki M, Nezu R, et al: Platelet glutathione peroxidase activity in long-term total parenteral nutrition with and without selenium supplementation. *JPEN J Parenter Enteral Nutr* 1992; 16:54–58
27. Avenell A, Noble DW, Barr J, et al: Selenium supplementation for critically ill adults. *Cochrane Database Syst Rev* 2004; (4):CD003703
28. Berger MM, Spertini F, Shenkin A, et al: Trace element supplementation modulates pulmonary infection rates after major burns: A double blind, placebo controlled trial. *Am J Clin Nutr* 1998; 68:365–371
29. Sattar N, Eatock F, Fell GS, et al: Selenium: An acute-phase reactant? *Ann Clin Biochem* 1997; 34:437–439
30. Maehira F, Luyo GA, Miyagi I, et al: Alterations of serum selenium concentrations in the acute phase of pathological conditions. *Clin Chim Act* 2002; 316:137–146
31. Brigelius-Flohe R, Banning A, Kny M, et al: Redox events in interleukin-1 signaling. *Arch Biochem Biophys* 2004; 423:66–73
32. Neve J: Selenium as a 'nutraceutical': How to conciliate physiological and supra-nutritional effects for an essential trace element. *Curr Opin Clin Nutr Metab Care* 2002; 5:659–663
33. Shimohashi N, Nakamuta M, Uchimura K, et al: Selenoorganic compound, ebselen, inhibits nitric oxide and tumor necrosis factor-alpha production by the modulation of jun-N-terminal kinase and the NF-κB signaling pathway in rat Kupffer cells. *J Cell Biochem* 2000; 78:595–606

34. Burk RF, Hill KE: Selenoprotein P: An extracellular protein with unique physical characteristics and a role in selenium homeostasis. *Annu Rev Nutr* 2005; 25:215–235
35. Miller S, Walker SW, Arthur JR, et al: Selenite protects human endothelial cells from oxidative damage and induces thioredoxin reductase. *Clin Sci* 2001; 100:543–550
36. Beck MA, Nelson HK, Shi Q, et al: Selenium deficiency increases the pathology of an influenza virus infection. *FASEB J* 2001; 15:1481–1483
37. Rayman MP: The importance of selenium to human health. *Lancet* 2000; 356:233–241
38. Macarthur H, Westfall TC, Riley DP, et al: Inactivation of catecholamines by superoxide gives new insights on the pathogenesis of septic shock. *Proc Natl Acad Sci U S A* 2000; 97:9753–9758
39. Lyons J, Rauh-Pfeiffer A, Ming-Yu Y, et al: Cysteine metabolism and whole blood glutathione synthesis in septic pediatric patients. *Crit Care Med* 2001; 29:870–877
40. Hunter E, Grimble R: Dietary sulphur amino acid adequacy influences glutathione synthesis and glutathione-dependent enzymes during the inflammatory response to endotoxin and tumor necrosis factor a in rats. *Clin Sci* 1997; 92:297–305
41. Prabhu SK, Zamamiri-Davis F, Stewart JB, et al: Selenium deficiency increases the expression of inducible nitric oxide synthase in RAW 264.7 macrophages: role of nuclear factor-κB in up-regulation. *Biochem J* 2002; 366:203–209
42. Cowley HC, Bacon PJ, Goode HF, et al: Plasma antioxidant potential in severe sepsis: A comparison of survivors and nonsurvivors. *Crit Care Med* 1996; 24:1179–1183

[부록3] 수술에 있어서 아셀렌산나트륨의 중요성

1 허혈/재관류에 의한 조직 손상

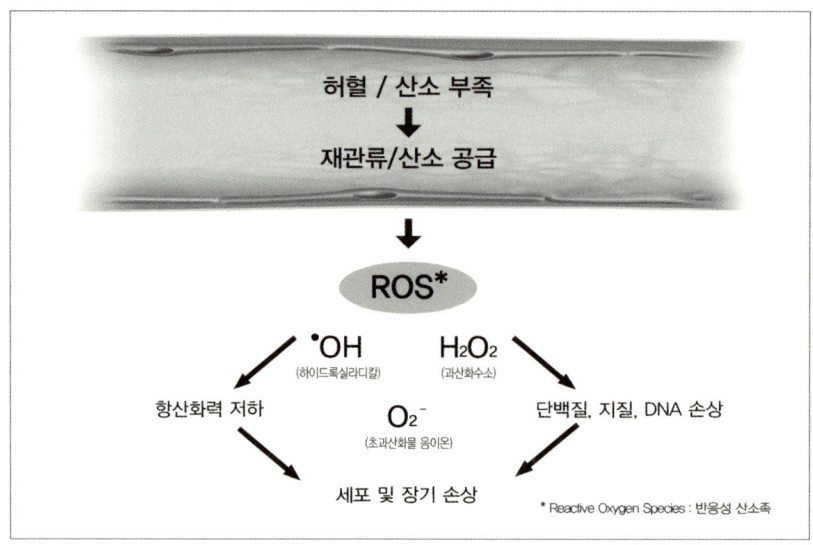

2 아셀렌산나트륨은 ROS로부터 혈관/조직/장기를 보호한다

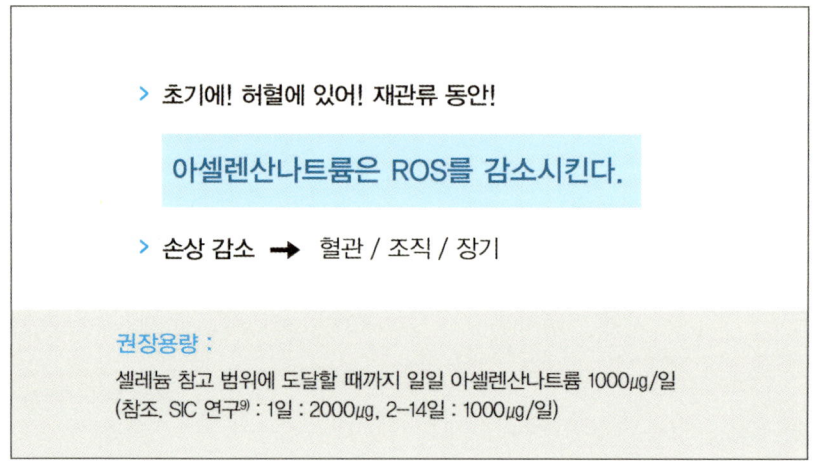

3 심근경색 환자의 높은 혈중 셀레늄 수치는 심근 손상을 감소시킨다

: 높은 셀레늄 수치는 손상 범위를 감소시킨다

① 셀레늄 수치와 심손상 범위의 연관성[81]

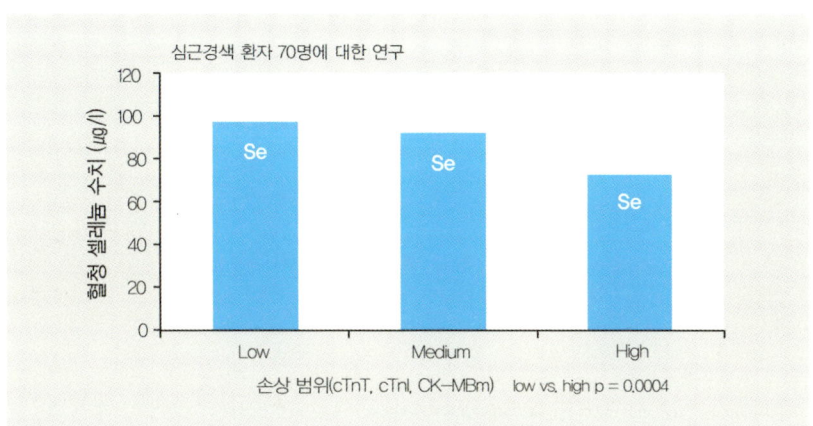

② CRP 농도 및 GSHPx(글루타치온 페록시다제) 활성과 손상범위의 상관관계[81]

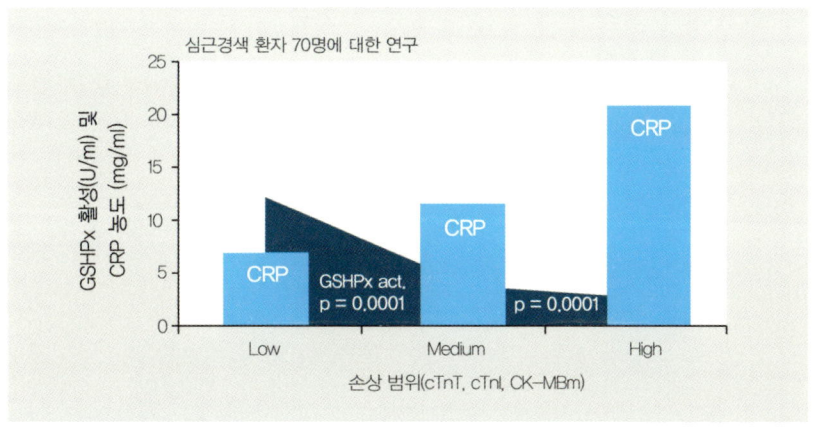

손상범위	cTnT [ng/ml]	cTnI [ng/ml]	CK–MBm [ng/ml]
Low (n=29)	0.1–0.3	0.2–0.5	7.0–10.0
Medium (n=14)	0.4–0.8	0.6–1.0	10.0–30.0
High (n=27)	〉0.9	〉1.0	〉30

cTnT = cardiac troponin T
cTnI = cardiac troponin I
CK–MBm = creatine kinase isoenzyme MBm

4 아셀렌산나트륨은 허혈/재관류 손상을 예방한다

: 고용량의 아셀렌산나트륨을 투여하면 허혈/재관류 손상이 예방된다

① 허혈 손상 정도 척도로서 허혈 단계의 마지막에서의 허혈성 수축[82]

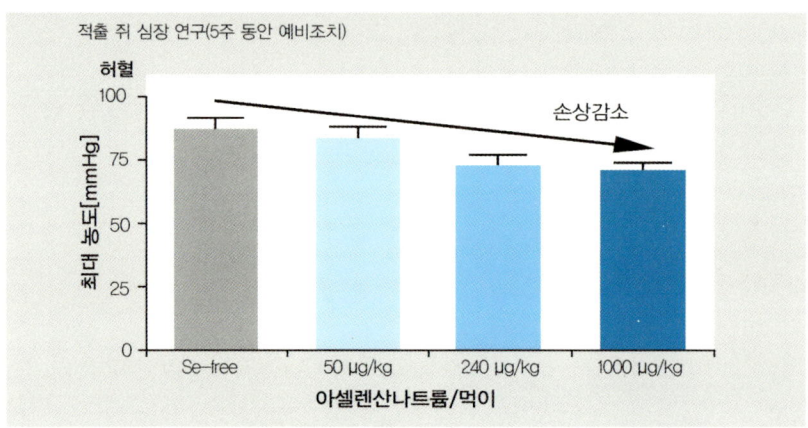

② 허혈 및 재관류 단계 이후 회복된 심장 기능의 백분율[82]

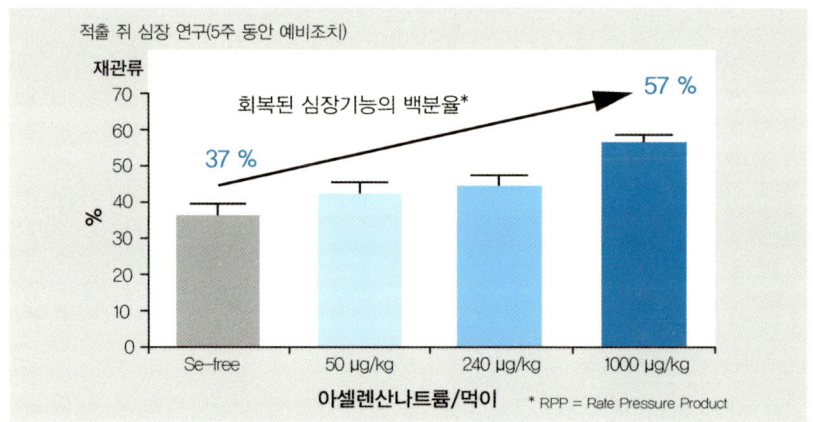

5 심장수술(Heart Surgery)에 있어서 아셀렌산나트륨

허혈의 원인	
수술 전 : › 관상동맥심장질환(CHD) / 심근경색 › 점점 더 고령화되는 환자	→ 저하된 미소순환 → 염증성 파라미터 증가
수술 후 : › 심폐기 체외순환(ECC) (심장과 폐를 겸자(clamp)로 묶다. 만약 대동맥궁이 영향을 받는다면, 뇌 또한 겸자로 묶다)	→ 염증과다
재관류 이후 위험	
› 심장 및 폐조직에 대한 손상 › 염증과다(관류후증후군)는 SIRS로 이어진다	→ 괴사 → SIRS

아셀렌산나트륨에 대한 자료:

› 관상동맥심장질환 환자의 셀레늄 수치는 낮다 [Altekin et al. Journal of Trace Elements in Medicine and Biology 2005;18:235-242]
› ECC 중 셀레늄 수치는 30분 내에 50% 감소한다[Al-Bader et al. Cardiovasc Surg. 1998; 6(4):406 -414]
› 셀레늄 상태는 ICU 입원 기간과 연관 있다 [Holzer et al. Pediatr Cardiol 2004; 25: 522-528]
› 셀레늄 투여는 I/R 손상을 감소시킨다(동물모형) [Turan et al. Antioxidants & Redox Signaling 2005; 7: 1388-1397]
› 셀레늄 투여는 SIRS/패혈증 환자의 사망률을 감소시킨다(SIC 연구) [Angstwurm et al. Crit Care Med 2007; 35: 1-9]
› 수술 중 셀레늄 수치가 급격히 떨어진다. 셀레늄 상태는 수술 후 다발성 장기부전 발생의 독립적 예측인자이다[Stoppe et al. Crit. Care Med. 2011; 39:1879-1885]
› 정상 셀레늄 수치와 마취 유도 후의 2000μg 볼루스는 수술 1일 째의 셀레늄 수치 감소를 방지하는데 불충분했다[Stoppe et al. Nutrition 2013; 29:158-165]

아셀렌산나트륨 투여의 가능한 작용:

› ECC 중 셀레늄 수치 유지
› 심장, 조직(뇌)에 대한 조직 손상 감소
› 전신성염증(SIRS) 감소 또는 최소화

(1) 셀레늄 결핍은 더 높은 염증성 위험과 관련있다.

① 항산화 방어 체계 활성화에 의한 수술 중 셀레늄 소모[10]

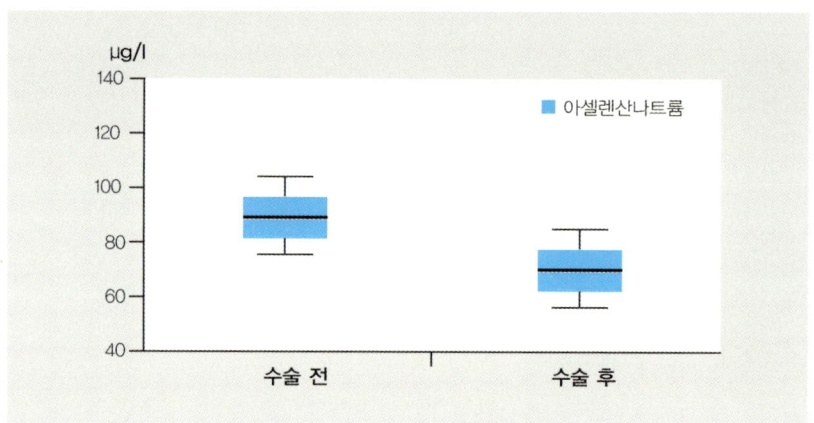

② 수술중의 낮은 셀레늄 수치는 높은 SIRS 위험과 관련 있다[10]

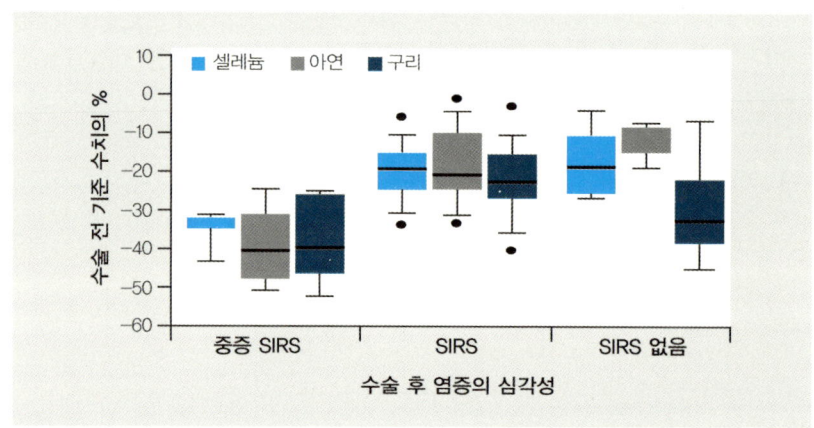

(2) 수술 전, 중, 후의 소모를 감안하여 아셀렌산나트륨 용량을 조절해야 한다.

① 마취 유도 후 아셀렌산나트륨 투여:

아셀렌산나트륨 형태 셀레늄 2000㎍ i.v., 그다음 이튿날 부터 ICU 입원기간 동안 매일 셀레늄 1000㎍[10]

―셀레늄 수치를 높이지만, POD 1일의 감소를 보충하기에 여전히 충분하지 않다.

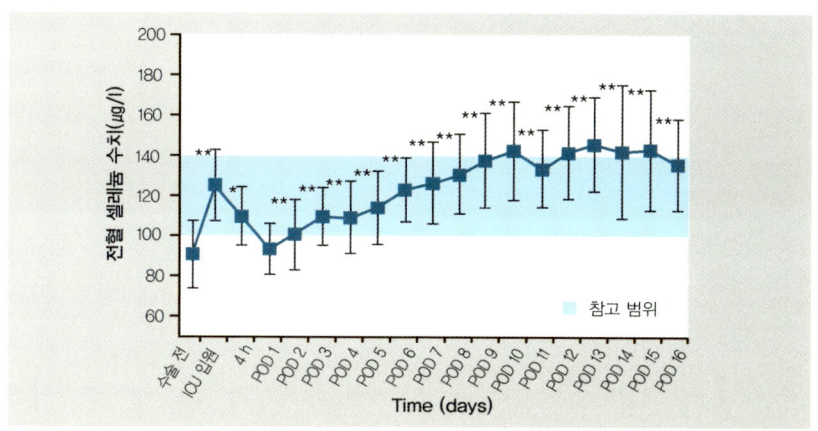

② 아셀렌산나트륨 투여는 POD1일의 다양한 파라미터 감소와 관련 있었다[10]
—그러나 그 이후 관찰 기간 동안 이런 차이를 유지하기에는 용량이 불충분했다.

수술 1일째(POD1)	Se1 group	Se0 group	P value
SAPS II-Score	23 ± 7	29 ± 8	= 0.005
SOFA-Score	4 ± 2	7 ± 2	= 0.007
호흡기관 기능장애 (PaO₂/FiO₂ < 100)	0	4	= 0.04
혈소판감소증 (전혈 혈소판 수 < 100*10³/㎕)	3	10	= 0.035

6 혈관수술(Vascular Surgery)에 있어서 아셀렌산나트륨

허혈의 원인	
› 동맥경화증(급성 및 만성 폐색) › 혈관손상 › 사고 후 구획증후군	→ 저하된 미소순환 → 염증성 파라미터 증가 → NO 방출
재관류 이후 위험	
› 증가된 ROS 생성 › NO 비활성화 (NO + O₂⁻ → Peroxynitrite) › 동맥경화증 악화(산화 지질 단백질, 백혈구 결합(거품세포 형성)) › 구획증후군: 횡문근융해증, 근육괴사, 절단	

아셀렌산나트륨에 대한 자료 :

대동맥류 및 말초동맥 폐쇄질환(pAOD)[Zimmermann u. Albrecht Biomed. Chromatogr.1999; 13: 131-134]
› ROS 산물 감소
› NO 생성 증가

아셀렌산나트륨 투여의 가능한 작용 :

› ROS와 peroxynitrite 형성을 직접적으로 저해
› ROS/NO 균형을 NO 쪽으로 이동
› 동맥경화 유발물질 형성 방지(산화 지질 단백질, 백혈구 결합(거품세포 형성))

아셀렌산나트륨 투여 시기와 용량 :

중요: 재관류는 이상성(biphasic) 사건이다:	시 기	용 량
	수술 전 볼루스 (셀레늄 저장량 포화)	아셀렌산나트륨(셀레나제 티프로주사제)* 500-1000ug
초기 단계: 클램프 해제 직후	수술 중 지속주입 (클램핑 해제 직후)	아셀렌산나트륨(셀레나제 티프로주사제)* 500-1000ug/24시간
후기 단계: 수술 후 1-7일	수술 후 지속 주입 (최소 수술 후 7일째까지)	아셀렌산나트륨(셀레나제 티프로주사제)* 500-1000ug/일
* ROS와 NO에 대한 병상평가 후에 이상적으로 용량 조정	일일 유지 용량 (최소 3개월 동안, 그 다음 셀레늄 분석)	참고값에 따라 용량 조정 (셀레늄 분석)

(1) ROS 생성을 저해하고(초과산화물 비활성화) ROS와 NO 비율로 인한 페록시나이트리트 생성(NO 결핍 감소)을 억제하여 미소순환을 개선시킨다

① 아셀렌산나트륨 미투여 pAOD(말초동맥 폐쇄질환) 환자의 외과적 중재[83]

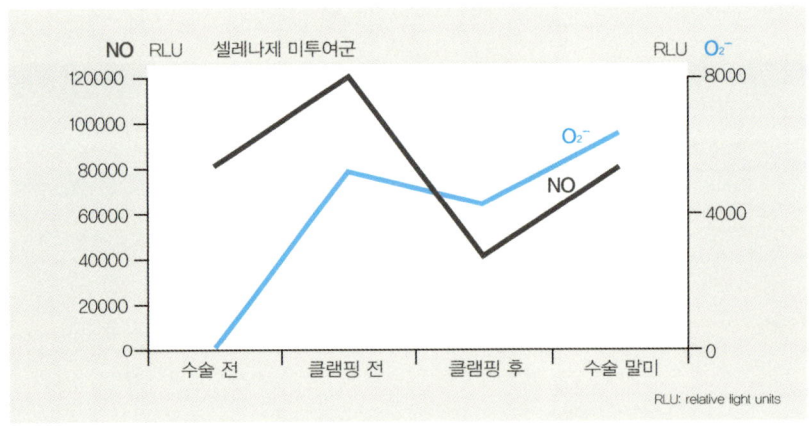

170

② 아셀렌산나트륨 치료 병행 pAOD(말초동맥 폐쇄질환) 환자의 외과적 중재(수술 전 1000 ㎍ 볼루스+1000㎍/24h 지속주입)[83]

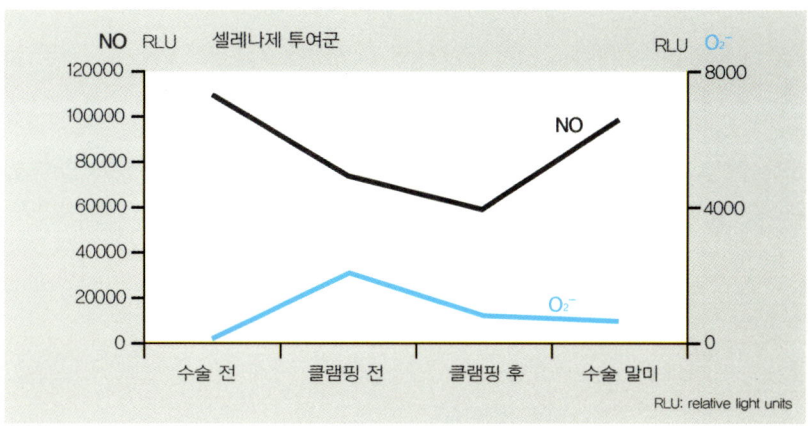

7 소생술(Resuscitation)에 있어서 아셀렌산나트륨

허혈의 원인	
다음에 의한 심장/순환정지: › 관상동맥심장질환/경색(70–80%) › 심근증, 심근염(10–15%) › 그 밖에 다른 원인	→ 순환 정지 동안 전체적 저산소증 → 소생술 처치/ROSC로 인한 재관류
재관류 이후 위험	
› 심장, 폐, 뇌 조직에 대한 특정한 손상 › 염증과다(=소생후, sepsis–like syndrome) › 내피 손상	→ SIRS → 미소순환 장애

아셀렌산나트륨에 대한 자료 :

› SIRS와 패혈증 환자의 셀레늄 수치는 더 낮다: 위중할수록 더 낮다[Sakr et al. 2007]
› 아셀렌산나트륨 투여는 SIRS/패혈증 환자의 사망률을 감소시킨다(SIC 연구)[Angstwurm et al. 2007]
› 아셀렌산나트륨은 심정지 후 환자의 신경계 생존을 현저히 개선시킨다[Reisinger et al. 2009]
› 고용량의 아셀렌산나트륨(100㎍/kg)은 동물모형에서 신경퇴행을 방지한다[Ansari et al. 2004])
› 고용량의 아셀렌산나트륨(100㎍/kg)은 I/R로 인한 대뇌 세포사를 감소시킨다(동물모형)[Yousuf et al. 2007]
› 환자들은 심장/순환 정지 후 현저히 낮아진 셀레늄 수치를 보인다[Busch et al. 2008]
› 아셀렌산나트륨은 소생환자에서 미세입자로 유도된 내피의 활성/손상을 감소시킨다[Fink et al. 2012]

아셀렌산나트륨 투여의 가능한 작용 :

› 심장, 폐, 뇌에 대한 조직 손상을 감소시켜 환자의 신경학적 예후 개선
› 전신성염증(SIRS) 감소 또는 최소화

셀레늄 투여 시기와 용량 :

시 기	용 량
앰뷸런스에 실린 직후 볼루스	아셀렌산나트륨(셀레나제 티프로주사제) 1000μg/일
카테터 삽입 병실 입원 직후 볼루스	아셀렌산나트륨(셀레나제 티프로주사제) 1000μg/일
4일 동안 지속주입	아셀렌산나트륨(셀레나제 티프로주사제) 1000μg/일

(1) 더 높은 셀레늄 수치는 더 나은 신경학적 예후와 더 높은 생존 가능성과 관련 있다.

① 성공적 CPR 후 환자들의 셀레늄 수치-비생존자는 셀레늄 수치가 더 낮다[84]

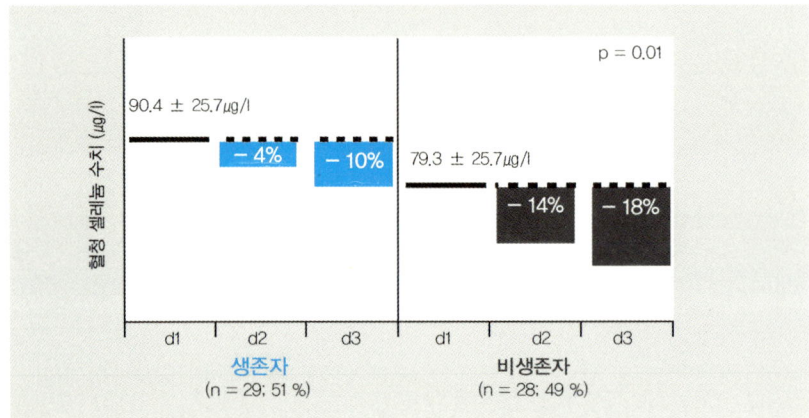

② 셀레늄 수치와 신경학적 예후-신경학적 손상 환자는 더 낮은 셀레늄 수치를 보인다[84]

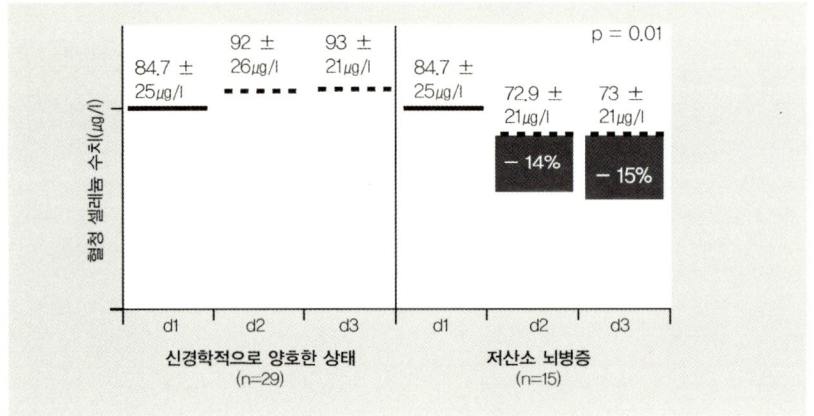

③ 아셀렌산나트륨은 내피세포를 보호한다.

성공적 소생술 후에는 통제되지 않는 염증 및 응고 경로로 특징지어지는 소생후 증후군(post-resuscitation syndrome)이 뒤따른다. 초기 작용은 내피 세포의 소실 및 손상인 듯 하다. 활성 또는 세포 자멸사 과정에서 방출되는 세포미세입자(MMPs)는 다시 내피세포에 대한 단핵백혈구의 증가된 부착을 매개하고 내피세포를 손상시키는 내피성 부착분자의 발현을 촉진한다. 소생된 환자의 혈액 속에는 세포미세입자의 여러가지 아형(subtype)의 양이 증가해있다.

시험관내 실험: 인간내피세포(인간 제대정맥 내피세포(HUVEC))

1. 소생된 환자의 HUVEC + MMPs
2. 원심분리기로 얻은 상청액(내피세포없는)
3. 건강한 사람의 HUVEC + MMPs
4. 소생된 환자의 HUVEC + MMPs + 셀레늄

측 정:
- 단핵 백혈구의 내피세포 부착
- 부착분자 발현(ICAM-1, VCAM-1)
- 소생된 환자의 혈장 셀레늄 농도

결 과:
- 소생된 환자들의 MMPs는 내피세포에 대한 단핵백혈구 부착 증가를 초래한다
- 아셀렌산나트륨 투여는 내피세포에 대한 단핵백혈구 부착을 기본적인 수준으로 현저히 감소시킨다
- 소생된 환자에서 MMPs에 의하여 활성화된 내피세포는 현저히 더 많은 ICAM-1과 VCAM-1을 발현시킨다
- 소생된 환자들은 소생 후 처음 72시간 내의 혈장 셀레늄 수치가 건강한 사람에 비해 현저히 낮았다
- 사망한 환자들은 생존자에 비해 입원 당시 셀레늄 수치가 현저히 낮았다

소생된 환자에서 아셀렌산나트륨 투여는 내피세포 보호 측면에서 세포미세입자로 유도된 작용을 감소시킬 수 있다. 이런 이유로 소생 후 단계에서 살아남지 못한 환자들은 생존자에 비해 혈중 셀레늄이 현저히 낮았다.

④ 셀레나제 그룹: 더 많은 생존자와 더 나은 신경학적 예후

아셀렌산나트륨(셀레나제) 투여의 영향에 대한 후향적 연구[85]

환자 226명	124명에게 아셀렌산나트륨 200–1000μg/일 CPR* 24시간 이내, 5일간 투여	106명 1000μg/일 2명 400μg/일 16명 200μg/일
	102명은 셀레늄을 투여 받지 않음	
일차종료점	› CPR* 이후 의식 회복 › 6개월 추적조사 시점의 생존	

Results

		Se + (n = 124)	Se − (n = 102)
생존자	병원 퇴원시	56 % (n = 70)	45 % (n = 46)
	6개월 추적조사 시점에서	46 % (n = 57)	35 % (n = 36)
신경학적 예후 특성	양호 또는 중간정도의 상태 (CPC1–2)	50 % (n = 62)	39 % (n = 40)
	심각히 손상된 상태 (CPC3)	17 % (n = 21)	9 % (n = 9)
	의식 회복된 환자 수	67 % (n = 83)	48 % (n = 49)
	무의식	22 % (n = 27)	32 % (n = 33)
	의식 회복 전 사망	17 % (n = 14)	20 % (n = 20)

*CPR: Cardiopulmonary resuscitation

아셀렌산나트륨 관련 허혈/재관류 연구 개관

저자	아셀렌산나트륨의 일반적 효과	세부 효과	셀레늄 수치/농도/용량
Vascular Surgery (혈관수술)			
Albrecht et al, (1999)	아셀렌산나트륨은 ROS 줄이고 사용 가능한 NO를 증가시킴	말초동맥폐색질환과 대동맥류 환자	
Heart Surgery (심장수술)			
Altekin et al. 2005	셀레늄 수치는 심근 손상 범위와 관련	급성 관상동맥 증후군 환자 70명, 낮은 셀레늄 수치는 증가된 염증 지표(CRP) 및 예후 지표 (cardiac troponin, creatine kinase MB)와 관련.	심한 손상- 73μg/l (0.92μ mol/l) 중등도 손상- 92μg/l (1.16μ mol/l) 경미한 손상- 98μg/l (1.24μ mol/l)
Al Bader et al. 1998	셀레늄 수치 ECC(심폐바이 패스) 시작 30분 이내 절반 으로 감소	심폐바이패스 수술 환자 67명, 셀레늄과 아연 수치는 절반으로 감소 후 수술 5일째 까지 그대로 유지, 동시에 백혈구 수, IL-6, IL-8 증가 (=염증 반응이 수술 5일째까지 지속됐다는 의미)	셀레늄 수치 현저히 감소: 65.3±8.2 → 19.4±4.3μg/l (0.83±0.1 → 0.25 ±4.3μ mol/l)
Holzer et al. 2004	심폐바이패스 후 셀레늄 수치 현저히 감소, 이는 ICU 입원 기간과 연관	심폐바이패스 수술 어린이 환자 59명(7일 – 18세), 셀레늄 수치는 심폐 바이패스 시작 전 0.61μ mol/l → 60분 후 0.50μ mol → 48시간 후 0.51μ mol/l((0.0001), fT3/fT4 비율과 셀레늄 수치는 ICU 입원기간과 역의 상관관계(p〈0.004)	셀레늄 수치 현저히 감소: 48.2 → 40.3μg/l (평균) (0.61 → 0.51μ mol/l)
Huang et al. 1999a+b, Liu et al.2000	I/R전 아셀렌산나트륨 보충은 심근 항산화능 향상	심박 /심실 중격 결손 환자 23/23명; 혈중 셀레늄 수치의 현저한 증가는 없었으나 GPx-mRNA 발현과 활성 뿐 아니라 심근 셀레늄 농도가 더 높고 MDA 농도는 더 낮음	심장 수술 전 7일간 일일 400μg 투여
Liu et al.2000	아셀렌산나트륨 투여는 신생 쥐 심장에서 허혈 내성 향상	태아 쥐 심장: 허혈 내성을 향상시키고, 리포 푸신 색소와 혈청 NO(산화질소) 농도 감소	임신한 쥐에 사전 경구 투여 : 2,000μg/kg/식수 vs 237μg/kg/먹이
Stoppe et al.2011	수술 중 셀레늄 수치 현저히 감소. 셀레늄 상태는 수술 후 다발성 장기부전 발생의 독립적 예측 인자.	선택적 심장 수술 및 심폐바이패스 수술 환자 60명, 혈중 셀레늄, 구리, 아연은 수술 전과 비교하여 수술 후 현저히 감소(p〈.001). 수술 후 낮은 셀레늄 농도는 수술 후 다발성 장기부전 발생의 독립적 예측인자.	중재 없이 셀레늄 수치만 측정
Stoppe et al. 2013	마취 유도 후 볼루스 투여된 아셀렌산나트륨 2000μg은 수술 중 셀레늄 수치를 정상 화시켰으나 수술 1일째 셀레늄 감소를 방지하기에 여전히 불충분	수술 전 셀레늄 결핍을 보이는 선택적 심장 수술 및 심폐바이패스 수술 환자 100명. 수술 1일째: SAPS, SOFA 점수, 호흡기 부전 및 혈소판 감소증 발생 감소. 그러나 2000μg은 이러한 변화를 이후 관찰 기간 동안 유지시키 기에 불충분	마취유도 후 2000μg 볼루스 투여, 이후 ICU 입원 기간 동안 일일 1000μg
Tanguy et al.2004	허혈 전 셀레늄 상태는 예후에 중대한 영향	위스타르 쥐: 고용량 아셀렌산나트륨 식이: 경색 크기 감소, 허혈 후 GSH/GSSG 비율 유지; GPx 활성 증가; 허혈 후 평균 동맥 혈압 증가	아셀렌산나트륨 1500μg vs 50μg/kg – 식이 요법 10주간
Turan et al.2005	아셀렌산나트륨 투여는 항산화능을 높이고 심장 손상 줄임	적출 쥐 심장: 용량 의존적으로 심장 기능 개선, GSH(vs. GSSG) 감소 줄이고 MDA 증가 억제 할 뿐 아니라 높아진 NF-kB 수치 감소. 잔틴산화효소(xanthin oxidase), 하이드록실 라디칼 또는 칼슘 이온으로 인한 심장손상 감소	허혈 10분 전과 재관류 30분 동안 아셀렌산나트륨 투여, 관류 용액 내 셀레늄 농도 78.7μg/l (1.0umol/l)까지.
Venardos et al.2005	충분한 고용량의 아셀렌산 나트륨은 허혈, 재관류 내성 향상	적출 쥐 심장: 티오레독신 리덕타제(Txrd-1, Txrd-2)와 글루타치온 페록시다제(Gpx-1, Gpx-2) 심장 발현 증가, 허혈/재관류 내성 향상	아셀렌산나트륨 형태 셀레늄 5주간 사전 경구 투여: 1000μg/체중 kg vs 240μg/체중 kg

저자	아셀렌산나트륨의 일반적 효과	세부 효과	셀레늄 수치/농도/용량
Resuscitation(소생술)			
Reisinger et al. 2009	초기 아셀렌산나트륨 투여는 심정지 후 환자의 신경학적 예후를 현저히 개선	CPR 시행 받은 환자 124명에서, 아셀렌산나트륨 투여군의 6개월 후 대뇌 기능 현저히 더 양호. 아셀렌산나트륨 투여는 대뇌 기능 향상과 연관	CPR 24시간 이내 일일 아셀렌산나트륨 i.v. 투여: 92명 1000μg; 2명 400μg; 16명 200μg
Ansari et al. 2004	고용량 아셀렌산나트륨 신경 퇴행 보호 작용	쥐에 체중 1kg당 100μg 7일간 사전 투여, 2시간 동안 대뇌동맥폐색 유도 후 22시간 동안 재관류: 아셀렌산나트륨 군에서 지질 과산화 현저히 감소	
Yousuf et al. 2007	고용량 아셀렌산나트륨 대뇌 허혈/재관류 손상보호작용	위스타 쥐에게 체중 1kg당 100μg 7일간 복강 내 사전 투여, 2시간 동안 대뇌동맥폐색 유도 후 22시간 동안 재관류: ATP, 세포내 칼슘 이온 수치 현저히 증가. 상태 개선 및 부종 감소.	
Busch et al. 2008	심폐소생술(CPR)후 환자들의 셀레늄 수치 현저히 감소	성공적 CPR 이후의 환자 41명. 대부분 셀레늄 수치 낮음. 집중치료에서 살아남은 환자들의 평균 셀레늄 수치는 비생존자에 비해 눈에 띄게 높음 (p<0.0001)	모든 환자 대상 평균 셀레늄 수치 (μg/l 또는 μmol/l) - CPR 직후: 76.3 (0.97) - 생존자: 86.9 (1.1) - 비생존자: 69.4 (0.88)
Fink et al. 2012	아셀렌산나트륨은 소생술 환자의 내피 활성/손상 감소	HUVEC(사람 혈관내피세포) + 소생된 환자의 세포미세입자 + 아셀렌산나트륨 처리 또는 아셀렌산나트륨 없이 배양. 아셀렌산나트륨은 세포미세입자 유도작용(단핵구의 내피세포 부착, 부착분자(ICAM-1, VCAM-1) 발현)를 현저히 감소. 이런 이유로 비생존자의 셀레늄 수치가 생존자보다 낮음	
Plastik Surgery(성형수술)			
Lindenblatt et al. 2003	엡셀렌 투여는 혈전 생성 지연 시키거나 예방	쥐 근육 모형. 동맥 혈전 생성 확실히 지연시키고 정맥 혈전 생성 예방: 엡셀렌은 산화로 유도된 혈소판의 P-selectin 발현을 용량 의존적으로 감소 시킴	체중 1kg 당 엡셀렌 30mg 복강 내 주입
Berger et al. 2007	아셀렌산나트륨 투여 폐 감염 줄이고 상처 치유력 향상(피부 내 셀레늄 증가)	체표면 45±12% 화상환자 21명(21±11세) 대상 아셀렌산나트륨(375μg), 아연(37.5mg),구리(3.75mg)를 14~21일간 매일 투여 시 피부 내 셀레늄과 아연 농도 증가는 예후 개선, 폐감염 감소, 상처 치유력 향상	투여 10일 째 혈청 셀레늄 수치 48(0.6)에서 103μg/l (1.3μmol/l)로 증가, 이후 다시 감소(용량 증가 필요). 피부 내 셀레늄 농도: 건조 중량 18.68 vs. 8.05 nmol/g(투여 20일)
Organ Transplantation(장기이식)			
Yagi et al. 1997	비타민 E-비타민C 디에스테르는 허혈/재관류 손상 보호 작용	돼지에서의 심정지 공여 간이식. 비타민 E - 비타민C 디에스테르는 간 조직에 축적. 체중 1kg당 디에스테르 5mg 투여 받은 군에서 간 지질 과산화 현저히 감소	
Treska et al. 2003	관류 용액에 아셀렌산나트륨 투여 산화 손상으로부터 이식된 신장 보호	동물 모형. 심정지 후 공여. 이식된 신장의 정맥 내 말론데알데하이드 농도 현저히 감소	장기 적출 후 곧바로 아셀렌산나트륨 200μg을 관류 용액(200ml)에 투여

GSH = Glutathione; GSSH = oxidised Glutathione
CPR = Cardiopulmonary resuscitation
POD = postoperative day

참고문헌

1. Angstwurm MW, Schottdorf J, Schopohl J, Gaertner R. Crit Care Med. 1999 Sep;27(9): 1807-13. Selenium replacement in patients with severe systemic inflammatory response syndrome improves clinical outcome.
2. Yamaguchi T: Stroke 29(1998): 12-17.
3. Rayman M: Lancet 356(2000): 233-241.
4. Sakr Y et al.: Time course and relationship between plasma selenium concentrations, systemic inflammatory response, sepsis, and multiorgan failure. British Journal of Anaesthesia 98(6)(2007): 775-784.
5. Heyland DK at al.: Antioxidant nutrients: A systematic review of trace elements and vitamins in the critically ill patient. Intensive Care Med 31(2005): 327-337.
6. Manzanares ICM 35(2009): 882.
7. Reisinger J et al.: Does early administration of selenium improve neurological outcome after cardiac arrest? Am J of Emergency Medicine, accepted January 24, 2008.
8. Böttiger BW et al.: Heart 82(1999): 674-679.
9. Angstwurm MW et al.: Selenium in Intensive Care(SIC): Results of a prospective randomized, placebocontrolled, multiple-center study in patients with severe systemic inflammatory response syndrome, sepsis, and septic shock. Crit Care Med 35(2007): 118-126.
10. Stoppe C et al.: The intraoperative decrease of selenium is associated with the postoperative development of multiorgan dysfunction in cardiac surgical patients. Crit Care Med 39(8)(2011): 1-7.
11. Kochanek, M., et al.: Dtsch. Med. Wschr. 137: 1565 - 1567(2012)
12. Rangel-Frausto MS, Pittet D, Costigan M, Hwang T, Davis CS, Wenzel RP. JAMA. 1995 Jan 11;273(2): 117-23. The natural history of the systemic inflammatory response syndrome(SIRS). A prospective study.
13. Brunkhorst FM, Engel C, Reinhart K, Bone H.-G, Brunkhorst R, Burchardi H, Eckhardt K.-

U, Forst H, Gerlach H, Grond S, Gründling M, Huhle G, Oppert M, Olthoff D, Quintel M, Ragaller M, Rossaint R, Seeger W, Stüber F, Weiler N, Welte T, and Loeffler M. for the German Competence Network Sepsis(SepNet). Epidemiology of severe sepsis and septic shock in Germany - results from the German „Prevalence" Study Critical Care 2005; 9(Suppl 1): S83.

14. International Organizations Declare Sepsis a Medical Emergency. Issued by an expert panel representing 20 adult and pediatric intensive care societies, October 4th 2010. 2010: Press release. Available from: http://www.prnewswire.com/news-releases/international-organizations-declare-sepsis-a-global-medical-emergency-104142073.html

15. Kumar G, Kumar N, Taneja A, Kaleekal T, Tarima S, McGinley E, Jimenez E, Mohan A, Khan RA, Whittle J, Jacobs E, Nanchal R; Milwaukee Initiative in Critical Care Outcomes Research Group of Investigators. Chest. 2011 Nov;140(5): 1223-31. doi: 10.1378/chest.11-0352. Nationwide trends of severe sepsis in the 21st century(2000-2007).

16. Yeh RW, Sidney S, Chandra M, Sorel M, Selby JV, Go AS. N Engl J Med. 2010 Jun 10;362(23): 2155-65. doi: 10.1056/NEJMoa0908610. Population trends in the incidence and outcomes of acute myocardial infarction.

17. Hall MJ, Williams SN, DeFrances CJ, Golosinskiy A. NCHS Data Brief. 2011 Jun;(62): 1-8. Inpatient care for septicemia or sepsis: a challenge for patients and hospitals.

18. Beale R, Reinhart K, Brunkhorst FM, Dobb G, Levy M, Martin G, Martin C, Ramsey G, Silva E, Vallet B, Vincent JL, Janes JM, Sarwat S, Williams MD; PROGRESS Advisory Board. Infection. 2009 Jun;37(3): 222-32. doi: 10.1007/s15010-008-8203-z. Promoting Global Research Excellence in Severe Sepsis(PROGRESS): lessons from an international sepsis registry.

19. Angus DC. JAMA. 2010 Oct 27;304(16): 1833-4. doi: 10.1001/jama.2010.1546. The lingering consequences of sepsis: a hidden public health disaster?

20. Vincent JL, Sakr Y, Sprung CL, Ranieri VM, Reinhart K, Gerlach H, Moreno R, Carlet J, Le Gall JR, Payen D; Sepsis Occurrence in Acutely Ill Patients Investigators. Crit Care Med. 2006 Feb;34(2): 344-53. Sepsis in European intensive care units: results of the SOAP study.

21. Angus DC, Linde-Zwirble WT, Lidicker J, Clermont G, Carcillo J, Pinsky MR.; Epidemiology

of severe sepsis in the United States: analysis of incidence, outcome, and associated costs of care. Crit Care Med. 2001 Jul;29(7): 1303-10.

22. Heublein S, Hartmann M, Hagel S, Hutagalung R, Brunkhorst FM; Epidemiologie der Sepsis in deutschen Krankenhäuserneine Analyse administrativer Daten. Intensiv-News 2013(1) 1-5.

23. Reinhart K, Brunkhorst FM, Bone HG et al. [Prevention, diagnosis, treatment, and follow-up care of sepsis. First revision of the S2k. Guidelines of the German Sepsis Society(DSG) and the German Interdisciplinary Association for Intensive and Emergency Care Medicine(DIVI)].* Anaesthesist 2010; 59: 347-370.

25. Bateman BT, Schmidt U, Berman MF, Bittner EA. Anesthesiology. 2010 Apr;112(4): 917-25. doi: 10.1097/ALN.0b013e3181cea3d0. Temporal trends in the epidemiology of severe postoperative sepsis after elective surgery: a large, nationwide sample.

26. Kumar, A., et al.: Crit. Care Med. 34: 1589 - 1596(2006)

27. Vincent, J.L., et al.: J. Am. Med. Assoc. 302: 2323 - 2329(2009)

28. Sandiumenge, A., et al.: Int. Care Med. 29: 876 - 883(2003)

29. Bernhard, M., Weigand, M.A., et al.(2011)

30. Huang Z, Rose AH, Hoffmann PR. Antioxid Redox Signal. 2012 Apr 1;16(7): 705-43. doi: 10.1089/ars.2011.4145 The role of selenium in inflammation and immunity: from molecular mechanisms to therapeutic opportunities.

31. Christian Stoppe, MD; Gereon Schälte, MD; Rolf Rossaint, MD, PhD; Mark Coburn, MD, PhD; Beatrix Graf. Crit Care Med 2011 Vol. 39, No. 8. The intraoperative decrease of selenium is associated with the postoperative development of multiorgan dysfunction in cardiac surgical patients

32. Molnár and Shearer Br J Int Care Med 1998; 8: 12

33. Molnar Z et al. Crit Care Med 1999; 27: 1100-1104

34. Cooke TD, Bruland KW. Environ. Sci. Technol. 1987;21: 1214-19

35. Whanger PD, J Am Coll Nutr. 2002;21: 223-32

36. Forceville X, Laviolle B, Annane D, Vitoux D, Bleichner G, Korach JM, Cantais E, Georges

H, Soubirou JL, Combes A, Bellissant E. Crit Care. 2007;11(4): R73. Effects of high doses of selenium, as sodium selenite, in septic shock: a placebo-controlled, randomized, double-blind, phase II study.

37. Wang Z, Forceville X, Van Antwerpen P, Piagnerelli M, Ahishakiye D, Macours P, De Backer D, Neve J, Vincent JL. Shock. 2009 Aug;32(2): 140-6. doi: 10.1097/SHK.0b013e318193c35d. A large-bolus injection, but not continuous infusion of sodium selenite improves outcome in peritonitis.

38. Berger MM, et al. Crit Care 2008;12: R101

39. Forceville X et al. selenium, systemic immuneresoinse syndrome, sepsis, and outcome in critically ill patients. Critical Care Medicine. 26(9): 1536-1544. September 1998.

40. Brix-Christensen V. The systemic inflammatory response after cardiac surgery with cardiopulmonary bypass in children. Acta Anaesthesiol Scand 2001; 45: 671-679

41. Klotz et al. Role of Copper, Zinc, Selenium and Tellurium in the Cellular Defense againset Oxidative and Nitrosative Stress. J.Nutr.133: 1448S-1451S,2003

42. Frass et al. Antioxidant and Antiorotease Status in Peripheral Blood and BAL Fluid After Cardiopulmonary Bypass. SHEST 2001;120: 1599-1608

43. Abraham E, Singer M. Mechanisms of Sepsis-Induced Organ Dysfunction. Crit Care Med 2007;35: 2408-2416

44. Prasad, A. et. al. Circulation 2009;120: 2105-2112

45. Resuscitation 2005;67: 75-80

46. The Hypothermia after Cardiac Arrest Study Group. N Engl L Med 2002;346: 549-556

47. Busch HJ. Dtsch Med Wochenschr 2009; 134: S419-S421

48. Reisinger J., et al. Eur Heart J 2007;28: 52-58

49. Motoyama T, Okamoto K, Kukita I, Hamaguchi M, Kinoshita Y, Ogawa H. Crit Care Med. 2003 Apr;31(4): 1048-52. Possible role of increased oxidant stress in multiple organ failure after systemic inflammatory response syndrome.

50. Alonso de Vega CCM 2002;30: 1782

51. Huet O, Obata R, Aubron C, Spraul-Davit A, Charpentier J, Laplace C, Nguyen-Khoa T, Conti M, Vicaut E, Mira JP, Duranteau J. Crit Care Med. 2007 Mar;35(3): 821-6. Plasma-induced endothelial oxidative stress is related to the severity of septic shock.

52. Levy Shock 2004;21: 110 Suliman CV research 2004;279

53. Heyland DK, Dhaliwal R, Day A, Drover J, Cote H, Wischmeyer P. JPEN J Parenter Enteral Nutr. 2007 Mar-Apr;31(2): 109-18. Optimizing the dose of glutamine dipeptides and antioxidants in critically ill patients: a phase I dose-finding study.

54. Mishra Clinical Nutrition 2007; 262: 41-50

55. Berger Crit Care 2006;10: R153

56. Arnér, E.S.J.: Selenoproteins-What unique properties can arise with selenocysteine in place of cysteine? Exp. Cell Res. 316: 1296-1303(2010)

57. Combined from different sources: Hatfield & Gladyshev(2002), Roman et al.(2014), Labunskyy et al.(2014)

58. Rayman, M.P.: Selenium and human health. Lancet 379: 1256 - 1268(2012)

59. Hollenbach B, Morgenthaler NG, Struck J, Alonso C, Bergmann A, Köhrle J, Schomburg L. J Trace Elem Med Biol. 2008;22(1): 24-32. doi: 10.1016/j.jtemb.2007.11.003. New assay for the measurement of selenoprotein P as a sepsis biomarker from serum.

60. Maehira F, Miyagi I, Eguchi Y. Clin Chim Acta. 2003 Aug;334(1-2): 163-71. Selenium regulates transcription factor NF-kappaB activation during the acute phase reaction.

61. Renko K, Hofmann PJ, Stoedter M, Hollenbach B, Behrends T, Köhrle J, Schweizer U, Schomburg L. FASEB J. 2009 Jun;23(6): 1758-65. doi: 10.1096/fj.08-119370. Down-regulation of the hepatic selenoprotein biosynthesis machinery impairs selenium metabolism during the acute phase response in mice.

62. Carcillo JA, Dean JM, Holubkov R, Berger J, Meert KL, Anand KJ, Zimmerman J, Newth CJ, Harrison R, Burr J, Willson DF, Nicholson C; Eunice Kennedy Shriver National Institute of Child Health and Human Development(NICHD) Collaborative Pediatric Critical Care Research Network(CPCCRN). Pediatr Crit Care Med. 2012 Mar;13(2): 165-73. doi: 10.1097/

PCC.0b013e31823896ae. The randomized comparative pediatric critical illness stress-induced immune suppression(CRISIS) prevention trial.

63. Levy RJ, Vijayasarathy C, Raj NR, Avadhani NG, Deutschman CS. Shock. 2004 Feb;21(2): 110-4. Competitive and noncompetitive inhibition of myocardial cytochrome C oxidase in sepsis

64. Matthews JR, Wakasugi N, Virelizier JL, Yodoi J, Hay RT. Nucleic Acids Res. 1992 Aug 11;20(15): 3821-30. Thioredoxin regulates the DNA binding activity of NF-kappa B by reduction of a disulphide bond involving cysteine 62.

65. Spallholz JE. Biomed Environ Sci. 1997 Sep;10(2-3): 260-70. Free radical generation by selenium compounds and their prooxidant toxicity.

66. Stewart MS, Spallholz JE, Neldner KH, Pence BC. Free Radic Biol Med. 1999 Jan;26(1-2): 42-8. Selenium compounds have disparate abilities to impose oxidative stress and induce apoptosis.

67. Manzanares W et al. 2012, Crit Care; 16: R66.

68. Huang TS et al. 2013, PLoS One 8: e54431.

69. Alhazzani W et al. 2013, Crit Care Med 41: 1555-1564.

70. Valenta J, Brodska H, Drabek T, Hendl J, Kazda A. Intensive Care Med. 2011 May;37(5): 808-15. doi: 10.1007/s00134-011-2153-0. High-dose selenium substitution in sepsis: a prospective randomized clinical trial.

71. Manzanares W, Biestro A, Galusso F, Torre MH, Mañáy N, Facchin G, Hardy G. Nutrition. 2010 Jun;26(6): 634-40. doi: 10.1016/j.nut.2009.06.022. High-dose selenium for critically ill patients with systemic inflammation: pharmacokinetics and pharmacodynamics of selenious acid: a pilot study

72. William Manzanares, Alberto Biestro, María H. Torre, Federico Galusso, Gianella Facchin, Gil Hardy. Original Intensive Care Medicine July 2011, Volume 37, Issue 7, pp 1120-1127. High-dose selenium reduces ventilator-associated pneumonia and illness severity in critically ill patients with systemic inflammation

73. Andrews PJ, Avenell A, Noble DW, Campbell MK, Croal BL, Simpson WG, Vale LD, Battison

CG, Jenkinson DJ, Cook JA; Scottish Intensive care Glutamine or seleNium Evaluative Trial Trials Group. BMJ. 2011 Mar 17;342: d1542. doi: 10.1136/bmj.d1542. Randomised trial of glutamine, selenium, or both, to supplement parenteral nutrition for critically ill patients.

74. Heyland D, Muscedere J, Wischmeyer PE, Cook D, Jones G, Albert M, Elke G, Berger MM, Day AG; Canadian Critical Care Trials Group. N Engl J Med. 2013 Apr 18;368(16): 1489-97. doi: 10.1056/NEJMoa1212722. Erratum in: N Engl J Med. 2013 May 9;368(19): 1853. A randomized trial of glutamine and antioxidants in critically ill patients.

75. Sakr Y, Maia VP, Santos C, Stracke J, Zeidan M, Bayer O, Reinhart K. Crit Care. 2014 Apr 9;18(2): R68. doi: 10.1186/cc13825. Adjuvant selenium supplementation in the form of sodium selenite in postoperative critically ill patients with severe sepsis.

76. Vierron E, Giraudeau B. BMC Med Res Methodol. 2009 Jun 18;9: 39. doi: 10.1186/1471-2288-9-39. Design effect in multicenter studies: gain or loss of power?

77. Mattmiller SA, Carlson BA, Sordillo LM. J Nutr Sci. 2013 Aug 29;2: e28. doi: 10.1017/jns.2013.17. eCollection 2013.Regulation of inflammation by selenium and selenoproteins: impact on eicosanoid biosynthesis.

78. Journal of Parenteral and Enteral Nutrition / Vol. 33, No. 3, May/June 2009

79. Crimi E, Liguori A, Condorelli M, et al.: The beneficial effects of antioxidant supplementation in enteral feeding in critically ill patients: a prospective, randomized, double-blind, placebocontrolled trial. Anesth Analg. 2004;99: 857-863.

80. Rayman MP. Lancet. 2012 Mar 31;379(9822): 1256-68. doi: 10.1016/S0140-6736(11)61452-9

81. Altekin E, Coker C, Sisman AR, Önvural B, Kuralay F, Kirimli Ö: The relationship between trace elements and cardiac markers in acute coronary syndromes. Journal of Trace Elements in Medicine and Biology 18(2005) 235-242.

82. Venardos K, Harrison G, Headrick J, Perkins A: Effects of dietary selenium on glutathione peroxidase and thioredoxin reductase activity and recovery from cardiac ischemia-reperfusion. J of Trace Elem in Med and Bio 18(2004) 81-88.

83. Zimmermann Th, Albrecht S: Neue klinische Daten bei reanimierten Patienten. Satelliten-Symposium „Selen - neue Therapieoption zur Reduktion von Reperfusionsschaden. 20. Symposium Intensivmedizin+Intensivpflege 17.-19. Februar 2010, Bremen.

84. Busch HJ: Neue klinische Daten bei reanimierten Patienten. Satelliten-Symposium „Selen-neue Therapieoption zur Reduktion von Reperfusionsschaden. 20. Symposium Intensivmedizin+Intensivpflege 17.-19. Februar 2010, Bremen.

85. Reisinger J, Hollinger K, Lang W, Steiner C, Winter T, Winter A, Mori M, Lindorfer A, Kiblbock D, Siostrzonek P: Does early administration of selenium improve neurological outcome after cardiac arrest? American Journal of Emergency Medicine 27(2009) 176-181.

86. Wiki commons,Vincent, J.-L., et al.: Crit. Care Med. 34: 344 - 353(2006) Selenium and sepsis 2

87. Börner et al.:Med.Klin 1997,92(Suppl.III) 17-19.

88. Lehmann et al.Med.Klin 1997,92(Suppl.III) 14-16.

89. Kulkinski et al.:Med.Klin 1995,90(Suppl.I) 36-41.

90. Zimmermann et al.: Med.Klin 1997,92(Suppl.III) 3-4.

책 출간을 위해 자료를 제공해 주신 분들

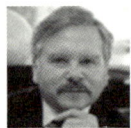

슈티펠 박사(Dr. rer. nat. Thomas Stiefel)
- 슈투트가르트 대학 생화학 전공, 생화학 학사.
- 뮌헨 루드빅 막시밀리언 대학 생화학 석사
- 막스 플랑크 연구소 생화학 박사학위 취득
- 막스 플랑크 연구소 연구원
- 독일 vitOrgan Arzneimittel GmbH (Ostfildem) 연구 개발 책임자
- 독일 biosyn Arzneimittel GmbH 설립
- 現 독일 바르템뷔르크 주 화학산업협회(VCI) 위원
- 現 독일 연방 화학업협회 회원
- 現 독일 미량원소 학회 회원
- 現 독일 패혈증 학회 산하 패혈증 연구 프로젝트 그룹(SepNet) 회원
- 現 독일 biosyn Arzneimittel GmbH 대표

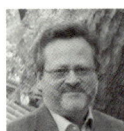

스톨 박사(Dr. rer. nat. Günther Stoll; M.Sc.,Ph.D.)
- 슈투트가르트 대학 생물학 전공, 식물 생리학 학사
- 에버하르트 카를 튀빙겐대 생유기화학 박사학위 취득
- 생명과학/의학 분야 저널리스트와 편집자로 활동
- 생명과학 및 생명공학 출판물 다수 발행
- 現 비오신 제품 (천연물 신약, 생물학적 반응 조절제) 및 프로젝트 관리 부서 근무
- 現 마케팅 자료 정보 책임자
- 現 약물 부작용 감시 책임자(Qualified person)
- 現 임상 연구 책임자

[발표 문헌]
- The Integrative Concept of Oncology. A proposal for therapy optimization. DZO 35:37-51 (2003) (2003 - 종양학의 통합적인 개념. 치료 최적화를 위한 제안. 독일 종양학 저널)
- Selen in der Tumorprävention. DZO 39:58-63(2007) (2007 - 종양 예방에 있어 셀레늄. 독일 종양학 저널)
- Nachrungsergänzungsmittel in der Onkologie. EHK 55:555-559 (2006)(2006 - 종양학에 있어 영양 보충. 독일 임상의학회 저널) 외 다수

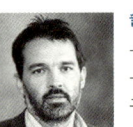

솔트 몰나르 박사, 헝가리(Prof. Dr. Zsolt Molnar)
- 헝가리 펙스 의과대학 학사
- 영국 에인트리 대학병원 집중치료실 내 임상연구 선임연구원
- 現 세게드 대학교 마취통증의학/집중치료학과 학과장
- 現 유럽 마취학회 회원
- 現 유럽 집중치료 학회 회원
- 現 SepsEast(중, 동유럽 패혈증 포럼) 대표
[학회 활동]

- 국제적 학회에서 100회 이상 강연
[주된 연구 주제]
- 패혈증 관련 혈역학적 변화, 수액요법, 염증마커, 산소 부채(oxygen debt), 수술 전, 중, 후의 집중치료

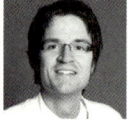

스테폰 렉스 박사, 독일(Prof.Dr.Steffen Rex)
- 독일 마부르그 필립 대학교 의학 학위 취득
- 2004년 마취 통증의학과 전문의 자격 취득
- 2006년 응급의학과 전문의 자격 취득
- 2009년 집중치료의학 전문의 자격 취득
- 2008년 독일 아헨대학교 의과대학 "교수 자격" 취득
(발표논문 - 수술 전후 기간 동안의 우심실 병리생리학: 우심실 기능 관찰과 최적화를 위한 새로운 접근)
[주된 연구 주제]
- 최신 혈역학적 모니터링, 심장 수술전후 염증과 산화스트레스, 마취제로서의 크세논의 사용 등

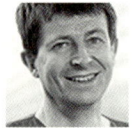

조핸 라이징거 박사, 오스트리아(Dr. Johann Reisinger)
- 現 오스트리아 린츠 소재의 Barmherzige Schvwetern 병원 순환기 내과에서 근무

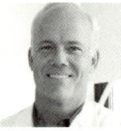

대런 헤일랜드 교수, 캐나다(Prof. Dr.Daren Heyland)
- End of Life Network 회장 역임
- 現 캐나다 퀸즈대학교 의학 및 역학과 교수
- 現 킹스턴 종합병원(퀸즈대 부속병원)의 중환자 전문의
- 現 킹스턴 종합병원 내 임상 편가 연구기관 소장
- 다기관 임상영양 연구 프로젝트의 연구 책임자
- 캐나다 집중치료영양 임상실무 가이드라인의 주요 저자이자 매년 전 세계 영양 실무를 감사하는 국제적 영양 조사에 후원자
- 캐나다 연방정부 산하 건강연구기관(CIHR)이 후원하는 두 가지 연구(사전 의료 계획에 대한 환자 및 보호자의 관점과 급성 의료 환경에서의 사전 의료 계획에 대한 의료진의 관점)의 주요 연구자로 참여 중
- 약 219편의 peer-reviewed papers를 발행

Since 2000
History
韓·獨 생의학 학회

국제심포지엄
총 5차례 국제심포지엄 진행
- 2014 제 5 회 국제 심포지엄 : 조선대학교병원 의성관
- 2012 제 4 회 국제 심포지엄 : 조선대학교병원 의성관
- 2007 제 3 회 국제 심포지엄 : 서울대학교병원
- 2005 제 2 회 국제 심포지엄 : 한국 과학기술원(KAIST)
- 2004 제 1 회 국제 심포지엄 : 신라호텔

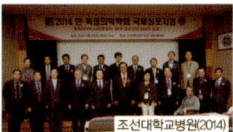 조선대학교병원(2014) 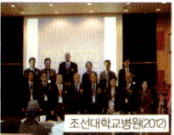 조선대학교병원(2012)

학술세미나
총 70차 이상 전문 의료진 세미나 및 학술대회 진행

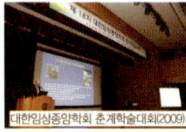 대한임상종양학회 춘계학술대회(2009) 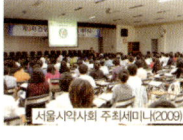 서울시약사회 주최세미나(2009) 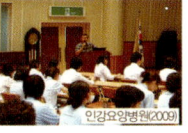 인강요양병원(2009) 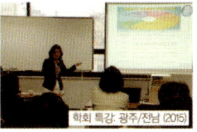 학회 특강: 광주/전남 (2015)

독일 연수
총 19차 독일 암재활 클리닉 센터 연수

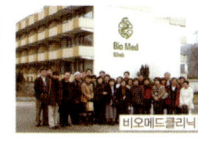 비오메드클리닉 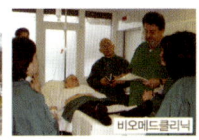 비오메드클리닉 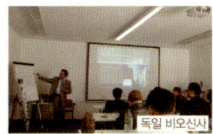 독일 비오신시 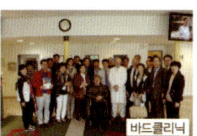 바드클리닉

암환자 재활 요양병원 및 암환자 자조 모임

- 남양주 에덴 요양병원 : 2009.07~現
- 부산자연요양병원:2012~~現
- 대구 윤성병원 : 2006.11~現
- 청도 자연병원 : 2010.05~現
- 대구 팔공 요양병원 : 2009.10~現
- 대구 웰니스 : 2010.06~現
- 대구 분홍빛으로 병원 : 2010.06~現
- 화순 무지개 요양병원 : 2009.06~現
- 무등산생태요양원:2012~~現
- 보성 복내치유센터 : 2009.06~現
- 백일홍(광주/전남 유방암환우연합회) : 2003.08~現
- 소명회(대구/경북 유방암환우연합회) : 2005.07~現

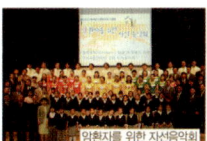 암환자를 위한 자선음악회 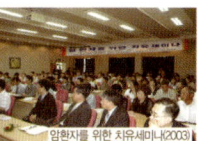 암환자를 위한 치유세미나(2003)

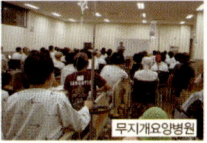 무지개요양병원 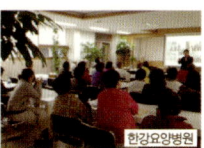 한강요양병원

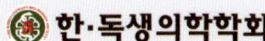 한·독생의학학회

전화 | 1566-9227
주소 | 광주광역시 동구 지호로 179-16
www.kgbms.org | http://cafe.daum.net/kgbms

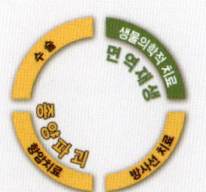

최신 패혈증 예방과 치료

1판 1쇄_ 2015년 11월 25일

지은이_ 최옥병 외 편저
발행인_ 윤예제
발행처_ (주)건강신문사
대 표_ 윤승천

등록번호_ 제8-00181호
주소_ 서울 은평구 응암동 578-72번지
전화_ 02-305-6077(대표)
팩스_ 02-305-1436
홈페이지_ www.kksm.co.kr / www.kkds.co.kr

값_ 20,000원
ISBN 978- 89-6267-079-0 (03510)

* 잘못된 책은 바꾸어 드립니다.
* 이 책에 대한 판권과 모든 저작권은 (주)건강신문사에 있습니다.
  허가없는 무단인용 및 복제·복사·카페·블로그·인터넷게재는 법에 따라 처벌됩니다.